Neuroreha bei Multipler Sklerose

Therapie – Sport – Selbsthilfe

Sabine Lamprecht, Hans Lamprecht

2., überarbeitete Auflage

124 Abbildungen

Georg Thieme Verlag
Stuttgart • New York

Sabine **Lamprecht**
HSH Lamprecht GbR
Otto-Ficker-Str. 2
73230 Kirchheim
Deutschland

Hans **Lamprecht**
HSH Lamprecht GbR
Otto-Ficker-Str. 2
73230 Kirchheim
Deutschland

Bibliografische Information der Deutschen Nationalbibliothek
Die Deutsche Nationalbibliothek verzeichnet diese Publikation in der Deutschen Nationalbibliografie; detaillierte bibliografische Daten sind im Internet über http://dnb.d-nb.de abrufbar.

Ihre Meinung ist uns wichtig! Bitte schreiben Sie uns unter:
www.thieme.de/service/feedback.html

1. Auflage 2008

Wichtiger Hinweis: Wie jede Wissenschaft ist die Medizin ständigen Entwicklungen unterworfen. Forschung und klinische Erfahrung erweitern unsere Erkenntnisse, insbesondere was Behandlung und medikamentöse Therapie anbelangt. Soweit in diesem Werk eine Dosierung oder eine Applikation erwähnt wird, darf der Leser zwar darauf vertrauen, dass Autoren, Herausgeber und Verlag große Sorgfalt darauf verwandt haben, dass diese Angabe **dem Wissensstand bei Fertigstellung des Werkes** entspricht.
Für Angaben über Dosierungsanweisungen und Applikationsformen kann vom Verlag jedoch keine Gewähr übernommen werden. **Jeder Benutzer ist angehalten**, durch sorgfältige Prüfung der Beipackzettel der verwendeten Präparate und gegebenenfalls nach Konsultation eines Spezialisten festzustellen, ob die dort gegebene Empfehlung für Dosierungen oder die Beachtung von Kontraindikationen gegenüber der Angabe in diesem Buch abweicht. Eine solche Prüfung ist besonders wichtig bei selten verwendeten Präparaten oder solchen, die neu auf den Markt gebracht worden sind. **Jede Dosierung oder Applikation erfolgt auf eigene Gefahr des Benutzers.** Autoren und Verlag appellieren an jeden Benutzer, ihm etwa auffallende Ungenauigkeiten dem Verlag mitzuteilen.

Rüdigerstr. 14
70469 Stuttgart
Deutschland
www.thieme.de

Printed in Germany

Umschlaggestaltung: Thieme Group
Umschlagabbildung: Ralf Just, Weilheim an der Teck
Redaktion: Martina Kunze, Ehringshausen
Zeichnungen: Gay & Sender, Bremen
Satz: Druckhaus Götz GmbH, Ludwigsburg, gesetzt in 3B2, Version 9.1, Unicode
Druck: Grafisches Centrum Cuno, Calbe (Saale)

DOI 10.1055/b-006-161659

ISBN 978-3-13-242021-2 1 2 3 4 5 6

Auch erhältlich als E-Book:
eISBN (PDF) 978-3-13-242022-9
eISBN (epub) 978-3-13-242023-6

Vorwort

Die Behandlung von MS-Betroffenen stellt für alle Therapeuten eine ganz besondere Herausforderung dar. Das Krankheitsbild braucht spezielles Know How und jedes Vorgehen muss MS-spezifisch sein. Sei es die Rollstuhlversorgung, die Blasenprobleme, die Hilfsmittelversorgung und vieles mehr.

Diese 2. Auflage ist komplett überarbeitet worden, da sich in der Neurorehabilitation vieles weiterentwickelt hat. Das therapeutische Vorgehen ist inzwischen fundiert untersucht. Es gibt Vorgehensweisen, die sinnvoller sind als andere und nicht nur durch wissenschaftliche Untersuchungen gesichert sind, sondern auch durch praktische Erfahrung. Wir sind Rosi Haarer-Becker und dem Thieme Verlag sehr dankbar, dass wir diese Überarbeitung vornehmen durften.

Dadurch ist ein aktuelles Therapiebuch entstanden, das die Evidenz mit der Praxis verbindet. Vor allem bedanken möchten wir uns bei unseren MS Patienten, von denen wir vieles lernen konnten.

Dezember 2019 *Sabine und Hans Lamprecht*

Inhaltsverzeichnis

Autorenvorstellung

Sabine und Hans Lamprecht

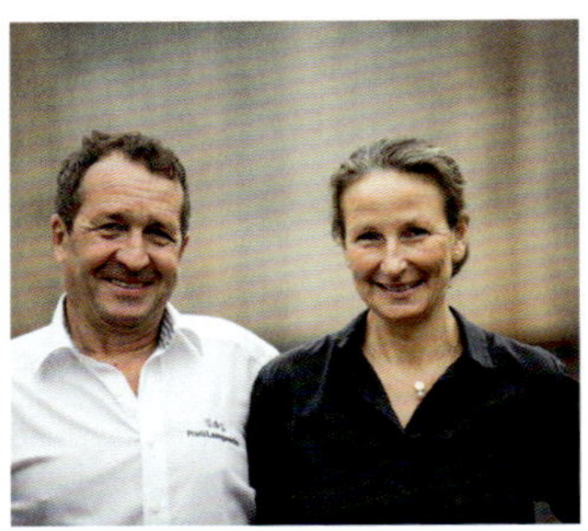

Sabine und Hans Lamprecht sind seit den frühen 80-er Jahren Physiotherapeuten mit Schwerpunkt Neurologie. Sabine Lamprecht arbeitete als fachliche Leitung in der Neurologischen Klinik Christophsbad in Göppingen, später auch als Fachkompetenzleitung der Kliniken Schmieder und absolvierte 2006 ein Masterstudium Neurorehabilitation an der Universität Krems, Österreich. Von 2011 bis 2017 war sie Fachkompetenzleiterin der Kliniken Schmieder. Hier war ihre Aufgabe, Evidenzen in die Praxis umzusetzen, und sie arbeitete konzeptuell im Bereich Physiotherapie, Ergotherapie und Sporttherapie. Hans Lamprecht arbeitete in der geriatrischen Rehabilitation und war viele Jahre auch berufspolitisch aktiv. Zusammen gründeten sie 1987 ihre eigene Praxis, die sich früh zu einer interdisziplinären Praxis mit Schwerpunkt Neurologie entwickelte. Trotz langer Berufserfahrung war es ihnen immer wichtig, nach den neuesten wissenschaftlichen Erkenntnissen zu arbeiten. Schwerpunkt ihrer Arbeit ist auch die Umsetzung der Leitlinien und Studienergebnisse in den praktischen Alltag. Sie sind seit 1988 verheiratet und haben drei erwachsene Kinder, die teilweise auch im Familienunternehmen mitarbeiten.

Kapitel 1

Grundsätze der Therapie bei Multipler Sklerose

1 Grundsätze der Therapie bei Multipler Sklerose

1.1 Einführung

Die Behandlung von Menschen mit Multipler Sklerose (MS) ist für jeden Therapeuten eine große Herausforderung! Das Krankheitsbild MS ist so vielfältig, dass eine adäquate Behandlung gezielt nach einem spezifischen Befund erfolgen soll. Dabei ist es wichtig, die beste Übung und damit die effektivste Übung zu finden. Hier gilt es, im Sinne der bestmöglichen evidenzbasierten Praxis neue wissenschaftliche Erkenntnisse zu nutzen.

1.1.1 Was bedeutet evidenzbasiert?

Studien werden nach ihrer wissenschaftlichen Beweiskraft eingestuft. Dies beschreibt der Fachterminus EbM (evidenzbasierte Medizin), oder auch EbP (evidenzbasierte Praxis), der auch das Feld der Therapieforschung umfasst (Jaster, Daumann 1997).

Definition

Was ist evidenzbasierte Medizin?
Externe klinische Evidenz führt zur Neubewertung bisher akzeptierter medizinischer Verfahren.

EbM ist der gewissenhafte, ausdrückliche und vernünftige Gebrauch der gegenwärtig besten externen, wissenschaftlichen Evidenz für Entscheidungen in der medizinischen Versorgung individueller Patienten. Die Praxis der EbM bedeutet die Integration individueller klinischer Expertise mit der bestverfügbaren externen Evidenz aus systematischer Forschung (Jaster, Daumann 1997).

Mit individueller klinischer Expertise meinen wir das Können und die Urteilskraft, die Ärzte bzw. Therapeuten durch ihre Erfahrung und klinische Praxis erwerben. ... Mit bester verfügbarer externer Evidenz meinen wir klinisch relevante Forschung, ... insbesondere patientenorientierte Forschung zur Genauigkeit diagnostischer Verfahren (einschließlich der körperlichen Untersuchung), zur Aussagekraft prognostischer Faktoren und zur Wirksamkeit und Sicherheit therapeutischer, rehabilitativer und präventiver Maßnahmen. Externe klinische Evidenz führt zur Neubewertung bisher akzeptierter diagnostischer Tests und therapeutischer Verfahren und ersetzt sie durch solche, die wirksamer, genauer, effektiver und sicherer sind." (Sackett et al. 1997, S. 644–645)

Es geht um die klinische Anwendung von wissenschaftlich gewonnenen Erkenntnissen, die aufgrund bestimmter Merkmale als mehr oder weniger beweiskräftig eingestuft werden.

Sinn einer derartigen Bewertung wissenschaftlicher Studien ist eine leichtere Beurteilung durch praktisch tätige Ärzte und Therapeuten. Diese können ihre Praxis entsprechend nach wissenschaftlich fundierten Ergebnissen ausrichten und somit die Qualität ihres Handelns absichern und verbessern. EbM ist also ein Prozess, bei dem sich therapeutisches Denken und Handeln aufgrund neuer, wissenschaftlich untermauerter Erkenntnisse stetig ändern (Kool, de Bie 2001). Patienten profitieren von der evidenzbasierten Praxis ihrer Therapeuten.

Für die oben genannte Einstufung gibt es, ausgehend von der US-amerikanischen Fachliteratur, mehrere leicht voneinander abweichende Skalen, die die Sicherheit oder das Niveau der Beweislage von Erkenntnissen klassifizieren (*level of evidence*; Sackett 2001). In diesen Skalen erhalten randomisierte kontrollierte Studien (*randomized controlled trials*, RCT) oder deren Metaanalyse den Evidenzgrad I als „Goldstandard", während beispielsweise Expertenmeinungen oder klinische Erfahrungen mit einem Evidenzgrad V gekennzeichnet werden. Diese sind trotzdem, z. B. in Leitlinien, oft wertvolle Orientierungshilfen. Die Evidenzpyramide veranschaulicht dies (▶ Abb. 1.1).

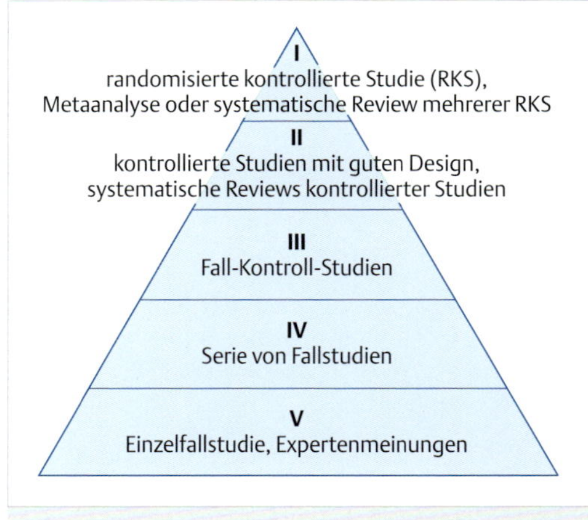

Abb. 1.1 Evidenzpyramide (nach Sackett 2001).

In der Physio- und Ergotherapie gibt es heute vermehrt Reviews von RCTs zu Interventionsmöglichkeiten. Diese zu lesen, zu verstehen und in das alltägliche Handeln zu implementieren ist auch der Akademisierung der Berufe zu verdanken, wobei hier Deutschland allerdings ein absolutes Schlusslicht in Europa darstellt. In fast allen Ländern weltweit ist schon seit mehreren Jahren ein akademischer Abschluss bei Physio-, Ergotherapie und Logopädie die Norm.

Leitlinien der Fachgesellschaften helfen uns dabei, evidenzbasiert zu arbeiten. Relevante Fachgesellschaften in der Neurologie sind die DGN und die DGNR oder übergreifend die AWMF:

- DGN (Deutsche Gesellschaft für Neurologie) → https://www.dgn.org/leitlinien
- DGNR (Deutsche Gesellschaft für Neurorehabilitation) → http://www.dgnr.de/Leitlinien
- AWMF (Arbeitsgemeinschaft der Wissenschaftlichen Medizinischen Fachgesellschaften) → http://www.awmf.org/leitlinien/aktuelle-leitlinien.html

Merke

Ziele von Leitlinien sind (Farin et al. 2011):

- Transfer wissenschaftlicher Erkenntnisse in die Praxis
- Sicherstellung und Verbesserung der Qualität der Versorgung
- Einführung von Entscheidungshilfen für die Praxis
- Anhebung des Qualitätsniveaus, Reduktion unerwünschter Qualitätsstreuung
- Verwendung als Prüfkriterium für die Qualität der Behandlung
- Verbesserung der Wirtschaftlichkeit, sinnvoller Ressourceneinsatz
- Verbesserung der Ausbildung der Behandler
- Information der Öffentlichkeit und der Patienten

▸ **Clinical Reasoning.** Unter Clinical Reasoning versteht man Denkprozesse von klinisch tätigen Personen, also Angehörigen der Medizin- und Gesundheitsberufe, die darauf abzielen, eine klinische Entscheidung zu treffen (Klemme, Siegmann 2006).

Dieses beinhaltet demzufolge neben dem Wissen über externe Evidenz und der eigenen Erfahrung von angewandter Evidenz ganz grundlegend

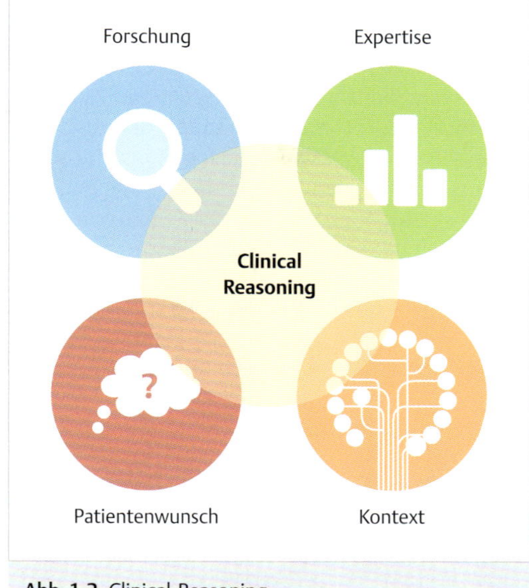

Abb. 1.2 Clinical Reasoning.

auch die Ziele (auf Aktivitätsebene oder besser auf Partizipationsebene) und den Kontext (Umfeld) des Patienten (▸ Abb. 1.2). Aufgrund dieses Entscheidungsprozesses wird dann gezielt an alltagsnahen Therapiezielen gearbeitet (Kap. 3, Kap. 5).

1.1.2 Bestmögliche Evidenz anstreben

Eine Studie von Solari et al. (1999) zeigte, dass Physiotherapie die Behinderung von Patienten mit MS vermindern kann. In dieser randomisierten kontrollierten Studie wurden 50 ambulante, gehfähige MS-Patienten in 2 Gruppen aufgeteilt. Die Patienten der Untersuchungsgruppe (n = 27) wurden für ein intensives 3-wöchiges Rehabilitationsprogramm stationär aufgenommen. Sie erhielten 2-mal täglich für 45 Minuten Physiotherapie. Die Patienten der Kontrollgruppe (n = 23) erhielten Übungen für zu Hause. Die Patienten beider Gruppen wurden zu Beginn sowie nach 3 und 9 Wochen untersucht. Neben den positiven Effekten in Bezug auf die Behinderungen gaben die Patienten der Untersuchungsgruppe außerdem eine Verbesserung ihrer Lebensqualität, sowohl nach 3 als auch nach 9 Wochen, an. Nach 12 Wochen waren keine signifikanten Unterschiede mehr festzustellen, woraus man vorsichtig ableiten kann, dass eine kontinuierliche therapeutische Begleitung für MS-Patienten indiziert ist.

Eine weitere Arbeit von Freeman et al. (1997) zeigte positive Effekte durch interdisziplinäre Rehabilitation. Bei einer durchschnittlich 25-tägigen stationären Rehabilitation erreichten Patienten mit einer progredienten Multiplen Sklerose eine Verbesserung der funktionellen Einschränkung (gemessen mit dem Functional Independence Measure [FIM], Kap. 5.9) und der Behinderung (gemessen mit der London Handicap Scale).

Weitere wissenschaftliche Arbeiten zeigen, dass motorische Therapie und Rehabilitationsmaßnahmen bei Patienten mit Multiple Sklerose Verbesserungen bewirken (Rasova et al. 2005, Beer et al. 2012, Khan et al. 2011).

1.2 Therapie und Rehabilitation

1.2.1 Auf Grundlage des motorischen Lernens

Nudo et al. haben 1996 nachgewiesen, dass Trainieren und Üben einen Effekt auf das zentrale Nervensystem haben. In ihren Arbeiten untersuchten sie die Veränderungen kortikaler Areale durch motorisches Üben, die Dank der Plastizität des Gehirns möglich sind. (Nudo et al. 1996). Diese Nachweise wurden bei Schlaganfallpatienten erbracht, allerdings gibt es auch genügend Interventionsstudien, die einen Erfolg von Training bei MS-Patienten nachweisen. Hier ist jedoch zu diskutieren, auf welche Vorgänge diese Verbesserungen beruhen.

Merke

Üben wirkt!

Grundsätze des motorischen Lernens

Ziele der Physio- und Ergotherapie von Patienten mit Multiple Sklerose ist die Wiedererlangung oder die Verbesserung von motorischen alltagsrelevanten Fähigkeiten. Das motorische Lernen funktioniert bei gesunden Personen genauso wie bei Personen mit neurologischen Defiziten (Majsak 1996). Deswegen ist es wichtig, die Grundsätze des motorischen Lernens zu kennen. Diese sind das Handwerkszeug modern denkender und arbeitender Therapeuten, nicht nur in der gesamten Neurologie, sondern diese Grundsätze lassen sich genauso auf die komplette Vorgehensweise in Therapie und Sport übertragen.

Wesentliche Merkmale für den Erfolg des motorischen Lernens sind (Lamprecht, Lamprecht 2016):

- Repetition: Die Anzahl der Wiederholungen ist für das motorische Lernen und für die Optimierung bzw. Verbesserung der Bewegung (qualitative Verbesserung) grundlegend.
- alltagsorientiert, funktionell und aufgabenspezifisch
- externer Fokus
- positives Feedback
- Instruktion
- Shaping
- implizites Lernen
- aktiv ist besser als passiv
- Patienten selbst problemlösende Strategien entwickeln lassen
- Leistungsgrenze
- Dosis-Wirkungs-Beziehung
- Trainingsprinzipien im Therapiealltag beachten

▸ **Repetition.** Die (sinnvollste!) Übung sollte oft wiederholt und täglich geübt werden, ähnlich wie beim Sport oder auch beim Erlernen eines Musikinstrumentes. Nur durch spezifisches, gezieltes häufiges Wiederholen/Trainieren können Erfolge erzielt werden (Haas, Blischke 2009). Wobei zu Beginn die beste, sinnvollste und effektivste Übung gesucht werden muss, um diese dann zu wiederholen. Erst später ist es möglich, in der Ausführung zu variieren.

▸ **Alltagsorientiert, funktionell und aufgabenspezifisch.** Die Aufgaben sollten alltagsorientiert sein, sich also danach richten, welche Tätigkeiten der Patient im Alltag benötigt, z. B. Gehen, Greifen etc. oder bei sehr schwer betroffenen Patienten der Transfer, der hoch repetitiv geübt werden sollte (Götze 1999).

Merke

Übungen auf der Behandlungsbank können nicht in den Alltagskontext übertragen werden, weshalb alltagsorientiert geübt werden sollte (Huber 2012).

► **Externer Fokus.** Als externer Fokus wird ein Objekt oder ein Ziel bezeichnet. Motorisches Lernen ist effektiver, wenn der Therapeut ein bestimmtes Ziel setzt oder mit einem Objekt arbeitet. Auch kann der Therapeut vormachen, mitmachen oder auch mit einem Bild bzw. einer Metapher arbeiten (Wulf 2011).

Merke

Der **externe Fokus** ist für das motorische Lernen bedeutend! Beispiele sind: zur Tasse greifen, zum Stuhl gehen etc.

Im Gegensatz dazu ist ein **interner Fokus**, z. B. Knie strecken, Schulter nach unten bewegen, sich aufrichten etc., nicht geeignet für eine Bewegungsinstruktion und macht die Umsetzung für den Patienten schwieriger.

► **Positives Feedback.** Der Therapeut sollte den Patienten oft loben. Falls die Durchführung nicht dem entspricht, was der Therapeut üben möchte, verändert (shapt) er die Aufgabenstellung, aber er korrigiert nicht den Patienten (Chiviacowsky et al. 2005).

Positives Feedback ist für den Patienten nicht nur motivierend, sondern fördert direkt das motorische Lernen.

Feedback sollte vom Patienten selbstkontrolliert sein. Verbales Feedback bzw. Instruktion stört motorisches Lernen. Visuelles und akustisches Feedback sind ideal für motorisches Lernen.

Merke

Loben ist wichtig für das motorische Lernen. Nicht den Patienten korrigieren, sondern das Übungssetting verändern!

► **Instruktion.** Therapeuten sollten die Aufgabe mit einem externen Fokus umsetzen lassen oder mit einem Bild bzw. einer Metapher arbeiten oder die Aufgabe selbst vormachen, aber diese *nicht* mit einem internen Fokus instruieren. Denn zu viel oder eine falsche verbale Instruktion stört das motorische Lernen. Ob eine Instruktion sinnvoll ist, ist außerdem von der Lernphase abhängig (Kap. 1.2.2).

Merke

Zu viel und „falsche" verbale Instruktion stört das motorische Lernen. Die Instruktion sollte an die Lernphasen angepasst werden.

► **Shaping.** Bedeutet die Anpassung der Aufgabe, der Übung oder der Alltagssituation an die Möglichkeiten und Fähigkeiten des Patienten. Dies kann eine sukzessive Steigerung der Aufgabe beinhalten oder auch eine Erleichterung. Ziel ist es, dass der Patient die Aufgabe selbstständig und erfolgreich an seiner Leistungsgrenze durchführen kann (Wulf 2011).

Merke

Therapeuten haben die Aufgabe, die „Übung" an die Fähigkeiten des Patienten anzupassen. Die Übung sollte nicht korrigiert, sondern die Aufgabe bzw. die Übungssituation verändert werden, z. B. mehr Hilfsmittel, externer Fokus etc.

► **Implizites Lernen.** Wir lernen motorisch primär implizit, das bedeutet nicht durch erklären, sondern durch aktive Durchführung und häufige Repetition. Auf diese Weise wird die Bewegung ökonomischer und qualitativ besser ausgeführt (so gut dies ein Patient mit einer entsprechenden Schädigung, z. B. mit einem Upper Motor Neuron Syndrom [UMNS], es bewältigen kann). Die Schädigung ist das limitierende Element. Verbesserungen – auch qualitative – werden durch Wiederholung und Üben erzielt, nicht durch Korrektur und ständige Instruktion. Diese sind sogar kontraproduktiv.

Merke

Wir lernen und verbessern eine funktionelle Aktivität nicht durch erklären, sondern indem wir sie tun – also üben (Schmidt, Lee 2014).

► **Aktiv ist besser als passiv.** Motorisches Lernen ist nur möglich, wenn der Patient aktiv eine Aufgabe bewältigt. Hilft der Therapeut dabei oder führt er die Bewegung passiv durch, wird das motorische Lernen erschwert. Deshalb ist es wichtig, die Therapie so zu gestalten, dass der Patient die Aufgabe bewältigen kann (Lotze et al. 2003).

Praxis

Beispiel

Kann ein Patient nicht aus einer niedrigen Sitzposition aufstehen, sollte z. B. die Höhe des Stuhls verändert werden. Es sollte möglichst keine Hilfe vom Therapeuten erfolgen.

Merke

Die aktive Durchführung einer Aufgabe ermöglicht motorisches Lernen. Passive Bewegungen verhindern und erschweren motorisches Lernen.

▸ **Den Patienten selbst problemlösende motorische Strategien entwickeln, planen und durchführen lassen.** Der Therapeut sollte dem Patienten nur das Ziel vorgeben, aber nicht erklären, wie die Durchführung sein soll, also wie er zum Ziel kommt, z. B. wie er aufstehen soll, wie er gehen soll, wie er einen Transfer bewältigen soll etc. Der Therapeut stellt die Aufgabe und lässt den Patienten selbst seinen individuellen Weg finden, der oft für das Defizit des Patienten der beste ist (Carr, Sheperd 1998). Der Therapeut sollte lediglich die Übungssituation entsprechend gestalten.

Merke

Den Patienten selbst die beste Lösung für die Durchführung einer Handlung entwickeln lassen.

▸ **Motivation des Patienten.** Die Motivation des Patienten ist abhängig von der Zielsetzung und Aufgabenstellung, die nahe am Alltagsziel des Patienten sein soll.

Praxis

Beispiel

Hat der Patient das Ziel, weitere Strecken als bisher zurücklegen zu können, sollte genau dies in der Therapie geübt werden!

Motivation ist außerdem davon abhängig, wie schwer eine Aufgabe ist. Die Aufgabe sollte an der Leistungsgrenze des Patienten orientiert sein, aber von ihm noch erfolgreich zu bewältigen sein.

Außerdem kann der Patient auch durch positives Feedback motiviert werden (Wulf 2011). Korrektur und Aufgaben, die nicht an den Zielen des Patienten orientiert sind und zu schwer oder zu leicht sind, wirken demotivierend.

Merke

Die **Motivation** des Patienten ist abhängig von:

- alltagnaher Zielsetzung
- alltagsnahem Therapieinhalt
- Aufgabenstellung an der Leistungsgrenze
- positivem Feedback

▸ **Leistungsgrenze.** Übt der Patient an seiner Leistungsgrenze, erzielt er bessere Erfolge, ist motivierter und der Trainingserfolg ist effektiver. Dies gilt auch für MS-Patienten. Um bessere Behandlungserfolge zu erzielen, sollte die Schwierigkeit/Intensität einer Aufgabe im Bereich der individuellen Leistungsgrenze angepasst werden (Woldag, Hummelsheim 2006).

▸ **Dosis-Wirkungs-Effekt.** Die Therapie wirkt, wenn sie oft genug, spezifisch genug und intensiv genug eingesetzt wird. Der Patient sollte ungefähr 1,5–2 Stunden am Tag üben, wobei der Alltag miteinfließt. Jede Alltagsaktivität ist effektiv und gilt als Übungszeit, wie z. B. das Treppensteigen. Jeder Schritt und jede Stufe zählt!

Der Patient sollte ca. 3–4 Wochen lang intensiv üben, um erste Erfolge zu bemerken. Kurzfriste Verbesserungen sind zu hinterfragen, da nur nachhaltige Verbesserungen zielführend sind (Dettmers et al. 2017).

▸ **Trainingsprinzipien im Therapiealltag beachten.** Bei der Therapie von MS-Patienten sollten die allgemeinen Trainingsprinzipien berücksichtigt werden. Wichtig ist, die motorischen Grundfähigkeiten (Kelm et al. 2001) zu üben. Zu diesen zählen Kraft, Ausdauer, Schnelligkeit, Koordination und Beweglichkeit. Dabei ist jedoch zu beachten, dass Krafttraining nur die Kraft, Ausdauertraining nur die Ausdauer verbessert etc. Je nach individuellem Problem des Patienten sollte spezifisch trainiert werden.

Praxis

Motorischer Transfer: Man lernt nur das, was man übt

Wenn der Therapeut mit dem Patienten Bridging (Beckenheben) auf der Bank übt, dann lernt der Patient lediglich, sein Becken im Liegen anzuheben. Diese Übung hat jedoch keinen Effekt auf das Gehen. Wenn der Patient Gleichgewicht im Sitzen übt, verbessert er nur das Gleichgewicht im Sitzen.

Deshalb sollte der Therapeut genau überlegen, wie er die Aufgabe bzw. Übungssituation gestaltet (Huber M. 2008), damit der Patient maximal von ihr profitiert.

Merke

Motorisches Lernen ist sehr spezifisch.

Motorische Lernphasen nach der Fitts' Stage Theorie des motorischen Lernens

Die Fitts' Stage Theorie des motorischen Lernens besteht aus 3 Lernphasen (Fitts, Posner 1973):

▸ **1. Kognitive Phase.** In dieser Phase steht Erlernen von elementaren Handlungsvorgängen im Vordergrund. Die Aufmerksamkeit (nicht das kognitive Wissen) des Patienten wird benötigt. Der Patient muss die Aufgabe verstehen. Der Therapeut sollte den Patienten bei der Durchführung nicht stören, sondern selbst explorieren lassen. In dieser Phase kann eine manuelle Unterstützung bei der Therapie notwendig sein. Diese Phase ist meist sehr kurz – nur wenige Wiederholungen lang. In dieser Phase sollte keine Korrektur bzw. weitere Instruktion erfolgen.

▸ **2. Assoziative Phase.** Hier steht das Wiederholen und Ausprobieren im Vordergrund. Der Übergang in diese Phase kann man auch daran erkennen, dass der Patient jetzt Fehler bemerkt. Erfolgreiche Komponenten werden weiterverfolgt, gleichzeitig nehmen Fehler ab und Feedback ist sehr wichtig. Alle Arten von Feedback erhöhen das motorische Lernen. Dabei werden sogenannte Serious Games, also Spielprogramme, die nicht nur spielerisch unterhalten, sondern auch das motorische Lernen unterstützen sollen, in Zukunft eine wichtige Rolle spielen (Wiemeyer 2016). Auch eine Summation von Feedback, z. B. eine Kombination aus visuellem und akustischem Feedback, kann nützlich sein. In dieser Phase ist eine häufige Wiederholung wichtig. Die assoziative Phase dauert entsprechend lange. Erst wenn der Patient die Aufgabe, z. B. eine bestimmte Bewegung, oft genug geübt hat, kann er sie automatisiert abrufen und damit in die nächste Phase des autonomen motorischen Lernens gelangen.

Beispiel: Bei der Leitlinie für das Wiedererlangen der Gehfähigkeit nach Schlaganfall spielt die Wiederholung der Schrittfrequenz die größte Rolle, das bedeutet je mehr Schritte gemacht werden, desto besser wird das Gehen. Dabei werden 800 Schritte empfohlen. Dies ist ein typisches Beispiel, das klarmacht, wie wichtig hohe Wiederholungszahlen sind. Diese häufige Repetition macht diese Lernphase aus (ReMos Leitlinie 2015: www.awmf.org/leitlinien/detail/ll/080–004.html).

▸ **3. Autonome Phase.** In dieser Phase kann der Patient die Bewegungen schnell durchführen, ohne dass er die Aufmerksamkeit auf die Durchführung der Aufgabe lenken muss. Die Aufgabe ist automatisiert und ein motorischer Transfer wird möglich. Die Patienten sind in dieser Phase z. B. in der Lage, Dual-Task- oder komplexere Aufgaben wie das Öffnen von verschiedenen Gegenständen oder das Aufstehen aus verschiedenen Sitzhöhen zu meistern.

Evidenzbasierte Therapieansätze

Zu den evidenzbasierten Therapieansätzen gehören unter anderem:

- repetitives Üben
- taskorientiertes Training
- Laufbandtraining bzw. Gangtrainer
- Krafttraining
- Gleichgewichtstraining
- Ausdauertraining
- Geschwindigkeitstraining
- Forced-use-Training
- mentales Training
- Spiegeltherapie

▸ **Repetitives Üben.** Repetitives Üben basiert auf der Erkenntnis, dass vielfaches Wiederholen isolierter Bewegungen den Therapieerfolg verbessert (Bütefisch et al. 1995). Sowohl die motorischen Fertigkeiten als auch die Geschwindigkeit der Ausführung können durch häufige Wiederholungen enorm verbessert werden (Lamprecht 2014).

Der Leistungsforscher Ericsson et al. (1993) beschäftigten sich mit dem Erwerb von Fertigkeiten. Sie konnten nachweisen, dass es einen Zusammenhang zwischen der Häufigkeit der Durchführung einer motorischen Handlung und der Art und Weise, wie sie durchgeführt wird, besteht.

Dabei ist davon auszugehen, dass motorisches Lernen bei Personen mit neurologischen Defiziten grundsätzlich nicht anders erfolgt als bei gleichaltrigen gesunden Menschen (Majsak 1996). Bei Patienten mit MS sind Therapeuten oftmals besorgt, dass repetitives Üben zu einer Erhöhung der Spastik führen könnte. Eine Arbeit von Sterr, Freivogel (2004) zeigte jedoch, dass solche Bedenken weitestgehend unbegründet sind. Diese Studie bezog sich zwar auf Schlaganfallpatienten, die Aussage kann jedoch problemlos auf MS-Patienten übertragen werden. Auch das Argument, dass durch häufige Wiederholungen nur die Bewegungsquantität und weniger die Qualität der Ausführung trainiert wird, ist nicht mehr haltbar (Sterr et al. 2002). Da wie oben beschrieben bekannt ist, dass durch die Wiederholung einer Bewegung sowohl die Durchführungsgeschwindigkeit als auch die Geschicklichkeit und Qualität einer Bewegung verbessert werden, sollte der Therapeut lediglich die Übungssituation entsprechend gestalten.

Patienten mit MS können repetitives Üben in der Therapie, beim Eigentraining, im Alltag durch entsprechende Alltagstipps oder bei sportlicher Betätigung trainieren. Auch in der Medizinischen Trainingstherapie (Kap. 7.4) finden sich viele Ansätze, die dem Prinzip des repetitiven Übens gerecht werden.

▸ **Taskorientiertes Training.** Das taskorientierte Training, auch aufgabenorientiertes Training oder Motor Learning Program genannt, ist ein systemorientiertes Konzept (Carr, Sheperd 1998), bei dem eine selbstständige, aktive Bewegungsdurchführung durch den Patienten im Mittelpunkt steht. Bevor der Therapeut die Übungssequenzen strukturiert, analysiert er die Alltagsanforderungen des Patienten.

Der Therapeut achtet dabei auf bestmögliche muskuläre Bedingungen (z. B. durch gezielte Kräftigung) und auf eine optimale Gelenksituation. Aufgabe des Therapeuten ist es auch, ggf. Hilfsmittel und Orthesen anzupassen bzw. mit anderen Berufsgruppen, in diesem Fall mit Orthopädietechnikern, zusammenzuarbeiten (Kap. 4.5).

Wichtig beim taskorientierten Training ist es, die Übung so zu gestalten, dass der Patient sie selbstständig ausführen kann. Die Übungen müssen für den Patienten alltagsrelevant und bedeutsam sein. Das wirkliche Üben muss dann vom Patienten in häufigen Wiederholungen selbstständig erfolgen. Dabei sollte der Therapeut das Eigentraining genau strukturieren, damit der Patient weiß, wie oft er wie viel trainieren soll. Auch die Pausenzeiten sind hierbei festzulegen. Das Training muss nach den Prinzipen des Shapings immer wieder angepasst werden, damit es weiterhin effektiv bleibt, d. h. die Anforderungen und die Wiederholungszahlen sollten stetig an die (verbesserte) Leistungsfähigkeit des Patienten angepasst werden.

Merke

Grundsätzlich gilt: Alltagsorientierte und für den Patienten bedeutsame Behandlungsziele stehen im Vordergrund.

▸ **Laufbandtraining bzw. Gangtrainer.** Das Laufbandtraining (▸ Abb. 1.3) wurde in den letzten Jahren gerade auch beim Krankheitsbild MS immer besser untersucht. Sogar bei schwer betroffenen MS-Patienten brachte das Laufbandtraining Erfolge. Bei Patienten, die auf der Expanded Disability Status Scale (EDSS, Kap. 5.9.1) einen Wert von 7 bis 7,5 erreichten – was bedeutet, dass sie noch 5 Meter gehen können bzw. rollstuhlpflichtig sind – wurde ein Laufbandtraining mit einem BWS (Body Weight System = Gewichtsentlastungssystem) untersucht. Das Ergebnis zeigte, dass sich Ausdauer und Lebensqualität verbesserten und die Spastik reduziert werden konnte (Giesser et al 2007).

Neue Studien zeigen jedoch, dass MS-Patienten von einem Roboter-assistierten Gangtraining stärker profitieren als von einem Laufbandtraining (Lo, Triche 2008, Wier et al. 2011, Straudi et al. 2013). Die Untersuchungen wiesen nach, dass Roboter-assistiertes Gangtraining im Vergleich zum Laufbandtraining effektiver war und sich die Gehfähigkeit im EDSS um 1 Punkt verbesserte. Zudem war auch eine Verbesserung der Lebensqualität zu verzeichnen. Wahrscheinlich profitieren schwer

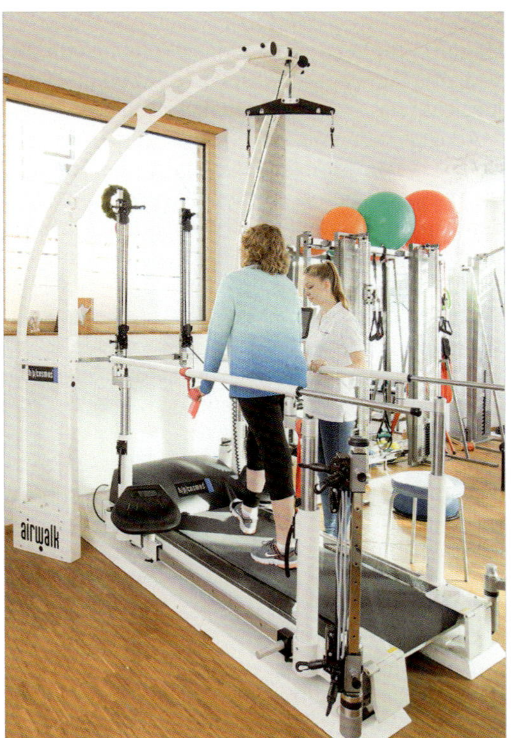

Abb. 1.3 Laufbandtraining bei Multipler Sklerose. (Foto: Sabine und Hans Lamprecht)

betroffene Patienten mit EDSS um 7 von einem Gangtrainer (Roboter-assistiertem Gangtrainer) und leichter betroffene Patienten, also < EDSS 6 (EDSS 6: 100 m mit Hilfsmittel gehfähig), eher vom Laufbandtraining. Bei einer Untersuchung von Pompa et al. (2017) zeigten vor allem schwerer betroffene MS-Patienten mit einem EDSS zwischen 5–7 sehr gute Erfolge durch ein Roboter-gestütztes Gangtraining im Vergleich zu konventionellem Gangtraining.

Braendvik et al. konnten 2016 in einer Studie zeigen, dass ein Laufbandtraining bessere Resultate liefert als ein progressives Krafttraining (Braendvik et al. 2016). Die Studienteilnehmer (EDSS ≤ 6) trainierten 8 Wochen lang jeweils 3-mal pro Woche für 30 Minuten. Dabei schnitt die Laufbandgruppe bei der Ganganalyse besser ab (modifiziertes funktionales Ambulationsprofil) als die Krafttrainingsgruppe (Baer, Wolf 2001), sowohl hinsichtlich der Rumpfbewegungen als auch in Bezug auf das Gleichgewicht beim Gehen.

Ahmadi und Kollegen teilten 31 Patientinnen mit MS (EDSS 1–4) in 3 Gruppen ein (Laufbandtraining, Yoga- oder Kontrollgruppe). Die Probanden der Laufband- und Yogagruppe führten ein Training über 8 Wochen mit einer Interventionszeit von 60–70 Minuten 3-mal pro Woche durch. Die Kontrollgruppe führte ihr normales Therapieprogramm weiter. Die Probanden der Laufband- und Yogagruppe verbesserten ihre Gangausdauer und ihr Gleichgewicht im Vergleich zur Kontrollgruppe. Auch das Fatigue- und Depressionslevel nahm in den beiden Versuchsgruppen ab. Die Laufbandgruppe verbesserte sich zudem hinsichtlich der Ganggeschwindigkeit und auch das Angstlevel nahm ab. Die Teilnehmer in der Gruppe ohne Intervention verschlechterten sich in den Gleichgewichts- und Gangparametern und zeigten ein ansteigendes Angst- und Depressionslevel (Ahmadi et al. 2013).

Bei schwerer betroffenen MS-Patienten (EDSS 5–7) konnten Schwarz und Kollegen eine Verbesserung der Gangparameter, der Aktivitäten des täglichen Lebens und der Lebensqualität zeigen, wenn die Betroffenen 4 Wochen lang an einem Roboter-assistiertem Training statt an einem Laufbandtraining teilnahmen. Allerdings kam es im Follow-up nach 3 und 6 Monaten zu einer Abnahme der Erfolge bis hin zur Ausgangssituation (Schwarz, Meiner 2015). Wahrscheinlich wurden die Erfolge im Alltag nicht umgesetzt. Wenn die Patienten wieder nur im Rollstuhl sitzen, werden die erzielten Erfolge nicht nachhaltig sein.

Swinnen et al. werteten 2012 in einem Review verschiedene Studien zum Laufbandtraining bei MS-Patienten aus. Sie stellten fest, dass Laufbandtraining in allen Studien die Gangausdauer sowie in 4 Studien den EDSS verbesserte. Jedoch konnten keine Aussagen dazu getroffen werden, ob ein Laufbandtraining mit Gewichtsentlastungssystem oder ein Roboter-assistierter Gangtrainer bessere Effekte zeigen (Swinnen et al. 2012).

Die meisten Studien zu Laufbandtraining wurden bislang mit Schlaganfallpatienten durchgeführt. Die oben genannten Arbeiten und inzwischen auch einige aktuelle Arbeiten zeigen jedoch den Effekt von Laufbandtraining bzw. von Gangtrainern bei Patienten mit MS. Sicher können die Daten von Schlaganfallpatienten auch auf MS-Patienten übertragen werden. Diese gilt auch hinsichtlich verschiedener Leitlinien, wie z. B. der Leitlinie zu sensomotorischen Störungen oder der

Leitlinie ReMoS (Rehabilitation der Mobilität nach Schlaganfall). Letztere beinhaltet unter anderem, dass die Anzahl der Schritte der wichtigste Faktor ist, um Gehen zu erlernen oder zu verbessern. Sehr hohe Schrittwiederholungen können sehr schwer betroffene Patienten am besten mit einem Gangroboter erreichen, bei vielen Patienten mit Gangschwierigkeiten ist häufig jedoch auch ein Laufband ausreichend.

Metaanalysen der Cochrane Collaboration (Moseley et al. 2005) oder auch von Hesse (1995) haben bewiesen, dass Laufbandtraining in Bezug auf die Verbesserung des Gehens dem traditionellen Vorgehen des Übens einzelner Schrittphasen überlegen ist.

Merke

Gehen wird durch Gehen gelernt bzw. verbessert. Die Anzahl der Schritte ist entscheidend, um Gehen zu erhalten und zu verbessern.

▸ **Krafttraining.** Krafttraining bei MS kann zu einer Verbesserung der Gehfähigkeit führen (Kjølhede et al. 2015). Es gibt etliche Nachweise, dass Krafttraining eine effektive Intervention in der Therapie von MS-Betroffenen darstellt (Filipi et al. 2011, Dalgas et al. 2008, Dalgas et al. 2009). Sicherlich sollte vorher ein Muskelstatus erhoben werden und dann anhand des Befundes und unter Berücksichtigung der für die Aktivität benötigten Muskulatur ein gezieltes Krafttraining durchgeführt werden (Kap. 5).

▸ **Gleichgewichtstraining.** Balancetraining sollte ebenfalls spezifisch erfolgen. Brichetto et al. (2013) untersuchten die Effektivität von individuell angepasstem Balancetraining im Vergleich zu traditionellen Rehabilitationsmaßnahmen (über 4 Wochen). Die individuelle Anpassung konzentriert sich dabei auf die jeweiligen Defizite (visuell, somatosensorisch, vestibulär) der Betroffenen. Im Ergebnis konnten beide Gruppen ihre Balance signifikant verbessern, wobei die Gruppe mit dem angepassten Balancetraining signifikant bessere Ergebnisse erzielte als die Kontrollgruppe mit den traditionellen Rehabilitationsmaßnahmen.

▸ **Ausdauertraining.** Ausdauertraining zeigte bei MS-Patienten ebenfalls gute Effekte auf die Gehfähigkeit. Dettmers et al. (2009) evaluierten ein 3-wöchiges Intervalltraining (3-mal pro Woche 45 Minuten) im Vergleich zu einer Kombination aus Rücken-, Stretching- und Balancetraining als zusätzliche Bewegungseinheit innerhalb der stationären Rehabilitation. Primäres Outcome war hier die maximale Ausdauer (Gehstrecke in Metern). Die Gangausdauer verbesserte sich in der Gruppe mit dem Intervalltraining (+ 650 m) im Gegensatz zur Kontrollintervention (+ 96 m) signifikant.

▸ **Geschwindigkeitstraining.** Der systematische Review von Swinnen et al. (2012) untersuchte die Effekte von unterschiedlichen Laufbandtraining-Interventionen (mit und ohne Body-weight-Support, Roboter-assistiert). Alle Outcomes mit Gangbezug waren hier von Interesse. Eingeschlossen wurden 161 MS-Betroffene aus insgesamt 8 RCTs, die zwischen 2006 und 2011 erschienen sind. Im Ergebnis konnten die Autoren auf Grundlage der eingeschlossenen Studien eine Evidenz für die Verbesserung der Gehgeschwindigkeit nachweisen.

Samaei et al. (2016) verglichen 2 unterschiedliche Gehtrainingsformen auf dem Laufband („bergauf" und „bergab" mit je 10 %) mit geringer Intensität bei PmMS (n = 34). Das Training erfolgte an 3 Tagen in der Woche, für jeweils 30 Minuten über 4 Wochen. Ein primäres Outcome war die Gehgeschwindigkeit. In Bezug auf die Gehgeschwindigkeit konnte sich die Downhill-Gruppe im Vergleich zur Uphill-Gruppe signifikant verbessern Samaei et al. 2016).

Das Training der Gehgeschwindigkeit ist eine sinnvolle und effektive Intervention bei der Verbesserung der Gehfähigkeit von MS-Betroffenen.

▸ **Forced-Use-Therapie.** Bei diesem Training, das auch als Constraint-induced Movement Therapy (CIMT) oder Taub'sches Training bezeichnet wird, tragen die Patienten (nach einem Schlaganfall) während 90 % ihrer Wachzeit eine Schiene am nicht betroffenen Arm, die den Patienten „zwingen" soll, den betroffenen Arm im Alltag so viel wie möglich einzusetzen (Bauder et al. 2001). Die Forced-Use-Therapie wird über einen Zeitraum von 14 Tagen (12 Therapietage) durchgeführt. Die Patienten trainieren täglich 6 Stunden.

Bei diesem Training ist jedoch Folgendes zu beachten: Nur bei intensivem Gebrauch der betroffenen Seite können die erwünschte neuronale Umstrukturierung und die Überwindung des „erlernten Nichtgebrauchs" erreicht werden (Sterr et al. 2002). Die Wirksamkeit des Taub'schen Trainings ist bei leichten bis mittleren zentralen Paresen unumstritten.

Einen besonderen Stellenwert nimmt die CIMT bei der Behandlung von Patienten mit einer Halbseitensymptomatik ein, weshalb sie bei Patienten mit MS kaum eine Rolle spielt. Der stetige Einsatz der betroffenen Extremität kann bei Letzteren trotzdem ein sinnvoller Therapieansatz sein, da sich der „erlernte Nichtgebrauch", also die Schonung und das Nichtbenutzen der entsprechenden Funktion oder Extremität, auch bei Patienten mit MS negativ auswirkt im Sinne einer zusätzlichen Behinderung bzw. Schädigung.

Aus dem CIMT-Ansatz kann für MS-Patienten Folgendes abgeleitet werden: Benutzt ein Patient seine Fähigkeiten nicht mehr in ausreichendem Maße, besteht die Gefahr, diese motorische Fähigkeit zu verlieren. Dies sieht man sehr oft nicht nur bei Patienten, die ihren Arm weniger einsetzen, sondern in einem hohen Ausmaß auch bei MS-Patienten, wenn sie nicht mehr oft bzw. lange gehen, stehen oder den Transfer nicht mehr selbstständig und häufig genug ausüben. So kann man durchaus eine Parallele des erlernten Nichtgebrauchs nach einem Schlaganfall mit dem erlernten Nichtgebrauch von motorischen Fähigkeiten bei Patienten mit MS ziehen.

Eine weitere Erkenntnis der Forced-Use-Therapie ist das konsequente und intensive alltagsnahe Training. Auch dieses kann auf MS-Patienten übertragen werden. Diese Therapie findet man immer wieder in wissenschaftlich nachgewiesenen, erfolgreichen Therapieansätzen (z. B. bei der LSVT-LOUD-Therapie bei Stimm- und Sprachstörungen bei Patienten mit Morbus Parkinson oder auch bei einer intensiven Aphasietherapie bei Aphasie-Patienten) (Bross 2010).

▸ **Mentales Training.** Beim mentalen Training werden Hirnaktivitäten allein schon durch die bloße Vorstellung einer Bewegung erzielt (Miltner et al. 2000). Es existieren 2 Ansätze des mentalen Trainings: die Bewegungsvorstellung und die Bewegungsbeobachtung. Auch die Spiegeltherapie ist im Grunde eine Variante des mentalen Trainings. Bei der *Bewegungsvorstellung* soll sich der Patient eine Bewegung vorstellen. Dabei werden die gleichen Hirnareale aktiviert wie bei der tatsächlichen Durchführung der Bewegung (Buccino et al. 2001). Allerdings ist das aktive Üben dem mentalen Training überlegen. Eine Methode der Bewegungsvorstellung, die bei MS-Patienten Anwendung findet, ist die „SOWI-Therapie". Darunter versteht man einen esoterischen Behandlungsansatz, den eine MS-Patientin selbst empirisch entwickelt hat und dem diese starken motorischen Verbesserungen zuschreibt. Dass Bewegungsvorstellung tatsächlich wirkt, ist nachgewiesen (Dettmers, Nedelko 2012). Jedoch sollte man 3 Dinge beachten:

1. Die Bewegung sollte immer als klare Aufgabe formuliert werden, z. B. Wasser einschenken in ein Glas, gehen, aufstehen etc.
2. Der Patient sollte die Aufgabe häufig durchführen.
3. Wichtig: Aktives Üben ist um ein Vielfaches besser als die reine Bewegungsvorstellung.

Bewegungsbeobachtung bedeutet, dass man auf Videos und in der Realität eine Bewegung beobachtet und sich dann die Bewegung zunächst vorstellt oder direkt nachmacht.

Das mentale Training stellt einen möglichen Therapieansatz bei schwer betroffenen Patienten mit MS dar, der aber in seiner Wirksamkeit noch weiter untersucht werden muss und in der Praxis noch kaum angewendet wird. Der rehabilitative Effekt sollte als sehr gering eingeschätzt werden.

▸ **Spiegeltherapie.** Die Spiegeltherapie kommt ursprünglich aus der Behandlung von Phantomschmerzen und wurde später auf die Therapie bei Patienten nach Schlaganfall übertragen (Altschuler et al. 1999). Insgesamt sollte sie nach den Leitlinien der Deutschen Gesellschaft für Neurorehabilitation (DGNR) „Motorische Therapien für die obere Extremität zur Behandlung des Schlaganfalls" (Registernummer 080–001) (Platz, Roschka 2011) nur bei Schwerbetroffenen mit Armparese/Plegien und primär für die Hand eingesetzt werden.

Sie wird so durchgeführt, dass der Patient im Spiegel verfolgt, wie sich seine gesunde Hand bewegt. ▸ Abb. 1.4 zeigt die Therapiesituation und das Setting. Das visuelle System täuscht dem prämotorischen Kortex (Spiegelneurone) vor, dass sich die betroffene Seite bewegt. Bei Patienten mit MS kann die Spiegeltherapie bei einseitig schwer betroffenen Händen eingesetzt werden. Da es jedoch nur selten vorkommt, dass bei MS-Patienten nur eine Hand schwer betroffen und die andere funktionsfähig ist, spielt die Spiegeltherapie bei diesen nur eine sehr untergeordnete Rolle.

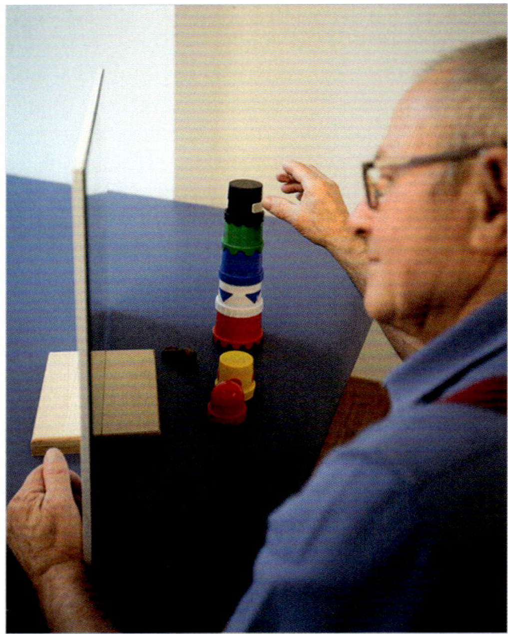

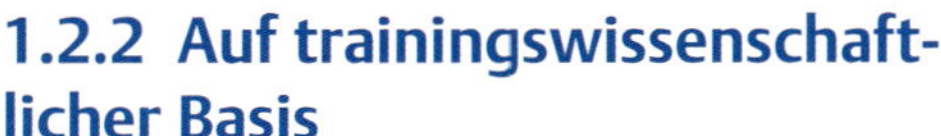

Abb. 1.4 Spiegeltherapie. (Foto: Sabine und Hans Lamprecht)

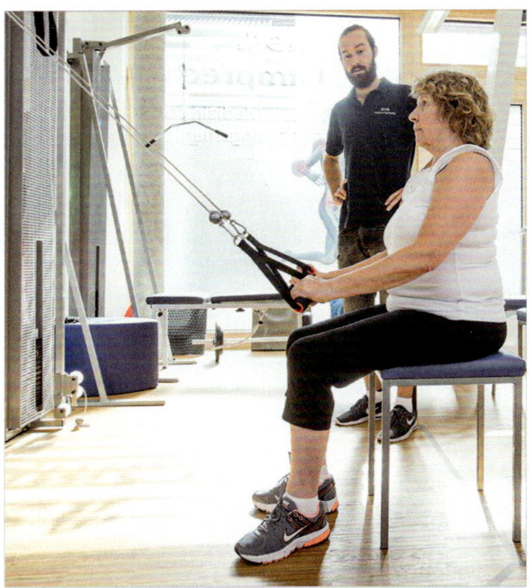

Abb. 1.5 Krafttraining ist ein wichtiger Bestandteil in der Neurorehabilitation. (Foto: Sabine und Hans Lamprecht)

1.2.2 Auf trainingswissenschaftlicher Basis

Körperliche Aktivität ist Bestandteil unseres Lebens. Training kann die allgemeine und neuromuskuläre Leistungsfähigkeit verbessern (Lamprecht, Lamprecht 2016), weil sich unser Körper an die Aktivität anpasst. Inaktivität hingegen führt immer zu einer allgemeinen Leistungsminderung.

Da sich viele MS-Patienten aufgrund ihrer Erkrankung weniger bewegen als gesunde Gleichaltrige, ist Training ein wichtiger Therapiebaustein, um die Leistungsfähigkeit zu verbessern.

Krafttraining mit Geräten

Neuere Studien zeigen, dass dem Krafttraining (▶ Abb. 1.5) in der Neurorehabilitation ein immer wichtigerer Stellenwert zukommt. Eine Untersuchung von Ng, Shepard (2013) zeigt beispielsweise, dass Krafttraining Paresen (Minussymptomatik) verbessern kann. Canning et al. (2004) fanden heraus, dass Krafttraining für den Gebrauch der Arme wichtiger ist als ein Geschicklichkeitstraining. Bewährt hat sich auch ein funktionsspezifisches Krafttraining in Verbindung mit einem Laufbandtraining. Diese Kombination führt laut Weiss et al. (2000) zu einer Verbesserung der Ganggeschwindigkeit und Ausdauer. Ebenso effektiv ist es, Krafttraining und aufgabenorientiertes Training zu kombinieren (Winstein et al. 2004). Alle genannten Untersuchungen wurden allerdings mit Patienten nach Schlaganfall durchgeführt und sind daher nicht unbedingt auf Patienten mit MS übertragbar.

Dass Krafttraining jedoch auch für MS-Patienten von grundlegender Bedeutung ist, zeigen unter anderem folgende Studien: Dalgas et al. 2008, Dalgas et al. 2009, Filipi et al. 2011. Auch die praktische Erfahrung zeigt eindeutig, dass Patienten mit MS von Krafttraining mit oder ohne Geräte profitieren. Allerdings sollte es nach Befundung spezifisch an der stärker betroffenen Muskulatur erfolgen (Kap. 5.3).

Merke

Gezieltes Krafttraining der betroffenen Muskulatur ist grundlegend für die Therapie von MS-Patienten (▶ Abb. 1.5).

Ausdauertraining kann die Gangausdauer, aber auch die Ausdauer für Aktivitäten des täglichen Lebens (ADL) verbessern und ist ein enorm wichtiger Ansatz bei MS-Betroffenen (Ziegler 2007).

Sport

Die Deutsche Multiple Sklerose Gesellschaft (DMSG) wirbt mit sehr gelungenen Broschüren dafür, dass MS-Betroffene aktiv bleiben und eine Sportart finden sollten, die ihnen Spaß macht. Yoga, Eurythmie oder Tai-Chi sind nur eine Auswahl von Möglichkeiten. Auch Schwimmen, Reiten, Klettern, Bogenschießen, Nordic Walking, Golf spielen und sogar Tauchen sind geeignete Sportarten. Auf diese und weitere Möglichkeiten geht Kap. 7 ein.

1.2.3 Auf Grundlage traditioneller physiotherapeutischer Therapiekonzepte

PNF, Bobath, Vojta, Affolter und Perfetti – dies sind nur einige Konzepte, die Physiotherapeuten in der täglichen Praxis zur Therapie von Patienten mit MS anwenden. Doch keines der genannten Konzepte ist wissenschaftlich belegt. Außerdem stellt eine Cochrane-Metaanalyse klar, dass derzeit keine Evidenz für eine Überlegenheit einer der traditionellen physiotherapeutischen Methoden gegenüber anderen physiotherapeutischen Methoden besteht (Pollock et al. 2007, Schupp 2011).

Wenn man nach bestem Wissen und Gewissen therapieren möchte, sollte man sich an der Aussage von Pollock und Kollegen orientieren: „Dementsprechend weist die Evidenz darauf hin, dass motorische Rehabilitation nicht auf zergliederte, namentlich bezeichnete Konzepte limitiert sein sollte, als vielmehr klar definierte, gut beschriebene, evidenzbasierte motorische Behandlungen beinhalten sollte, unabhängig von historischer oder philosophischer Herkunft". (Pollock et al. 2007)

Zusammenfassung

Anhand der Evidenzpyramide können Therapeuten die wissenschaftliche Beweiskraft (Evidenz) von Studien einstufen. Die Skalierung reicht vom Evidenzgrad I (Goldstandard, RCT) bis V (Expertenmeinungen usw.).

Für die Therapie von Patienten mit MS gibt es inzwischen viele Studien, deren Ergebnisse Therapeuten für ihre Arbeit nutzen können.

Therapeuten müssen Grundsätze des motorischen Lernens wie Repetition und taskorientiertes Training, alltagsorientiertes Training in der Therapie mit MS-Patienten einsetzen.

Evidenzbasierte Therapieansätze sind zur Therapie bei MS-Patienten inzwischen ausreichend untersucht und sollten nach „best practice" eingesetzt werden, z. B. Laufbandtraining, Gehtraining, gezieltes Kraft- und Ausdauertraining und spezifisches Gleichgewichtstraining.

So gewinnen evidenzbasierte Therapieansätze und gezieltes Training für MS-Patienten zunehmend an Bedeutung. Die Patienten sollten ihre Therapeuten dahingehend kritisch befragen.

Checkliste für Patienten, um ihre Therapie kritisch zu hinterfragen:

1. Üben wir alltagsnah?
2. Üben wir funktionell?
3. Wird an der Leistungsgrenze geübt?
4. Wird aktiv geübt?
5. Stehen die Alltagsziele (des Patienten) im Vordergrund?
6. Wird Gehen, Kraft, Ausdauer und Gleichgewicht gezielt trainiert?
7. Es sollte nicht im Liegen geübt werden!

1

1.3 Literatur

Ahmadi A, Arastoo AA, Nikbakht M et al., Comparison of the Effect of 8 weeks Aerobic and Yoga Training on Ambulatory Function, Fatigue and Mood Status in MS Patients. IRCMJ 2013; 15: 449–454

Altschuler EL, Wisdom SB, Stone L et al. Rehabilitation of hemiparesis after stroke with a mirror. In: Lancet 1999; 353: 2035–2036

Baer HR, Wolf SL. Modified emory functional ambulation profile. An outcome measure for the rehabilitation of poststroke gait dysfunction. Stroke 2001; 32: 973–979

Bauder H, Taub E, Miltner W. Behandlung motorischer Störungen nach Schlaganfall. Die Taubsche Bewegungsindukationstherapie. Göttingen: Hogrefe; 2001

Beer S, Khan F, Kesselring J. Rehabilitation interventions in multiple sclerosis. An overview. J Neurol 2012; 259: 1994–2008

Braendvik SM, Koret T, Helbostad JL et al. Treadmill Training or Progressive Strength Training to Improve Walking in People with Multiple Sclerosis? A Randomized Parallel Group Trial. Physiother Res Int 2016; 21: 228–236

Brichetto G, Spallarossa P, de Carvalho ML et al. The effect of Nintendo® Wii® on balance in people with multiple sclerosis. A pilot randomized control study. Mult Scler 2013; 19: 1219–1221

Bross F. Neurowissenschaft und Aphasietherapie. Die Constraint-Induced Aphasia Therapy (CIAT). Helikon 2010; 1: 124–142

Buccino G, Binkofski F, Fink GR et al. Action observation activates premotor and parietal areas in a somatotopic manner. An fMRI study. Eur J Neurosci 2001; 13: 400–404

Bütefisch C, Hummelsheim H, Denzler P et al. Repetitive training of isolated movements improves the outcome of motor rehabilitation of the centrally paretic hand. J Neurol Sci 1995; 130: 59–68

Canning CG, Ada L, Adams R et al., Loss of strength contributes more to physical disability after stroke than loss of dexterity. Clin Rehab 2004; 18: 300–308

Carr JH, Shepherd RB. A motor relearning programme for stroke. 2nd ed. London: Heinemann; 1998

Chiviacowsky Su, Wulf G, Wally R et al., Knowledge of results after good trials enhances learning in older adults. Res Q Exerc Sport 2009; 80: 663–668

Dalgas U, Stenager E, Ingemann-Hansen T. Multiple sclerosis and physical exercise. Recommendations for the application of resistance-, endurance- and combined training. Mult Scler 2008; 14: 35–53

Dalgas U, Stenager E, Jakobsen J et al. Resistance training improves muscle strength and functional capacity in multiple sclerosis. Neurology 2009; 73: 1478–1484

Dettmers C, Sulzmann M, Ruchay-Plössl A et al., Endurance exercise improves walking distance in MS patients with fatigue. Acta Neurol Scand 2009; 120: 251–257

Dettmers C, Nedelko V. Einsatz von mentalem Training in der Neurorehabilitation. physioscience 2012; 8: 6–103

Dettmers C, Schönle PW, Weiler C, Hrsg. Dosis-Wirkungs-Beziehungen in der Neurorehabilitation. Neurologie & Rehabilitation 1/2017

Ericsson KA, Krampe RT, Heizmann S. Can we create gifted people? Ciba Foundation symposium 1993; 178: 222–31; discussion 232–49

Farin E, Glattacker M, Jäckel WH. Leitlinien und Leitlinienforschung. Übersicht und Stand der Leitlinienimplementierung in der medizinischen Rehabilitation. Bundesgesundheitsblatt – Gesundheitsforschung – Gesundheitsschutz; 2011: 54

Filipi ML, Kucera DL, Filipi EO et al. Improvement in strength following resistance training in MS patients despite varied disability levels. NeuroRehabilitation 2011; 28: 373–382

Fitts PM, Posner MI. Human performance. London: Prentiche-Hall International; 1973

Freeman JA, Langdon DW, Hobart JC et al. The impact of inpatient rehabilitation on progressive multiple sclerosis. Ann Neurol 1997; 42: 236–244

Giesser B, Beres-Jones J, Budovitch A et al., Locomotor training using body weight support on a treadmill improves mobility in persons with multiple sclerosis. A pilot study. Mult Scler 2007; 13: 224–231

Götze R. Ziele. In: Götze R, Hrsg. AOT – Alltagsorientierte Therapie bei Patienten nach erworbener Hirnschädigung. Eine Aufgabe für das gesamte Reha-Team. Stuttgart: Thieme; 1999: Kap. 8

Haas C, Blischke K. Bedeutung der Repetition für das motorische Lernen – Lehren aus der Sportwissenschaft. Neuroreha 2009; 1: 20–27

Hesse S. Lokomotionstherapie. Ein praxisorientierter Überblick. Bad Honnef: Hippocampus; 2007

Huber M. Das Richtige üben. physiopraxis 2012; 6: 28–31

Jaster H-J, Daumann F, Hrsg. Qualitätssicherung im Gesundheitswesen. Stuttgart: Thieme; 1997

Kelm J, Ahlhelm F, Regitz T et al. Kontrolliertes dynamisches Krafttraining bei Patienten mit neuromuskulären Erkrankungen. Fortschr Neurol Psychiatr 2001; 69: 359–366

Khan F, Amatya B, Turner-Stokes L. Symptomatic therapy and rehabilitation in primary progressive multiple sclerosis. Neurol Res Int 2011; 2011: 740505

Kjølhede T, Vissing K, Place L de et al. Neuromuscular adaptations to long-term progressive resistance training translates to improved functional capacity for people with multiple sclerosis and is maintained at follow-up. Mult Scler 2015; 21: 599–611

Klemme B, Siegmann G. Clinical Reasoning. Therapeutische Denkprozesse lernen. Stuttgart: Thieme; 2006

Kool J, de Bie R. Der Weg zum wissenschaftlichen Arbeiten. Ein Einstieg für Physiotherapeuten. Stuttgart: Thieme; 2001

Lamprecht S. Motorische Therapie und Assessments bei Multipler Sklerose. Neuroreha 2014; 06: 30–36

Lamprecht S, Lamprecht H. Training in der Neuroreha. Medizinische Trainingstherapie, Sport und Übungen. Stuttgart: Thieme; 2016

Lo AC, Triche EW. Improving gait in multiple sclerosis using robot-assisted, body weight supported treadmill training. Neurorehabil Neural Repair 2008; 22: 661–671

Lotze M, Braun C, Birbaumer N et al. Motor learning elicited by voluntary drive. Brain 2003; 126: 866–872

Majsak MJ. Application of Motor Learning Principles to the Stroke Population. Top Stroke Rehabil 1996; 3: 37–59

Miltner R, Netz J, Hömberg V. Kognitive Therapie sensomotorischer Störungen. Krankengymnastik 2000; 52: 954–964

Moseley AM, Stark A, Cameron I et al. Treadmill training and body weight support for walking after stroke. Cochrane Database Syst Rev 2005; (4): CD002840

Ng SSM, Shepherd RB. Weakness in Patients with Stroke. Implications for Strength Training in Neurorehabilitation. Phys Ther Rev 2013; 5: 227–238

Nudo RJ, Wise BM, SiFuentes F et al., Neural substrates for the effects of rehabilitative training on motor recovery after ischemic infarct. Science 1996; 272: 1791–1794

Platz T, Roschka S. Rehabilitative Therapie bei Armlähmungen nach einem Schlaganfall. Patientenversion der Leitlinie der Deutschen Gesellschaft für Neurorehabilitation. Bad Honnef: Hippocampus; 2011

Pollock A, Baer G, Pomeroy V et al., Physiotherapy treatment approaches for the recovery of postural control and lower limb function following stroke. Cochrane Database Syst Rev 2007; (1): CD001920

Pompa A, Morone G, Iosa M et al. Does robot-assisted gait training improve ambulation in highly disabled multiple sclerosis people? A pilot randomized control trial. Mult Scler 2017; 23: 696–703

Rasova K, Krasensky J, Havrdova E et al. Is it possible to actively and purposely make use of plasticity and adaptability in the neurorehabilitation treatment of multiple sclerosis patients? A pilot project. Clin Rehab 2005; 19: 170–181

ReMoS Arbeitsgruppe. Rehabilitation der Mobilität nach Schlaganfall (ReMoS). S2e-Leitlinie. Neurologie & Rehabilitation 7 2015; A3. Im Internet: www.awmf.org/leitlinien/detail/ll/080-004.html; Stand: 19.06.2018

Sackett DL, Rosenberg WMC, Gray JAM et al. Evidence-based medicine: What it is and what it isn't (Übersetzung: Dr. Perleth). MMW 1997; 139: 644–645

Sackett DL. Evidence-based medicine. How to practice and teach EBM. 2. Aufl. Edinburgh: Churchill Livingstone; 2001

Samaei A, Bakhtiary AH, Hajihasani, A et al. Uphill and Downhill Walking in Multiple Sclerosis. A Randomized Controlled Trial. Int J MS Care 2016; 18: 34–41

Schmidt R, Lee T. Motor learning and performance. From principles to application. 5th ed. Champaign: Human Kinetics; 2014

Schupp W. DGRW-Update. Neurologie – Von empirischen Strategien hin zu evidenzbasierten Interventionen. Die Rehabilitation 2011; 50: 354–362

Schwartz I, Meiner Z. Robotic-assisted gait training in neurological patients. Who may benefit? Ann Biomed Eng 2015; 43: 1260–1269

Solari A, Filippini G, Gasco P et al., Physical rehabilitation has a positive effect on disability in multiple sclerosis patients. Neurology 1999; 52: 57–62

Sterr A, Elber T, Berthold I et al. Longer versus shorter daily constraint-induced movement therapy of chronic hemiparesis. An exploratory study. Arch Phys Med Rehabil 2002; 83: 1374–1377

Sterr A, Freivogel S. Intensive training in chronic upper limb hemiparesis does not increase spasticity or synergies. Neurology 2004; 63: 2176–2177

Straudi S, Benedetti MG, Venturini E et al. Does robot-assisted gait training ameliorate gait abnormalities in multiple sclerosis? A pilot randomized-control trial. NeuroRehabilitation 2013; 33: 555–563

Swinnen E, Beckwée D, Pinte D et al. Treadmill training in multiple sclerosis. Can body weight support or robot assistance provide added value? A systematic review. Mult Scler Int 2012; 2012: 240274

Weiss A, Suzuki T, Bean J et al., High intensity strength training improves strength and functional performance after stroke. Am J Phys Med Rehabil 2000; 79: 369–76; quiz 391–4

Wiemeyer J. Serious Games für die Gesundheit. Anwendung in der Prävention und Rehabilitation im Überblick. Wiesbaden: Springer; 2016

Wier LM, Hatcher MS, Triche EW et al. Effect of robot-assisted versus conventional body-weight-supported treadmill training on quality of life for people with multiple sclerosis. J Rehabil Res Dev 2011; 48: 483–492

Winstein CJ, Rose DK, Tan SM et al. A randomized controlled comparison of upper-extremity rehabilitation strategies in acute stroke. A pilot study of immediate and long-term outcomes. Arch Phys Med Rehabil 2004; 85: 620–628

Woldag H, Hummelsheim H. Motor Rehabilitation of Stroke Patients. Akt Neurol 2006; 33: 90–104

Wulf G, Schmidt RA. Implizites Lernen motorischer Fertigkeiten. In: Krug J, Hrsg. Sportliche Leistung und Training. 1. gemeinsames Symposium der dvs-Sektionen Biomechanik, Sportmotorik und Trainingswissenschaft vom 28.–30.9.1994 in Leipzig. 1. Aufl. Bd. 70. Sankt Augustin: Academia; 1995

Wulf G. Bewegungen erlernen und automatisieren. Worauf ist die Aufmerksamkeit zu richten? Neuroreha 2011; 3: 18–23

Ziegler K. Evidenzbasierte Physiotherapie bei Multipler Sklerose. Nervenheilkunde 2007; 26: 1088–1094

Kapitel 2

Medizinische Grundlagen

2 Medizinische Grundlagen

An MS erkrankte Patienten suchen häufig fachkundigen Rat und Unterstützung, weil die Symptome sehr verschieden sind und der Verlauf der Erkrankung unberechenbar ist. Hier spielen auch Therapeuten eine wichtige Rolle. Deshalb sollten alle Therapeuten, die MS-Betroffene behandeln, über die Krankheit, deren mögliche Ursache und Besonderheiten sehr gut Bescheid wissen.

2.1 Epidemiologie

Die Prävalenz der Erkrankung weist ein geografisches Gefälle hin zu den Polen auf. Die Prävalenzraten schwanken zwischen 1 und 309 pro 100 000 Einwohner (Schmidt et al. 2015). Allgemein scheinen Zonen mit gemäßigtem Klima stärker betroffen zu sein als jene nahe am Äquator. Das gilt für die nördliche und die südliche Hemisphäre in gleichem Maße. In der Nähe des Äquators kommt MS selten vor (▸ Abb. 2.1). Die Häufigkeit in Abhängigkeit zur Entfernung vom Äquator wird unterschiedlich interpretiert.

In Deutschland leben ca. 200 000 Menschen mit MS (Petersen et al. 2014), die Prävalenz beträgt 149 auf 100 000 Einwohner (Hein, Hopfenmöller 2000), wobei es auch hier ein Nord-Süd-Gefälle gibt. Die Prävalenz für die Schweiz ist nicht bekannt. Für den Kanton Bern haben Beer et al. 1994 eine Prävalenz von 110/100 000 (Beer et al. 1994) formuliert. Die Prävalenz in Österreich beträgt 148/100 000 (Baumhackl 2014). Weltweit gibt es ca. 2,5 Millionen MS-Erkrankte.

Definition

Prävalenz

Als Prävalenz bezeichnet man die Häufigkeit einer Krankheit in einer definierten Anzahl der Bevölkerung zu einem bestimmten Zeitpunkt.

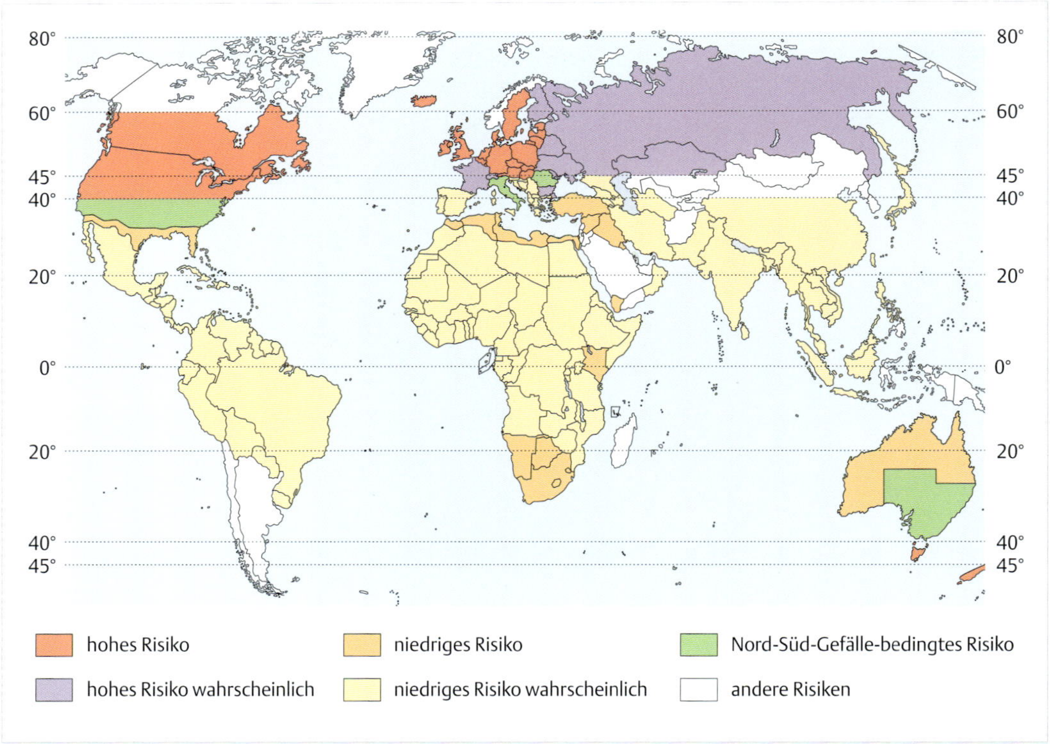

Abb. 2.1 Weltkarte mit geografischer Häufigkeit von MS.

2.1.1 Häufigkeitsverteilung nach Geschlecht und Alter

Frauen sind häufiger von MS betroffen als Männer, das Verhältnis beträgt 2 : 1 (w : m). Laut Flachenecker, Zett (2015) hat sich die Verteilung nach neuen Erhebungen auf 3 : 1 (w : m) erhöht. Eine bestimmte Genvariante bei Frauen könnte der Grund dafür sein, dass Frauen häufiger an MS erkranken als Männer: Im Erbgut von Frauen ist eine sehr aktive Form eines immunregulierenden Gens häufiger vertreten als bei Männern, hat ein internationales Forscherteam entdeckt. Dadurch ist das Immunsystem bei Frauen im Durchschnitt aktiver bzw. aggressiver und greift eher körpereigenes Gewebe an, wie es auch bei MS der Fall ist. Das berichtete das Team um Brian Weinshenker von der Mayo-Klinik in Rochester in der Fachzeitschrift Genes & Immunity (Kantarci et al. 2005).

Der Beginn der Erkrankung liegt zwischen dem 20. und 40. Lebensjahr (▶ Abb. 2.2). Durch verbesserte Diagnosemöglichkeiten können Mediziner die Erstdiagnose allerdings immer früher stellen, sodass das durchschnittliche Alter der Erstdiagnose voraussichtlich deutlich sinken wird. Die Häufigkeit der MS hat nach bisherigem Kenntnisstand nicht zugenommen. Allerdings wird die Erkrankung durch eine immer bessere Frühdiagnostik häufiger erkannt und auch „leichte" Fälle werden diagnostiziert (Koehler 2011).

2.2 Ursachen

Die genaue Ursache (Ätiologie) der MS ist nach wie vor nicht geklärt. Sicherlich ist die Ursache multifaktoriell. Dies bedeutet, dass viele verschiedene Faktoren zu der Erkrankung führen können. Das genaue Zusammenspiel der einzelnen Faktoren ist jedoch nicht hinreichend bekannt.

Bekannt ist hingegen, dass das Immunsystem bei der Entstehung von MS eine entscheidende Rolle spielt, aber auch genetische Faktoren von Bedeutung sind.

2.3 Pathogenese (mögliche Ursachen)

2.3.1 Genetische Prädisposition

MS ist zwar keine Erbkrankheit im engeren Sinne, aber es existiert eine genetische Disposition. Dies lässt sich sowohl aus Familienstudien als auch durch das Auftreten in verschiedenen ethnischen Gruppen schließen. In diesem Zusammenhang ist das humane Leukozytenantigen (HLA, auch als Histokompatibilitätsantigen bezeichnet) zu nennen. Die Gene, die für HLA codieren sind auf Chromosom 6 lokalisiert. Man fand bei Patienten mit MS eine Häufung von bestimmten HLA-Systemen, z. B. HLA-DRB1*15:01 (Patsopoulos et al. 2013).

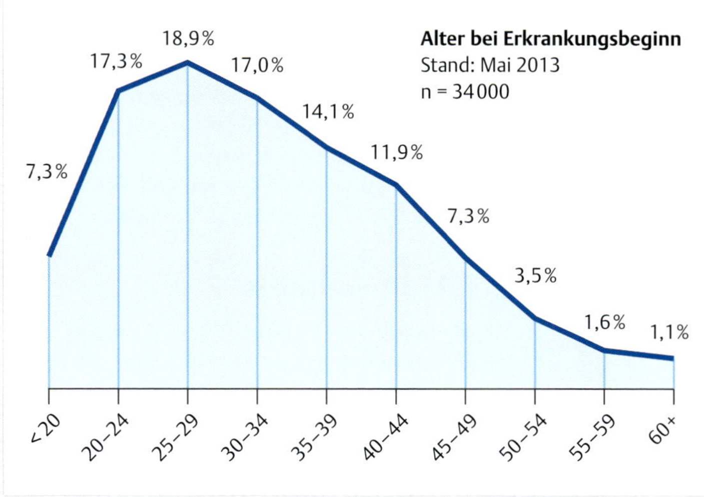

Abb. 2.2 Alter bei Erkrankungsbeginn (Stand: Mai 2013).

Merke

Humanes Leukozytenantigen-System (HLA-System)

Unter dem humanen Leukozytenantigen-System (HLA-System, engl. Human Leukocyte Antigen) versteht man eine Gruppe menschlicher Gene, die für die Funktion des Immunsystems zentral sind.

Das Erkrankungsrisiko ist auch abhängig von der ethnischen Zugehörigkeit. In Japan sind MS-Erkrankungen sehr viel seltener als in anderen Staaten dieses Breitengrades (1:100 000 Einwohner). Dies spricht dafür, dass verschiedene ethnische Gruppen unterschiedlich anfällig sind für die Entstehung einer MS (Alter et al. 2006). Nordeuropäer sind beispielsweise häufiger betroffen als Schwarzafrikaner. Afroamerikaner sind häufiger betroffen als Schwarzafrikaner, Afroamerikaner und Hispanics aber weniger häufig als männliche Weiße in den USA (Williamson et al. 2007).

Neue Daten zeigen aber beispielsweise für Südamerika (Argentinien, Brasilien), dass auch Gebiete mit einer niedrigen Prävalenz inzwischen zu den Gebieten mit mittlerem Erkrankungsrisiko gezählt werden müssen (Cristiano et al. 2013).

2.3.2 Hygienehypothese

MS tritt häufiger in Ländern mit hohem Hygienestandard (z. B. Nordamerika, Mitteleuropa) und auch eher in mittleren und höheren sozialen Schichten mit ausgeprägter Hygienementalität auf. Daher kann es sein, dass sich aufgrund des ausgeprägten Hygienestandards in dieser Personengruppe das Immunsystem nicht entsprechend ausbilden kann bzw. sich dadurch verändert hat. Die Thymusdrüse kann hier eine wichtige Rolle spielen.

Ein Zusammenleben mit Geschwistern in den ersten 6 Lebensjahren reduziert das Erkrankungsrisiko signifikant. Diese Tatsache wird durch eine gegenseitige Ansteckung mit Infektionskrankheiten erklärt (Ponsonby et al. 2005).

2.3.3 Infektionshypothese

Ein zeitlicher Zusammenhang mit einer Infektion konnte nicht bestätigt werden. Nach einer Infektion können Erregerreste im Körper (Persistenz von Erregern) zurückbleiben. Zwei Hypothesen machen einen Zusammenhang erklärbar (Scarisbrink, Rodriquez 2003):

- „Hit-hit"-Hypothese: Dieser Hypothese liegt zugrunde, dass eine Persistenz und Reaktivierung des Virus im ZNS vermutet wird.
- „Hit-run"-Hypothese: Diese Hypothese geht davon aus, dass zwar periphere Zellen mit dem Virus infiziert sind, aber nicht das ZNS. Das Virus bereitet ein anormales immunologisches Milieu, welches die Aktivierung autoreaktiver Zellen begünstigt.

Ein überzeugender Nachweis eines spezifischen Erregers gelang bisher jedoch noch nicht. Zu den Viren, die mit MS assoziiert werden, gehören Herpesviren wie das Epstein-Barr-Virus (EBV), das humane Herpesvirus 6 (HHV-6), das Herpes-simplex-Virus (HSV), das Varicella-Zoster-Virus (VZV) oder die Paramyxoviren, wie z. B. Masern-, Mumps- oder Parainfluenzaviren Typ 1 (Hardt, Hoffmann 2015).

Insbesondere bei Kindern mit Multipler Sklerose konnte eine Immunreaktion gegen das Epstein-Barr-Virus häufiger als bei nicht erkrankten Kindern nachgewiesen werden (Alotaibi et al. 2004).

„... Es lässt sich gut vorstellen, dass verschiedenste Antigene Einflüsse aus der Umwelt im Zusammenspiel mit den prädisponierenden HLA-Genen im Laufe des Lebens ... das Immunsystem so prägen, dass schließlich durch weitere auslösende Umweltfaktoren ein pathogener Effekt entsteht. Es ist aus epidemiologischen und Migrationsstudien bekannt, dass Umwelteinflüsse im Kindesalter, möglicherweise die Durchseuchung mit infektiösen Erregern, zusammen mit den genetischen Faktoren für die Multiple Sklerose prädisponieren. Zur Auslösung der eigentlichen Erkrankung kommen dann aber weitere Faktoren im Erwachsenenalter dazu" (Kesselring, Fierz 2005, S. 58).

2.3.4 Umweltgifte

Häufig wird ein kausaler Zusammenhang zwischen Umweltgiften und MS behauptet, allerdings gibt es kaum Nachweise dafür. Auch einen Zusammenhang zwischen Amalgamfüllung der Zähne und MS konnte in einer Metaanalyse nicht nachgewiesen werden (Aminzadeh, Etminan 2007).

2.3.5 Vitamin-D-Stoffwechsel-Hypothese

Dass die Prävalenz in äquatornahen Regionen so gering ist, versucht man mit dem Vitamin-D-Stoffwechsel zu erklären. Denn eine Unterversorgung mit Vitamin D scheint nach bisherigen Untersuchungen ein Risikofaktor für MS zu sein (Ascherio et al. 2010).

Nielsen und Kollegen konnten zeigen, dass eine niedrige Vitamin-D-Konzentration bei Neugeborenen mit einem erhöhten Risiko, an MS zu erkranken, korreliert (Nielsen et al. 2017).

Van der Mei konnte in einer Studie zeigen, dass eine höhere Sonnenexposition während der Kindheit und frühen Jugend mit einem reduzierten Risiko für MS assoziiert ist (van der Mei et al. 2003). Sandberg und Kollegen fanden heraus, dass ein hoher Vitamin-D-Spiegel mit einer verminderten axonalen Schädigung zusammenhängt (Sandberg et al. 2016).

Die niedrige Inzidenz der traditionell lebenden grönländischen Inuits wird mit ihrer Vitamin-D-reichen Ernährung erklärt (Deutch et al. 2007).

Definition

Inzidenz
Die Inzidenz beschreibt die Anzahl der Neuerkrankungen in einem bestimmten Gebiet.

2.3.6 Rauchen

In einer Metaanalyse konnte gezeigt werden, dass Rauchen die Wahrscheinlichkeit, dass die Person an MS erkrankt, um den Faktor 1,2 bis 1,5 erhöht (Hawkes 2007). Mikaeloff und Kollegen wiesen nach, dass Kinder von rauchenden Eltern im Vergleich zu Kindern von Eltern, die nicht rauchen, ein um mehr als 2-faches Risiko besitzen, an MS zu erkranken (Mikaeloff et al. 2005). Das Risiko nimmt zudem mit der Expositionsdauer zu. Auch die Progredienz der MS wird durch Rauchen negativ beeinflusst (Sundström, Nyström 2008).

Rauchen kann auch einen negativen Effekt auf die medikamentöse Therapie bei MS haben. Raucher entwickeln häufiger neutralisierende Antikörper gegen MS-Medikamente (Interferon β und Natalizumab) als Nichtraucher (Hedström et al. 2014a, Hedström et al. 2014b).

2.3.7 Weitere mögliche Ursachen

Übergewicht

Übergewicht in der Kindheit scheint ein weiterer Faktor bei der Entstehung von MS im Erwachsenenalter zu sein (Ascherio 2013).

Chronische zerebrospinale venöse Insuffizienz

Zum ersten Mal postulierte Putman in den 1930er-Jahren die Hypothese (Putman 1937), dass eine chronische zerebrospinale venöse Insuffizienz Ursache für die Entstehung einer MS sein konnte. Diese Hypothese konnte jedoch nicht bestätigt werden. Seit 2008 wurde die These wieder neu diskutiert, unter anderem aufgrund der Arbeiten von Zamboni et al. (2009) und Simka (2009). Eine Übersichtsarbeit aus 2013, die verschiedenen Studien zu dem Thema berücksichtige, ergab keine Hinweise auf eine venöse Ursache für MS (Krogias et al. 2013).

2.4 Pathophysiologie

Bei MS handelt es sich um eine Autoimmunerkrankung. Das bedeutet, dass es zu einer fehlgesteuerten Abwehrreaktion kommt, bei der körpereigenes Gewebe als fremd angesehen und angegriffen wird. Durch unbekannte Ursachen kommt es im Blut zu einer Aktivierung von myelinreaktiven T-Lymphozyten.

Defintion

T-Lymphozyten (T-Zellen)
T-Zellen sind weiße Blutkörperchen, die für die Abwehr von Erregern und für die Zerstörung von abnormalen Zellen zuständig sind. T-Lymphozyten erkennen unter anderem die humanen Leukozytenantigene (HLA, Histokompatibilitätsantigene) auf den Zelloberflächen.

Die T-Lymphozyten befinden sich im inaktiven Zustand als immunologische Gedächtniszellen in der Milz und in den Lymphknoten. Wird das Immunsystem durch Infektionen oder auch durch unbekannte Ursachen belastet, aktiviert der Körper T-Zellen.

Definition

Gedächtniszellen

T-Gedächtniszellen sind eine Unterform der T-Lymphozyten, die nach Erstkontakt mit einem Erreger aktiv im Blut verbleiben. Bei einem Zweitkontakt mit demselben Erreger kann so eine schnelle und effektive Immunantwort ausgelöst werden.

Gedächtniszellen gelangen in aktiver Form ins Blut und penetrieren unter Mitwirkung anderer Faktoren, wie z. B. Botenstoffe (Zytokine) und Adhäsionsmoleküle, im Bereich der Venolen die Blut-Hirn-Schranke (Hohlfeld 1999) (perivenöse Verteilung der Entzündungsreaktionen).

Definition

Zytokine

Zytokine sind von Zellen gebildete Substanzen, die die Aktivität anderer Zellen beeinflussen. Zu diesen Botenstoffen gehören z. B. γ-Interferon und Tumornekrosefaktor α.

Im ZNS kommt es dann zu einer Vermehrung von T-Zellen und einer Ausschüttung von Zytokinen. Diese schädigen durch Freisetzung von Entzündungsmediatoren körpereigenes Eiweiß (Myelin). Die Entzündungsreaktion bewirkt die Läsion der myelinisierten Fortsätze der Oligodendroglia sowie neuronaler Axone.

Definition

Oligodendroglia

Zellen im Nervengewebe, die Myelin- bzw. Markscheiden bilden.

Durch Untergang der autoreaktiven T-Zellen, Reparatur der Blut-Hirn-Schranke und Bildung lokaler entzündungshemmender Mediatoren und T-Suppressorzellen klingt die Entzündungsreaktion schließlich ab und die geschädigten Axone remyelinisieren (Prineas et al. 1993). Die Narbenbildung in den zerstörten Regionen erfolgt durch Astroglia.

Definition

Oligodendroglia

Zellen im Nervengewebe, die Myelin- bzw. Markscheiden bilden.

Astroglia

„Stützgewebe“ des Nervensystems, das teilungsfähig ist und bei Verletzungen proliferieren kann.

Vor allem axonale Verluste sind für die neurologischen Ausfälle verantwortlich. Die zerstörten Axone können offenbar nicht mehr oder nur unzureichend remyelinisiert werden (Rohkamm, Manfred 2009).

MRT-Studien belegen eine Korrelation der axonalen Schädigung mit der klinischen Behinderung: Mittels einer MRT-Studie wiesen Losseff und Kollegen eine enge Korrelation zwischen der Atrophie des Rückenmarkes (als Ausdruck des axonalen Verlustes) und der klinischen Behinderung, gemessen mittels EDSS, nach (Losseff et al. 1996).

Entzündungsherde werden als *Plaques* bezeichnet, die sich häufig perivenös finden, bevorzugt um die Ventrikel, im Kleinhirn, am Sehnerv (Chiasma opticum; ▸ Abb. 2.3) oder auch sehr häufig im Halsmark (▸ Abb. 2.4).

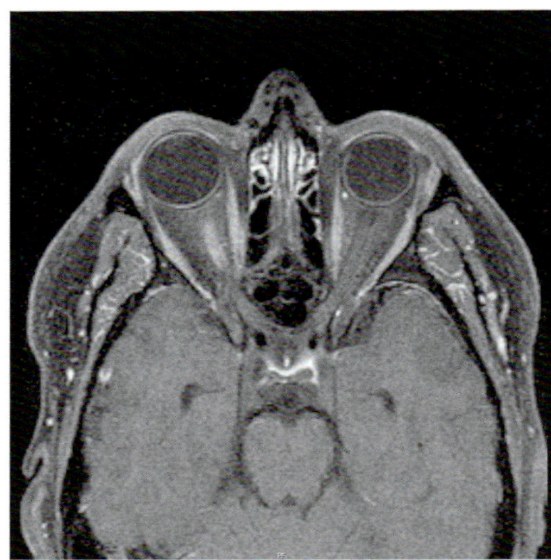

Abb. 2.3 Plaques am Sehnerv. (Quelle: Forsting M, Jansen O. MRT des Zentralnervensystems. Stuttgart: Thieme; 2006)

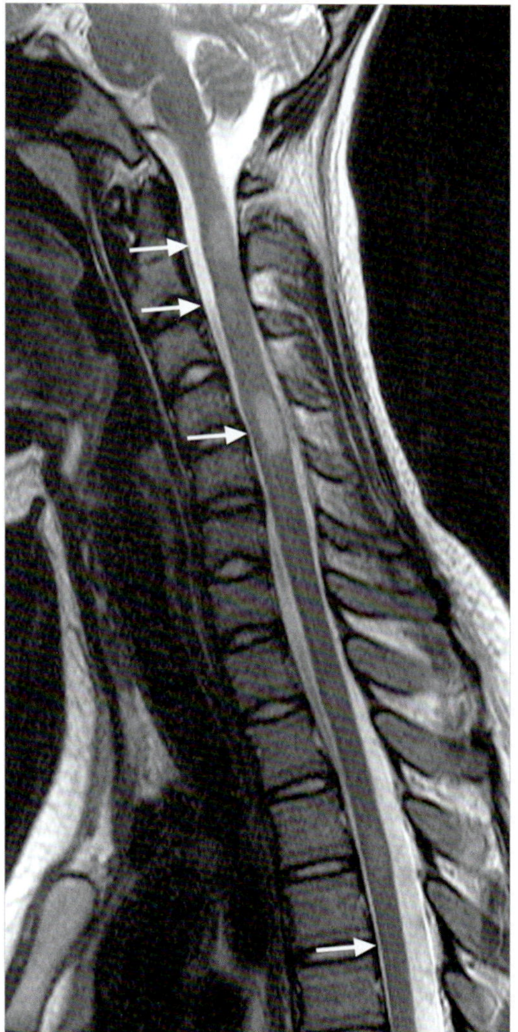

Abb. 2.4 Plaques im Halsmark. (Quelle: Forsting M, Jansen O. MRT des Zentralnervensystems. Stuttgart: Thieme; 2006)

2.5 Ärztliche Diagnostik

Die Diagnose Multiple Sklerose kann gestellt werden, wenn bei dem Patienten 2 verschiedene neurologische Ausfälle auftraten, die zudem disseminieren. Dies bedeutet, dass die Ausfälle nicht in direktem neurologischem Zusammenhang stehen (z.B. Fußheberparese und Sensibilitätsstörungen der Hand und des Armes). Ein weiteres Kriterium ist, dass die Ausfälle zeitlich disseminiert auftreten. Da die Verwendung von bildgebenden Verfahren zum Nachweis der Verbreitung von Läsionen des ZNS in Raum und Zeit vereinfacht wurde, kann unter bestimmten Umständen die räumliche und zeitliche Ausbreitung durch einen einzigen Scan erfolgen (McDonald-Kriterien Revision 2010: Polman et al. 2011).

Folgende Untersuchungen können zur Diagnosestellung durchgeführt werden:

- Klinik: Neurostatus
- Labor: Liquorpunktion
- Paraklinik:
  - SEP (sensibel evozierte Potenziale)
  - VEP (visuell evozierte Potenziale)
  - MRT (Magnetresonanztomografie) mit Nachweis von Plaques bzw. MS-Krankheitsherden (hypodense Zonen)

Merke

Das wichtigste Diagnoseinstrument ist heute das MRT, gefolgt von den evozierten Potenzialen, die die Verlangsamung der zentralen Nervenleitgeschwindigkeit messen. Die Liquorpunktion tritt eher in den Hintergrund.

2.5.1 Neurostatus

Die klinische neurologische Untersuchung wird als Neurostatus bezeichnet. Dabei werden Reflexe, Kraft, Sensibilität, Koordination und je nach Symptomen vieles mehr geprüft. Kesselring, Fierz (2005) haben in ihrem Buch „Multiple Sklerose" einen standardisierten Neurostatus – von Kappos modifiziert nach Kurtzke – veröffentlicht. Nachfolgende Checkliste zeigt Funktionen, die der Neurostatus standardisiert erfasst (Kappos et al. 2015).

Praxis

Checkliste: Neurostatus

Der Neurostatus erfasst folgende Funktionen (Kappos, modifiziert nach Kurtzke, in: Kesselring, Fierz 2005):

- visuelle (optische) Funktionen (z. B. Gesichtsfeld)
- Hirnstammfunktionen (z. B. Schluckstörungen)
- Pyramidenbahnfunktionen (z. B. Reflexe und Muskelkraft)
- zerebelläre Funktionen (z. B. Gangataxie)
- sensible Funktionen (z. B. Vibrationssinn)
- Blasen- und Mastdarmfunktionen
- zerebrale Funktionen (z. B. Depression, Fatigue)
- Gehfähigkeit
- EDSS (expanded disability status scale)

2.5.2 Liquorpunktion

Unter einer Liquorpunktion (▶ Abb. 2.5) versteht man die Entnahme von Liquor cerebrospinalis zu diagnostischen Zwecken durch Punktion des lumbalen Liquorraumes (Grehl et al. 2005).

Die Lumbalpunktion wird zwischen dem 3. und 5. Lendenwirbeldornfortsatz durchgeführt. Eine Punktion oberhalb LWK 2/3 wird aufgrund der anatomischen Gegebenheiten (der Conus medullaris reicht in 94 % der Fälle bis LWK 1/2) vermieden. Die Punktion kann im Liegen oder Sitzen erfolgen.

Es gibt keinen Liquormarker, der allein die Diagnose MS ermöglicht. Allerdings gibt es ein MS-typisches Befundmuster von Liquormarkern (Tumani, Rieckmann 2015).

Im Liquor finden sich MS-typische Befunde: Die Zellen sind entzündlich verändert und auch ihre Zahl ist oft erhöht. Außerdem finden sich Plasmazellen, die nur dann auftreten, wenn ein „Fremdstoff" (Antigen) im Nervensystem das Abwehrsystem zur Produktion von Abwehrstoffen (Antikörpern) aktiviert hat. Diese Antikörperbildung ist nach der Technik benannt, mit der sie untersucht wird: Es bilden sich sogenannte oligoklonale Banden aus. Sie sind ein typischer Hinweis für eine zugrundeliegende MS. Jedoch kann in sehr seltenen Fällen der Liquor von Patienten mit MS auch keine oligoklonale Banden zeigen (Zeman et al. 1996). 98 % der an MS Erkrankten haben über Jahrzehnte oligoklonale Banden im Liquor. Lediglich kurze Zeit (6 Wochen) nach Auftreten des ersten Schubes und nach Jahrzehnten, wenn keine akute Entzündung mehr auftritt, können eventuell keine oligoklonalen Banden im Liquor nachweisbar sein.

2.5.3 Evozierte Potenziale

Evozierte Potenziale sind gezielt elektrisch ausgelöste Reaktionen im Rahmen einer neurophysiologischen Untersuchung, mit denen die Leitfähigkeit von Nervenbahnen im zentralen Nervensystem untersucht werden können (Stöhr et al. 2005).

Visuell evozierte Potenziale

Visuelle Reize durch visuell evozierte Potenziale (VEP) werden in Form von Schachbrettmustern mit schnell wechselnder Kontrastumkehr oder Lichtblitzen gesetzt. Dieser periphere Reiz wird zum Sehzentrum weitergeleitet und gemessen, ob bzw. wann der Reiz ankommt. Bei MS ist die Reiz-

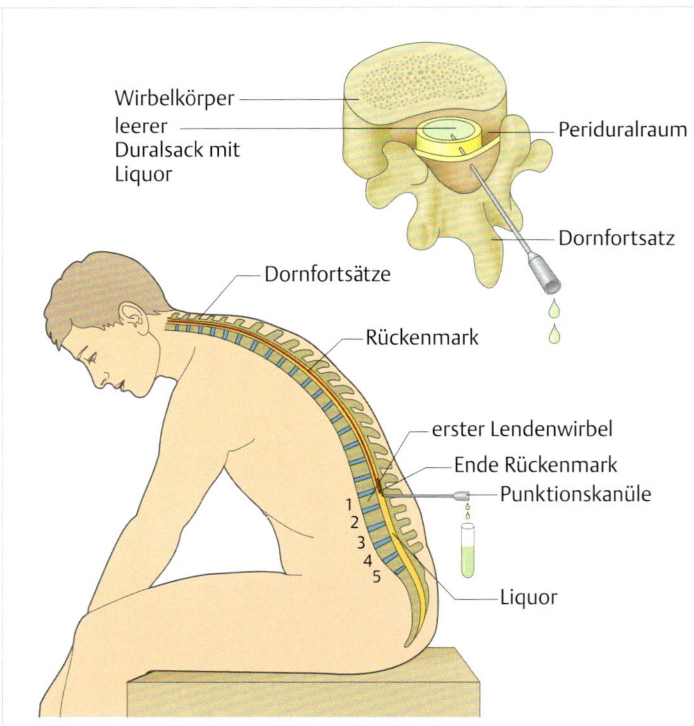

Abb. 2.5 Durchführung einer Liquorpunktion. (Quelle: Haverkamp W, Herth F, Messmann H. Internistische Intensivmedizin. Stuttgart: Thieme; 2009)

weiterleitung durch die Demyelisierung verlangsamt.

Gerade das VEP stellt eine wichtige neurophysiologische Untersuchung bei MS dar, da es für die Diagnose der MS die entscheidende stumme zweite Läsion aufdecken kann und im Sehnerv sich oft schon früh Schädigungen finden (Funke et al. 2011).

Sensibel evozierte Potenziale

Sensibel evozierte Potenziale (SEP) sind elektrophysiologische Untersuchungen, bei denen ein sensibler Nerv gereizt wird. Die Dauer der Reizleitung zeigt ebenfalls Latenzen (Verlangsamung der Reizweiterleitung) auf. Häufig wird ein Tibialis-SEP für die untere Extremität oder ein Medianus-SEP für die Arme durchgeführt. Das SEP ist von Bedeutung, wenn unklare Sensibilitätsstörungen vorliegen und diese verifiziert werden sollen (auch gegenüber psychogenen Störungen).

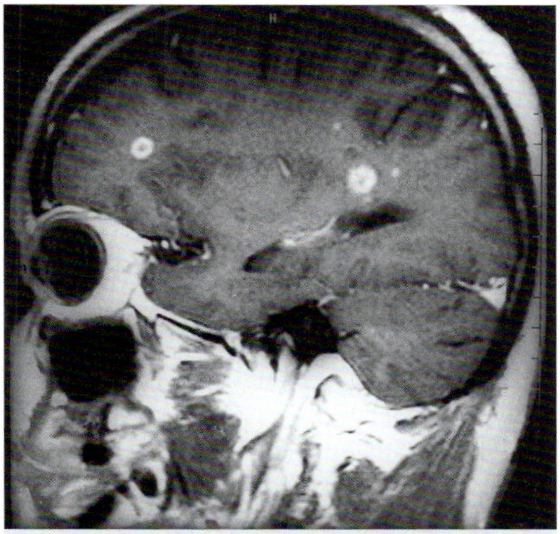

Abb. 2.6 MRT-Befund von Plaques, ohne Kontrastmittel (Quelle: Mattle, H, Mumenthaler, M. Neurologie. 12. Aufl. Stuttgart: Thieme; 2008)

2.5.4 Magnetresonanztomografie

Die Magnetresonanztomografie (MRT) ist ein bildgebendes Verfahren, das mithilfe von Magnetfeldern und Radiowellen Schnittbilder des Körpers darstellt. Da bei diesem Verfahren keine Röntgenstrahlung eingesetzt wird, ist der Patient während einer MRT-Untersuchung auch keiner Strahlenbelastung ausgesetzt.

Synonym für MRT verwendet man auch die Bezeichnungen MRI (magnetic resonance imaging) und Kernspintomografie. Eine MRT-Untersuchung ist das wichtigste Instrument, um Läsionen zu entdecken.

Mithilfe der MRT kann das Nervensystem genau abgebildet werden. MS-Krankheitsherde (Plaques) werden als helle Fleck abgebildet. Durch die Injektion eines Magnetverstärkers (Gadolinium) kann ein aktiver Herd (▶ Abb. 2.6, ▶ Abb. 2.7) von einem älteren inaktiven Plaques (black hole; ▶ Abb. 2.6, ▶ Abb. 2.7) unterschieden werden (Cotton 2003).

Da sowohl das Gehirn als auch das Rückenmark dargestellt werden können, dient die MRT einerseits zur Diagnosestellung und andererseits zur Verlaufsdokumentation. Gerade der durch das MRT dargestellte Verlauf entscheidet oft über die Wahl des Medikaments.

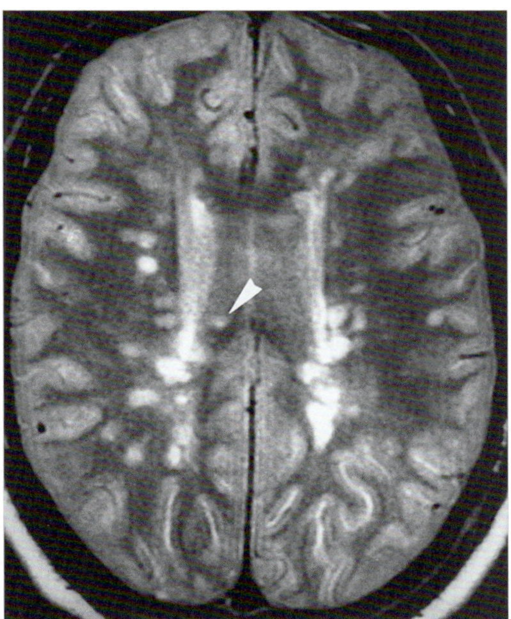

Abb. 2.7 MRT-Befund von Plaques mit Kontrastmittel (Quelle: Mattle, H, Mumenthaler, M. Neurologie. 12. Aufl. Stuttgart: Thieme; 2008)

2.5.5 Computertomografie

Die Computertomografie (CT) ist bei der MS-Diagnostik und Verlaufsdokumentation inzwischen vollständig durch die MRT ersetzt worden.

2.6 Verlaufsformen und Prognose

Man unterscheidet folgende Verlaufsformen der MS:

1. klinisch isoliertes Syndrom (CIS – Clinical Isolated Symptom)
2. schubförmig-remittierende MS (RRMS – Relapsing Remitting MS)
3. sekundär chronisch progrediente MS (SPMS – Secondary Progressive MS)
4. primär chronisch progrediente MS (PPMS – Primary Progressive MS)

2.6.1 Klinisch isoliertes Syndrom

Beim klinisch isolierten Syndrom (CIS) handelt es sich um eine neurologische Funktionsstörung, die sich auf eine Schädigung eines umschriebenen Ortes im Zentralnervensystem zurückführen lässt. Die Symptomatik tritt dabei im Sinne eines Schubes auf.

Bei Auftreten dieser erstmaligen typischen klinischen Symptomatik, die von ihrer Präsentation auf ein demyelinisierendes Ereignis deutet, fehlen aber die klassischen Kriterien der zeitlichen Dissemination, die für eine MS typisch sind (Miller et al. 2005). Deshalb wird eine Symptomatik, die nicht disemminiert, als CIS und nicht als MS bezeichnet. Das CIS kann eventuell als Vorstufe einer MS gesehen werden, bei der aber noch nicht klar ist, ob es zu weiteren Symptomen und damit zum Vollbild einer MS kommt. Allerdings konnten Kantarci und Kollegen zeigen, dass Patienten mit CIS genauso häufig eine primär progedienten MS entwickeln wie Patienten mit einer diagnostiziert MS (Kantarci et al. 2016).

2.6.2 Schubförmig-remittierende MS

Zu Beginn der Erkrankung ist die schubförmig-remittierende Verlaufsform (Relapsing Remitting MS, RRMS) dominierend (ca. 90 %). Dies bedeutet, dass immer wieder Schübe auftreten können. Die mit den Schüben auftretenden Symptome können sich aber (mehr oder weniger) zurückbilden. Zwischen den Schüben ist keine Krankheitsprogression vorhanden. Nach 15 bis 20 Jahren Krankheitsdauer gehen etwa 30 bis 40 % der Patienten in den sekundär-progredienten Verlauf über; nach mehr als 20 Jahren Krankheitsdauer beträgt die Häufigkeit dieser Verlaufsform 90 % (Trojano et al. 2003) (▶ Abb. 2.8).

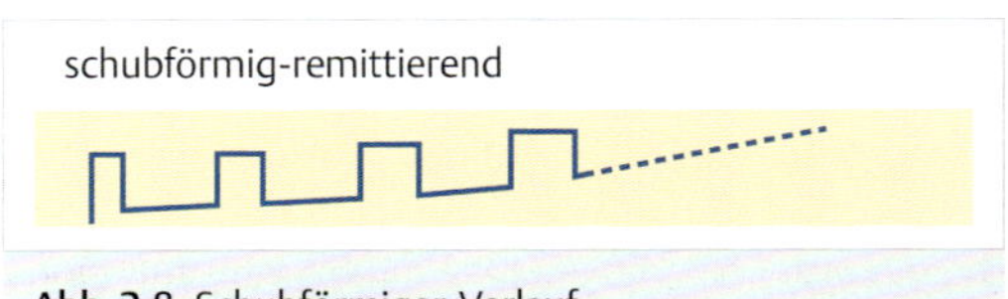

Abb. 2.8 Schubförmiger Verlauf.

Unbehandelt ist mit einer Schubrate von 1,8 Schübe im Jahr zu rechnen (Tremlett et al. 2008).

Akuter Schub

Von einem Schub spricht man, wenn neue Symptome oder eine Reaktivierung bereits zuvor aufgetretener klinischer Ausfälle und Symptome auftreten, die subjektiv berichtet oder durch die Untersuchung objektiviert werden können (Hoffmann 2015).

Die Symptome müssen:

- mindestens 24 Stunden anhalten,
- mit einem Zeitintervall von = 30 Tagen zum Beginn vorausgegangener Schübe auftreten und
- nicht durch Änderungen der Körpertemperatur (Uhthoff-Phänomen) oder im Rahmen von Infektionen (Fieber verursacht genauso Uhthoff) erklärbar sein.

Therapeuten können den Patienten dabei unterstützen, zu verifizieren, ob es sich um einen Schub handelt oder nicht, bzw. die Entscheidung zu treffen, ob er zur Abklärung zum Arzt geht. Dabei darf nicht zu lange gewartet werden, da im Schub die Behandlung der Wahl hochdosiertes Kortison ist (1000 mg intravenös über 3–5 Tage) (Kesselring, Fierz 2005).

Durch die Kortisonbehandlung verspricht man sich vor allem eine verkürzte Schubdauer und eine Eindämmung der Schwere des Schubes. Denn je kürzer ein Schub ist, desto geringer sind oftmals die neurologischen Defizite, die während eines Schubs auftreten. Geringere neurologische Ausfälle bedeuten kleinere Plaques und dadurch auch eine schnellere und bessere Remyelinisierung. So können sich die Symptome schneller zurückbilden und weitere klinische Verschlechterungen verhindert werden. Diese Chance besteht jedoch nur zu Beginn eines Schubes. Wenn die Entzündung noch nicht voll ausgereift ist, kann die entzündungshemmende Wirkung des Kortisons diese abschwächen und damit den Schub verkürzen.

▶ **Gibt es schubauslösende Faktoren?.** Als auslösende Faktoren werden am häufigsten Stress, Infektionen und psychische Belastungssituationen genannt.

Die Ansicht, dass körperliche Überanstrengung zu einem Schub führen kann, führt bei vielen Patienten zu vermehrter Passivität. Dadurch werden die vielen positiven Effekte von Bewegung und Aktivität nicht genutzt. Auch viele Therapeuten meiden oft eine anstrengende, effektive Behandlung aus Angst, einen Schub auszulösen.

Merke

Anstrengung, auch Überanstrengung, führt *nicht* zu einem Schub (Lamprecht, Dettmers 2013).

Der Zusammenhang zwischen Dosis und Wirkung der therapeutischen Intervention erfordert jedoch eine intensive Dosis an der Leistungsgrenze über einen längeren Zeitraum, z. B. 3–4 Wochen, bevor Verbesserungen zu erkennen sind.

Remission

Das Ende eines Schubes ist oft schwieriger zu bestimmen als der Anfang. Deshalb ist es auch sehr schwer, die Dauer eines Schubes festzustellen. Von einer vollständigen Remission spricht man nur, wenn sich alle im Schub beobachteten Symptome vollständig zurückgebildet haben.

Die Mehrzahl der Schübe bilden sich innerhalb von 4–8 Wochen zurück (85 %), Symptome die länger als 6 Monate bestehen, bilden sich nur noch in 10 % der Fälle zurück (Kesselring, Fierz 2005).

Die Prognose über die Rückbildung der Symptome ist davon abhängig, wie schnell sich ein Symptom entwickelt, vom Schweregrad der Symptomatik und davon, welches Symptom sich zeigt (Kesselring, Fierz 2005).

Definition

Remission

Unter einer Remission versteht man die Besserung der neurologischen Ausfälle.

Praxis

Checkliste: Was ist für eine Remission typisch (Kesselring, Fierz 2005)?

- Entwickelt sich eine Symptomatik sehr schnell, also z. B. innerhalb von 24 Stunden, kann bei 70 % mit einer vollständigen Remission gerechnet werden.
- Symptome, die 2 Monate bestehen, entwickeln sich zu 85 % zurück.
- Nach 3 Monaten entwickeln sie sich nur noch zu 30 % zurück.
- Nach 6 Monaten entwickeln sich die Symptome nur noch zu 10 % zurück.
- Nach 2 Jahren kann nicht mehr mit einer Rückbildung von Symptomen gerechnet werden.
- Patienten mit schweren, kurz dauernden Ausfällen erholen sich meistens vollständig (95 %).
- Patienten mit weniger schweren Ausfällen von gleicher Dauer erholen sich nur zu 40 %.
- Auch bei längerer Dauer erholen sich Patienten mit schweren Ausfällen besser (29 %), als Patienten mit leichteren (12 %). Jedoch kann für einen Patienten eine geringe Restsymptomatik von schweren Ausfällen behindernder sein als eine bleibende geringe Symptomatik.
- Symptome, die auf kleine Herde zurückzuführen sind (z. B. Sehnerventzündung, Doppelbilder, Schwindel) bilden sich besser zurück.
- Kleinhirnausfälle (z. B. Ataxien) zeigen eine schlechtere Remissionstendenz.
- Sensibilitätsstörungen bleiben oft bestehen, behindern den Patienten im Alltag jedoch kaum.

Solange die markscheidenbildenden Zellen (Oligodendrogliazellen) nicht vollständig zerstört sind und wenn keine schweren Vorschädigungen vorliegen (Vernarbungen, Plaques, black holes), kann Myelin wieder aufgebaut werden. Dies geschieht jedoch sehr langsam und kann zurzeit nur indirekt von außen unterstützt werden, z. B. durch frühzeitige Kortisongabe, damit die Plaques „klein" bleiben. Zurzeit wird ein neuer Ansatz in Studien untersucht, der zu eine Regeneration von Myelin und protektive Effekte bei demyelisierenden und neurodegenerative Erkrankungen führen soll. Dabei handelt es sich um den humanen Anti-LINGO-1-Antikörper BIIB033 (Mi et al. 2013).

2.6.3 Sekundär chronisch-progrediente MS

Im Laufe der Erkrankung wechselt der Verlauf häufig von schubförmig zu sekundär progredient (Secondary Progressive MS, SPMS) (▸ Abb. 2.9). „Progredient" bedeutet eine schleichende Verschlechterung ohne akute Schübe.

Fog und Linnemann beschrieben schon 1970, dass der Krankheitsprozess der MS immer chronisch-progredient verläuft und dass die „Schübe nur die Spitzen des Eisberges" (Fog, Linnemann 1970, S. 1) darstellen.

Nach Fog, Linnemann (1970) gibt es keine verschiedenen Krankheitsverläufe, sondern vor allem 3 Krankheitsstadien, die die Patienten nacheinander durchlaufen. Der Beginn ist immer schubförmig, später kommt eine chronische Progredienz hinzu. Im 3. Stadium laufen keine Schübe mehr ab, es ist durch die schleichende Verschlechterung (= Progredienz) gekennzeichnet. Die Tatsache, dass manchmal erst das chronisch-progrediente Stadium klinisch manifest wird, erklären die Autoren so, dass frühere Schübe klinisch stumm bleiben oder nicht als solche erkannt werden (Fog, Linnemann 1970). Diese Interpretation könnte erklären, warum Patienten mit einem primär-chronischen Beginn ein höheres Erkrankungsalter zeigen.

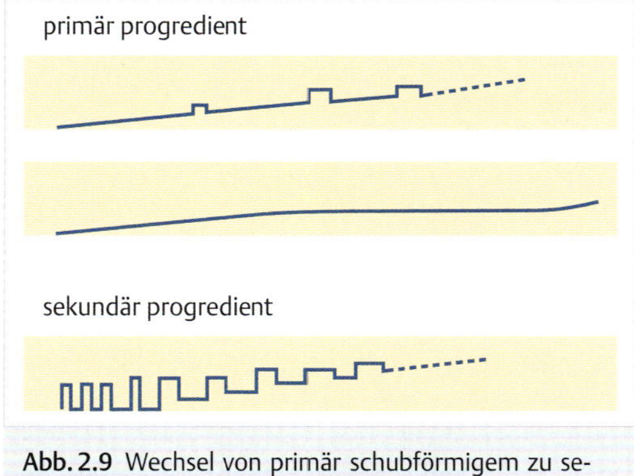

Abb. 2.9 Wechsel von primär schubförmigem zu sekundär progressivem Krankheitsverlauf.

2.6.4 Primär chronisch-progrediente MS

Der primär progrediente Verlauf (PPMS) ist seltener (ca. 10–15 %), d. h. die Patienten haben von Anfang an keine Schübe. Bei der PPMS sind Männer etwa gleich häufig wie Frauen betroffen. Diese Verlaufsform beginnt typischerweise in der 4. oder 5. Lebensdekade. Es entwickelt sich dann häufig eine über Jahre zunehmende spastische Gangstörung, seltener auch ein progredientes zerebelläres Syndrom. Die PPMS zeichnet sich durch deutlich weniger entzündliche Veränderungen in der kranialen MRT aus (Miller, Leary 2007).

2.6.5 Benigne Verläufe

Benigne Verläufe sind Erkrankungen, die pathologisch-anatomisch gesichert sind, ohne dass nach Jahren oder Jahrzehnten eine wesentliche Behinderung eintritt.

Die Anzahl benigner Verläufe steigt aufgrund der verbesserten und früheren Diagnosestellung (Hawkins, McDonnell 1999). 20 % der Patienten mit klinisch diagnostizierter MS haben einen benignen Verlauf (Mackay, Roland 1967). Im Gespräch mit dem Patienten sollte deutlich gemacht werden, dass die Diagnose „MS" nicht zwangsläufig „Rollstuhl" bedeutet. Leider kann es jedoch nach vielen Jahren und Jahrzehnten eines benignen Verlaufes auch zu einer Progression kommen (Hawkins, McDonnell 1999).

2.6.6 Juvenile Multiple Sklerose

Bei 4–5 % aller MS-Fälle sind Kinder oder Jugendliche betroffen. 80 % dieser Fälle betrifft Patienten zwischen 10 und 15 Jahren. Die ersten Symptome können bereits im Kleinkindesalter auftreten. Je jünger das Kind ist, desto größer scheint die Variabilität der klinischen Präsentation zu sein. Die paraklinischen Befunde können sehr unterschiedlich sein und desto größer wird das Spektrum der Differenzialdiagnosen (Reinhardt et al. 2014, Renoux et al. 2007).

Die Symptome beim ersten Schub sind häufig polifokal. Motorische Störungen, Ataxie, Sphinkterstörungen und kognitive Probleme können vorhanden sein. Bei Jugendlichen sind eher monosymptomatische Schübe im Vordergrund wie Optikusneuritis, Parästhesien und Paresen (Huppke et al. 2014).

Zur Therapie der MS bei Kindern und Jugendlichen gibt es keine Ergebnisse aus Studien. Deshalb orientiert sich die Therapie an den Vorgaben für die Behandlung von erwachsenen MS-Patienten.

2.6.7 Maligne Verläufe

Maligne Verläufe sind seltene Verlaufsformen der MS, die in den ersten 5 Jahren nach Erkrankungsbeginn zum Tod führen. Nach McAlpine et al. (1972) betrifft dies nicht mehr als 5 % der Patienten mit MS. Bei 10 % der Fälle können sich schwere Behinderungen entwickeln (Confavreux et al. 1980).

Maligne Verläufe sind oft von Beginn an rasch progredient oder führen in Schüben zu schweren neurologischen Ausfällen, besonders im Bereich des Kleinhirns und der Pyramidenbahn. Diese neurologischen Defizite bilden sich häufig kaum zurück. Eine ungünstige Prognose haben Patienten, bei denen gleich zu Beginn der Erkrankung dominante, zerebelläre Symptome auftreten (Nunes et al. 2015).

2.6.8 Lebenserwartung

Die Lebenserwartung ist gegenüber der Allgemeinbevölkerung um 5–10 Jahre verkürzt. Es kann mit einer durchschnittlichen Krankheitsdauer von 20–45 Jahren gerechnet werden (Ragonese et al. 2008).

Todesursache

Patienten mit MS sterben fast nie an der Erkrankung selbst, sondern mehr als die Hälfte der Betroffenen aufgrund von Komplikationen wie Bronchopneumonie durch Aspirationen, Blasenentzündung oder Sepsis (Kesselring, Fierz 2005).

Therapeuten sind auch hier gefordert, mit einer entsprechenden Therapie, Komplikationen zu vermeiden bzw. vorzubeugen. Durch eine frühzeitige Behandlung kann dafür gesorgt werden, dass die Behinderungen und die damit verbundenen Komplikationen so lange wie möglich hinausgezögert, reduziert oder sogar vermieden werden.

Praxis

Checkliste: Prognostische Indikatoren (Kesselring, Fierz 2005)

Für einen günstigeren Verlauf sprechen (mit abnehmender Aussagekraft):

- Gehfähigkeit! (Dies bedeutet für Therapeuten, die Gehfähigkeit mit allen Mitteln zu erhalten und zu trainieren: Jeder Schritt zählt!)
- minimale pyramidale und zerebelläre Ausfälle in den ersten 5 Krankheitsjahren
- rasche Rückbildung der Initialsymptome
- Alter zu Beginn unter 35 Jahren
- monosymptomatischer Beginn
- rasches Auftreten der Initialsymptome
- kurze Dauer des letzten Schubes
- Fehlen von zerebellären Ausfällen zu Beginn der Erkrankung

2.7 Symptome

Die Häufigkeit der Symptome zu Beginn der Erkrankung differiert im Vergleich zur Häufigkeit der Symptome im Verlauf der MS.

2.7.1 Symptome zu Beginn der Erkrankung

Nach Bauer (1989) treten zu Beginn der Erkrankung am häufigsten Paresen auf, dicht gefolgt von Sensibilitätsstörungen und Sehstörungen (► Tab. 2.1).

Anderen Quellen zufolge sind beim schubförmig-remittierenden Verlauf Seh- und Sensibilitätsstörungen am häufigsten, beim chronisch-progredienten Verlauf sind es Paresen (Kesselring, Fierz 2005).

Merke

Häufigstes Symptom zu Beginn der Erkrankung sind Paresen bzw. Schwächen. Deshalb sollte gezielt trainiert werden, um diese Symptome zu verbessern.

Tab. 2.1 Häufigkeit der Symptome bei Erstauftreten und im Gesamtverlauf.

Störung	Bei Erstauftreten (%)	Im Gesamtverlauf (%)
Sensomotorik		
Paresen	43	88
Spastik	19	85
Sensibilität	41	87
Koordination (Hirnstamm, Zerebellum)	23	82
Visus (Tractus opticus)	36	66
Augenmotilität	13	34
Vegetative Regulation (Miktion, Defäkation, Sexualfunktion)	10	63
N. trigeminus, N. facialis	7	23
Intellekt und Psyche	4	39

2.7.2 Symptome im Gesamtverlauf

Auch im Gesamtverlauf werden als Symptome am häufigsten Paresen genannt (▶ Tab. 2.1). Deshalb muss bei der motorischen Therapie die Behandlung von Paresen im Vordergrund stehen. Die häufigen Blasenstörungen sollten ebenso beachten werden. Hier müssen Therapeuten den Patienten an neurourologische Zentren weiterempfehlen, da neurogene Blasenstörungen gezielt therapierbar sind. Jedoch sollten wir Therapeuten nicht den Fehler machen und Blasenstörungen ähnlich zu therapieren wie eine Beckenbodenschwäche, denn neurogenen Blasenstörungen liegt eine völlig andere Pathophysiologie zugrunde.

2.8 Therapie

2.8.1 Motorische Therapie

Übungsinduzierte Plastizität und Dosis-Wirkungs-Prinzip

Sind Verbesserungen der Motorik bei MS möglich? Diese Frage kann eindeutig mit „ja" beantwortet werden. Denn durch gezieltes und systematisches motorisches Training können verlorengegangene Fähigkeiten wiedererlangt und motorische Funktionen verbessert werden.

In folgenden Bereichen konnten Verbesserungen der MS durch eine motorische Therapie nachgewiesen werden:

- Behinderung wurde vermindert (Solari et al. 1999)
- positive Effekte durch interdisziplinäre Rehabilitation (Freeman et al. 1997)
- Verbesserung der Plastizität und Neurorehabilitation (Rasova et al. 2005, Beer et al 2012, Khan et al. 2011)
- Verbesserung des Gehens, der Kraft, der Ausdauer und des Gleichgewichtes
- positive Beeinflussung von Fatigue:
  - durch aerobes Training (Petajan et al. 1996, Di Fabio et al. 1998, Mostert, Kesselring 2002, Romberg et al. 2005)
  - durch sportliche Betätigung (Oken et al. 2004)
  - MS-Patienten, die physisch aktiv waren, litten weniger unter Depressionen und Müdigkeit und hatten ein besseres soziales Umfeld und Selbstvertrauen (Motl et al. 2009)

2.8.2 Medikamentöse Therapie

Warum ist für Therapeuten, die MS-Patienten motorisch behandeln, auch Wissen über die medikamentöse Behandlung von MS-Patienten wichtig? Die Praxis zeigt, dass sich viele Fragen der Patienten, die sie an den Therapeuten richten, auf die medikamentöse Therapie abzielen. Wenn Therapeuten auch hierüber entsprechend informieren können, können sie die Patienten oft der Sinnhaftigkeit einer solchen Therapie überzeugen, sodass diese eine bessere Compliance gegenüber der Therapie zeigen. Deshalb ist es gerade auch für uns Therapeuten wichtig, über grundlegende Kenntnisse über die medikamentöse Therapie zu verfügen.

2.8.3 Therapieformen

Generell unterscheidet man die Therapie des akuten Schubes, die verlaufsmodifizierende Therapie sowie die symptomatische Therapie.

Auf die symptomatische Therapie wird im jeweiligen Kapitel eingegangen (Kap. 5).

Schubtherapie

Bei einem akuten Schub wird eine hochdosierte *Kortison-Stoß-Therapie* empfohlen: als Infusion mit einer Dosierung von 1000 mg (Methylprednisolon = MP) an 3 aufeinander folgenden Tagen. Bei schweren Symptomen kann die Therapiedauer auf 5 Tage verlängert werden. Wenn sich die Symptome nach 14 Tagen noch nicht ausreichend zurückgebildet haben, kann die Therapie wiederholt werden, und zwar über 5 Tage mit einer Dosierung von 2000 mg MP. Die Wirkung einer Kortison-Stoß-Therapie – rasche Rückbildung der Symptome – konnte eindeutig belegt werden. Es gibt allerdings keine ausreichenden Nachweise für einen langfristigen Einfluss auf die funktionelle Beeinträchtigung (Beck 1995).

Wenn sich danach die Symptome immer noch nicht verbessert haben, kann in besonders schweren Fällen eine *Plasmapherese* durchgeführt werden (Schilling et al. 2006). Die Plasmapherese wird normalerweise stationär in einer MS-Klinik über 10 Tage durchgeführt. Eine weitere Therapieoption ist die *selektive Immunadsorption* (IA) (Mauch et al. 2011).

Verlaufsmodifizierende Therapie

Ziel der medikamentösen Therapie (▸ Tab. 2.2) bei MS ist es, bei den im Verlauf Patienten keine Krankheitsaktivität mehr nachweisen zu können (NEDA – No evidence of disease activity). Dies kann schon in frühen Krankheitsstadien erreicht werden.

Deshalb sollte möglichst früh nachdem eine MS-Diagnose gestellt wurde, mit der medikamentösen Therapie begonnen werden. Die Therapie wird im Verlauf engmaschig (halbjährig) durch eine MRT-Untersuchung kontrolliert. Dies ist vor allem auch deshalb notwendig, da die Betroffenen oft stille Schübe durchmachen und eine Summation der Schädigungen erst später zu einer klinischen Manifestation führt. Dann ist der Krankheitsverlauf meist schon chronisch progredient und medikamentös nicht mehr gut zu therapieren. So möchte man heute, auch durch die frühe Diagnostik, MS frühzeitig und effektiv therapieren. Man kann dies mit einem Eisberg vergleichen, bei dem man nur die Spitze sieht, nicht aber den Teil, der sich unter Wasser befindet. Auf den Patienten übertragen, bedeutet dies, dass er Schädigungen unter der Oberfläche ggf. nicht bemerkt.

Tab. 2.2 Medikamentöse Behandlung der MS (www.dmsg.de, Stand: 08.01.2018).

Form der MS	Medikament der 1. Wahl	Medikament der 2. Wahl
CIS	• Glatimer-azetat • Interferon-β1a • Interferon-β1b	
RRMS		
• milde/ moderate MS	• Fumarsäure • Glatimer-azetat • Interferon-β1a • Interferon-β1b • Teriflumonid	• Azathioprin • i. v. Immun-globuline
• hochaktive MS	• Alemtuzumab • Daclizumab • Fingolimod • Natalizumab	• Mitoxantron • (Cyclophos-phamid)
SPMS mit aufgesetzten Schüben	• Interferon-β1a • Interferon-β1b • Mitoxantron • (Cyclophos-phamid)	• Mitoxantron • (Cyclophos-phamid)

Merke

Es sollte möglichst früh mit der medikamentösen Therapie begonnen und diese im Verlauf engmaschig kontrolliert werden, damit auch stille Schübe der Patienten erkannt werden können.

Die neuen Medikamente sind hoch effektiv, jedoch wirken sie primär gegen das Schubgeschehen. So sollten sie auch früh im schubförmigen Verlauf (RRMS) angewandt werden. Gibt es keine weiteren Plaques und wird engmaschig mit MRT-Untersuchungen kontrolliert, kann auch gegebenenfalls abgewartet werden.

Zusammenfassung

Ursachen und Epidemiologie

- HLA-System: Man geht davon aus, dass es sich bei der MS um eine Autoimmunerkrankung handelt.
- genetische Faktoren: Eine erbliche Disposition besteht (familiäre Häufung und ethische Zugehörigkeit).
- Umwelteinflüsse: Zu viel Hygiene? Zunahme der Erkrankung, je weiter die Person weg vom Äquator lebt
- Geschlecht: Frauen sind häufiger betroffen als Männer (2:1 oder 3:1).
- Alter: Der Beginn der Erkrankung liegt zwischen dem 25. und 35. Lebensjahr.
- medikamentöse Therapie: Eine Langzeittherapie mit immunsuppressiven Methoden und Immunmodulatoren mit immunsuppressiver Wirkung erzielte bisher die besten Erfolge. Im Schub sollte möglichst frühzeitig (3.–5. Tag) mit hochdosiertem (1000 mg) Kortison über 5 Tage therapiert werden.

2.9 Literatur

Alotaibi S, Kennedy J, Tellier R et al. Epstein-Barr virus in pediatric multiple sclerosis. JAMA 2004; 291: 1875–1879

Alter M, Kahana K, Zilber N et al. Multiple sclerosis frequency in Israel's diverse populations. Neurology 2006; 66: 1061–1066

Aminzadeh KK, Etminan M. Dental amalgam and multiple sclerosis. A systematic review and meta-analysis. J Public Health Dent 2007; 67: 64–66

Ascherio A, Munger KL, Simon KC. Vitamin D and multiple sclerosis. Lancet Neurol 2010; 9: 599–612

Ascherio A. Environmental factors in multiple sclerosis. Expert Rev Neurother 2013; 13: 3–9

Bauer HJ. Medizinische Rehabilitation und Nachsorge bei Multipler Sklerose. Klinische Grundlagen, krankheitsrelevante Daten, Verlauf und Hilfsmaßnahmen. Stuttgart: Fischer; 1989

Baumhackl U, Hrsg. Multiple Sklerose. Prävalenz & Therapie im 12-Jahres-Vergleich in Österreich. Wien: Facultas WUV; 2014

Beck RW. The optic neuritis treatment trial. Three-year follow-up results. Arch Ophthalmol 1995; 113: 136–137

Beer S, Kesselring J. High prevalence of multiple sclerosis in Switzerland. Neuroepidemiology 1994; 13: 14–18

Beer S, Khan F, Kesselring J. Rehabilitation interventions in multiple sclerosis. An overview. J Neurol 2012; 259: 1994–2008

Confavreux C, Aimard G, Devic M. Course and prognosis of multiple sclerosis assessed by the computerized data processing of 349 patients. Brain 1980; 103: 281–300

Cotton F, Weiner HL, Jolesz FA et al. MRI contrast uptake in new lesions in relapsing-remitting MS followed at weekly intervals. Neurology 2003; 60: 640–646

Cristiano E, Rojas J, Romano M et al. The epidemiology of multiple sclerosis in Latin America and the Caribbean. A systematic review. Mult Scler 2013; 19: 844–854

Deutch B, Dyerberg J, Pedersen HS et al. Traditional and modern Greenlandic food – dietary composition, nutrients and contaminants. Sci Total Environ 2007; 384: 106–119

Di Fabio RP, Soderberg J, Choi T et al., Extended outpatient rehabilitation. Its influence on symptom frequency, fatigue, and functional status for persons with progressive multiple sclerosis. Arch Phys Med Rehabil 1998; 79: 141–146

Flachenecker P, Zettl UK. Epidemiologie. In: Schmidt RM, Köhler W, Hoffmann F et al. Multiple Sklerose. 6. Aufl. München: Urban & Fischer; 2015

Freeman JA, Langdon DW, Hobart JC et al. The impact of inpatient rehabilitation on progressive multiple sclerosis. Ann Neurol 1997; 42: 236–244

Fog T, Linnemann F. The Course of multiple sclerosis in 73 cases with computer-designed curves. Acta Neurol Scand Suppl 1970; 47: 3–175

Funke AD, Lilienfein T, Grüger A. VEP-Latenzen und Amplituden bei Patienten mit Multipler Sklerose, nicht entzündlichen ZNS-Erkrankungen und bei Gesunden. Prädiktive Werte für die Diagnosestellung. Klin Neurophysiol 2011; 42: 358

Grehl H, Reinhardt F, Erbguth F. Checkliste Neurologie. Stuttgart: Thieme; 2005

Hardt C, Hoffmann FA. Genetik und Umweltfaktoren. In: Schmidt RM, Köhler W, Hoffmann F et al. Multiple Sklerose. 6. Aufl. München: Urban & Fischer; 2015

Hawkes CH. Smoking is a risk factor for multiple sclerosis. A meta-analysis. Mult Scler 2007; 13: 610–615

Hawkins SA, McDonnell GV. Benign multiple sclerosis? Clinical course, long term follow up, and assessment of prognostic factors. J Neurol Neurosurg Psychiatry 1999; 67: 148–152

Hedström AK, Alfredsson L, Lundkvist RM et al. Smokers run increased risk of developing anti-natalizumab antibodies. Mult Scler 2014a; 20: 1081–1085

Hedström AK, Ryner M, Fink K et al., Smoking and risk of treatment-induced neutralizing antibodies to interferon β-1a. Mult Scler 2014b; 20: 445–450

Hein T, Hopfenmüller W. Hochrechnung der Zahl an Multiple Sklerose erkrankten Patienten in Deutschland. Nervenarzt 2000; 7: 288–294

Hohlfeld R. Biotechnological agents for the immunotherapy of multiple sclerosis. Principles, problems and perspectives. Brain 1997; 120: 865–916

Hoffmann F. Therapie des akuten Schubs. In: Schmidt RM, Köhler W, Hoffmann F, Faiss JH. Multiple Sklerose. 6. Aufl. Urban & Fischer; 2015

Huppke B, Ellenberger D, Rosewich H et al. Clinical presentation of pediatric multiple sclerosis before puberty. Eur J Neurol 2014; 21: 441–446

Kantarci OH, Lebrun C, Siva A et al., Primary Progressive Multiple Sclerosis Evolving From Radiologically Isolated Syndrome. Ann Neurol 2016; 79: 288–294

Kappos L, D'Souza M, Lechner-Scott J et al. On the origin of Neurostatus. Mult Scler Relat Disord 2015; 4: 182–185

Kesselring J, Fierz W. Multiple Sklerose. 4., überarb. und erw. Aufl. Stuttgart: Kohlhammer; 2005

Khan F, Amatya B, Turner-Stokes L. Symptomatic therapy and rehabilitation in primary progressive multiple sclerosis. Neurol Res Int 2011; 2011: 740505

Koehler J. Antworten auf Ihre wichtigsten zugesandten Fragen. DMSG – Fachtagung, München, 09. Juli 2011. Im Internet: https://issuu.com/84ghz/docs/2011-07-09_vortrag_j-koehler_dmsg-fachtagung; Stand 20.06.2018

Krogias C, Tsivgoulis G, Grond M et al. Übersicht und Analyse internationaler Fall-Kontroll-Studien zu „Chronischen zerebrospinalen venösen Insuffizienz" (CCSVI) und Multipler Sklerose. Akt Neurol 2013; 40: 445–451

Lamprecht S, Dettmers C. Sport bei schwer betroffenen Patienten mit Multipler Sklerose. Neurol Rehabil 2013; 19: 244–246

Losseff NA, Webb SL, O'Riordan JI et al. Spinal cord atrophy and disability in multiple sclerosis. A new reproducible and sensitive MRI method with potential to monitor disease progression. Brain 1996; 119: 701–708

Mackay, Roland P. Forms of Benign Multiple Sclerosis. Arch Neurol 1967; 17: 588

Mauch E, Zwanzger J, Hettich R et al. Immunadsorption bei steroidrefraktärem Schub der Multiplen Sklerose. Klinische Erfahrungen bei 14 Patienten. Nervenarzt 2011; 82: 1590–1595

McAlpine D, Lumsden CE, Acheson ED. Multiple sclerosis. A reappraisal. Edinburgh, London, New York: Churchill Livingstone; 1972

Mi S, Pepinsky BR, Cadavid D. Blocking LINGO-1 as a therapy to promote CNS repair. From concept to the clinic. CNS Drugs 2013; 27: 493–503

Mikaeloff Y, Caridade G, Tardieu M et al., Parental smoking at home and the risk of childhood-onset multiple sclerosis in children. Brain 2007; 130: 2589–2595

Miller D, Barkhof F, Montalban X et al., Clinically isolated syndromes suggestive of multiple sclerosis, part I. Natural history, pathogenesis, diagnosis, and prognosis. Lancet Neurol 2005; 4: 281–288

Miller DH, Leary SM. Primary-progressive multiple sclerosis. Lancet Neurol 2007; 6: 903–912

Mostert S, Kesselring J. Effects of a short-term exercise training program on aerobic fitness, fatigue, health perception and activity level of subjects with multiple sclerosis. Mult Scler 2002; 8: 161–168

Motl RW, McAuley E, Snook EN. Physical activity and multiple sclerosis. A meta-analysis. Mult Scler 2005; 11: 459–463

Nielsen NM, Munger KL, Koch-Henriksen N et al. Neonatal vitamin D status and risk of multiple sclerosis. A population-based case-control study. Neurology 2017; 88: 44–51

Nunes JC, Radbruch H, Walz R et al. The most fulminant course of the Marburg variant of multiple sclerosis-autopsy findings. Mult Scler 2015; 21: 485–487

Oken BS, Kishiyama S, Zajdel D et al., Randomized controlled trial of yoga and exercise in multiple sclerosis. Neurology 2004; 62: 2058–2064.

Patsopoulos NA, Barcellos LF, Hintzen RQ et al. Fine-mapping the genetic association of the major histocompatibility complex in multiple sclerosis. HLA and non-HLA effects. PLoS Genet 2013; 9: e1003926

Petajan JH, Gappmaier E, White AT et al. Impact of aerobic training on fitness and quality of life in multiple sclerosis. Ann Neurol 1996; 39: 432–441

Petersen G, Wittmann R, Arndt V et al. Epidemiologie der Multiplen Sklerose in Deutschland. Regionale Unterschiede und Versorgungsstruktur in Abrechnungsdaten der gesetzlichen Krankenversicherung. Nervenarzt 2014; 85: 990–998

Polman CH, Reingold SC, Banwell B et al., Diagnostic criteria for multiple sclerosis. 2010 revisions to the McDonald criteria. Ann Neurol 2011; 69: 292–302

Ponsonby A-L, van der Mei I, Dwyer T et al., Exposure to infant siblings during early life and risk of multiple sclerosis. JAMA 2005; 293: 463–469

Prineas JW, Barnard RO, Kwon EE et al. Multiple sclerosis. Remyelination of nascent lesions. Ann Neurol 1993; 33: 137–151

Putnam TJ. Vascular Architecture of the Lesions of Multiple Sclerosis. Arch NeurPsych 1937; 38: 1

Ragonese P, Aridon P, Salemi G et al., Mortality in multiple sclerosis. A review. Eur J Neurol 2008; 15: 123–127

Rasova K, Krasensky J, Havrdova E et al. Is it possible to actively and purposely make use of plasticity and adaptability in the neurorehabilitation treatment of multiple sclerosis patients? A pilot project. Clin Rehabil 2005; 19: 170–181

Reinhardt K, Weiss S, Rosenbauer J et al. Multiple sclerosis in children and adolescents. Incidence and clinical picture – new insights from the nationwide German surveillance (2009–2011). Eur J Neurol 2014; 21: 654–659

Renoux C, Vukusic S, Mikaeloff Y et al., Natural history of multiple sclerosis with childhood onset. NEJM 2007; 356: 2603–2613

Rohkamm R, Manfred G. Taschenatlas Neurologie. 3., vollst. überarb. Aufl. Stuttgart: Thieme; 2009

Romberg A, Virtanen A, Ruutiainen J. Long-term exercise improves functional impairment but not quality of life in multiple sclerosis. J Neurol 2005; 252: 839–845

Sandberg L, Biström M, Salzer J et al. Vitamin D and axonal injury in multiple sclerosis. Mult Scler 2016; 22: 1027–1031

Scarisbrick IA, Rodriguez M. Hit-Hit and hit-Run. Viruses in the playing field of multiple sclerosis. Curr Neurol Neurosci Rep 2003; 3: 265–271

Schilling S, Linker RA, König FB et al. Plasmaaustausch bei steroidresistenten Multiple-Sklerose-Schüben. Klinische Erfahrungen an 16 Patienten. Der Nervenarzt 2006; 77: 430–438

Schmidt RM, Köhler W, Hoffmann F et al. Multiple Sklerose. Urban & Fischer; 2015

Simka M. Blood brain barrier compromise with endothelial inflammation may lead to autoimmune loss of myelin during multiple sclerosis. Curr Neurovasc Res 2009; 6: 132–139

Solari A, Filippini G, Gasco P et al., Physical rehabilitation has a positive effect on disability in multiple sclerosis patients. Neurology 1999; 52: 57–62

Stöhr M, Dichgans J, Buettner UW. Evozierte Potenziale. SEP — VEP — AEP — EKP — MEP. Berlin, Heidelberg: Springer; 2005

Sundström P, Nyström L. Smoking worsens the prognosis in multiple sclerosis. Mult Scler 2008; 14: 1031–1035

Tremlett H, Yinshan Z, Devonshire V. Natural history of secondary-progressive multiple sclerosis. Mult Scler 2008; 14: 314–324

Trojano M, Paolicelli D, Bellacosa A et al. The transition from relapsing-remitting MS to irreversible disability. Clinical evaluation. Neurol Sci 2003; 24: 268–270

Tumani H, Rieckmann P. Marker des Liquor cerebrospinalis und des Blutes im Überblick. In: Schmidt RM, Köhler W, Hoffmann F, Faiss JH. Multiple Sklerose. Urban & Fischer 2015

van der Mei IAF, Ponsonby AL, Dwyer T et al. Past exposure to sun, skin phenotype, and risk of multiple sclerosis. Case-control study. BMJ 2003; 327: 316

Williamson DM, Henry JP, Schiffer R et al. Prevalence of multiple sclerosis in 19 Texas counties, 1998–2000. J Environ Health 2007; 69: 41–45

Zamboni P, Galeotti R, Menegatti E et al. Chronic cerebrospinal venous insufficiency in patients with multiple sclerosis. J Neurol Neurosurg Psychiatry 2009; 80: 392–399

Zeman AZ, Kidd D, McLean BN et al. A study of oligoclonal band negative multiple sclerosis. J Neurol Neurosurg Psychiatry 1996; 60: 27–30

Kapitel 3

Therapie bei Multipler Sklerose

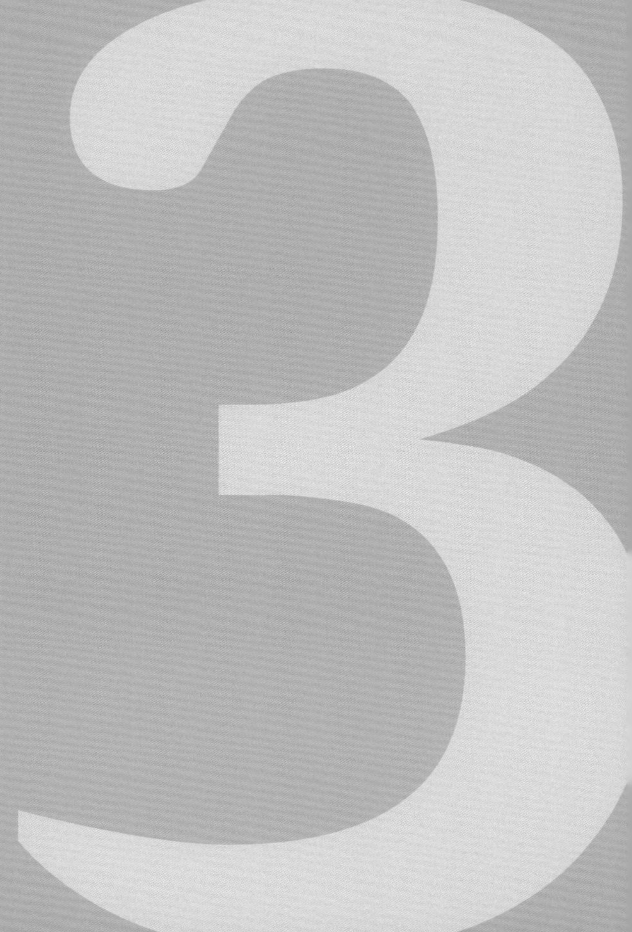

3

3 Therapie bei Multipler Sklerose

Was ist für eine effektive Therapie notwendig?
- Wissen um evidenzbasiertes Vorgehen
- Erfahrungswissen
- Formulierung des Therapieziels
- alltagsnahe Zielsetzung, die für den Patienten nachvollziehbar ist, dies erhöht auch die Therapiemotivation
- Messen

3.1 Therapieziele

Therapieziele sollten sich an der Aktivität oder noch besser an der Partizipation (Teilhabe) des Patienten orientieren. *Teilhabe* bedeutet, trotz weiterbestehender Beeinträchtigungen (wieder) an denjenigen Lebenssituationen oder Lebensbereichen teilnehmen zu können, die für einen Patienten von Bedeutung sind. Die Bestimmung von Teilhabe-Zielen bedeutet nicht, dass sie in jedem Fall umgesetzt werden müssen. Vielmehr handelt es sich bei ihnen um langfristige Lebenswünsche, die im Behandlungsverlauf eventuell modifiziert werden müssen (Fries et al. 2007).

In der Praxis werden Therapieziele mitunter jedoch weder festgelegt noch umgesetzt. Eine Arbeit von Parry (2004) analysierte 74 Therapiesituationen in der Physiotherapie. Das Ergebnis bezüglich der Zielsetzungen in der Physiotherapie war ernüchternd, da:

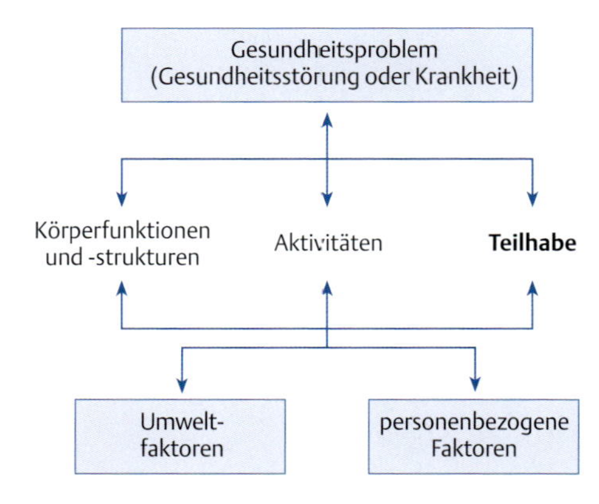

Abb. 3.1 ICF. (Quelle: Fries W, Lössl H. Wagenhäuser, S, Hrsg. Teilhaben! Stuttgart: Thieme; 2007)

- 66-mal ohne eine Zielsetzung gearbeitet wurde
- zwar 8-mal mit einer Zielsetzung vorgegangen wurde, davon wurde jedoch nur 1-mal die Zielsetzung vom Patienten vorgegeben!

3.1.1 Möglichkeiten der Zielsetzungen

Top-down

Beim Top-down-Ansatz stehen Ziele auf der Partizipationsebene im Vordergrund, also Alltagsaktivitäten, wie z. B. einkaufen gehen, Toilettentransfer, Wäsche aufhängen. Diese Ziele bestimmen die Therapieinhalte. Sollte sich bei der therapeutischen Befundung (s. auch aufgabenorientiertes Training, Kap. 3.2.2) jedoch ergeben, dass für das anvisierte Ziel z. B. die Gangausdauer fehlt und/oder Fußheber und Hüftbeuger zu schwach sind, kann auch auf Körperfunktionsebene, z. B. an der Kraft, gearbeitet werden. Jedoch steht im Mittelpunkt der Therapie stets das gezielte Arbeiten an der Gangausdauer, um das partizipative Ziel zu erreichen bzw. die Alltagsaufgabe wieder bewältigen zu können. Das Therapieziel sollte immer die Verbesserung der Partizipation und der Lebensqualität sein. Dabei ist zu überlegen, ob das Ziel auch mit Alltagshilfsmitteln erreicht werden kann. Deshalb ist das therapeutische Vorgehen immer eine Abwägung von restaurativem/wiederherstellendem Vorgehen in Verbindung mit kompensatorischem Vorgehen, um das partizipative Ziel zu erreichen (Fries et al. 2007).

Merke

Top-down
Das Ziel bestimmt die Aufgabe → „Der Weg ist das Ziel."

Bottom-up

Der Bottom-up-Ansatz war der traditionelle, im letzten Jahrhundert im Vordergrund stehende und inzwischen überholte Therapieansatz. Bei diesem Ansatz stehen Störungen der Körperfunktionen und -strukturen im Vordergrund, wobei die Therapieziele von den Therapeuten festgelegt wurden.

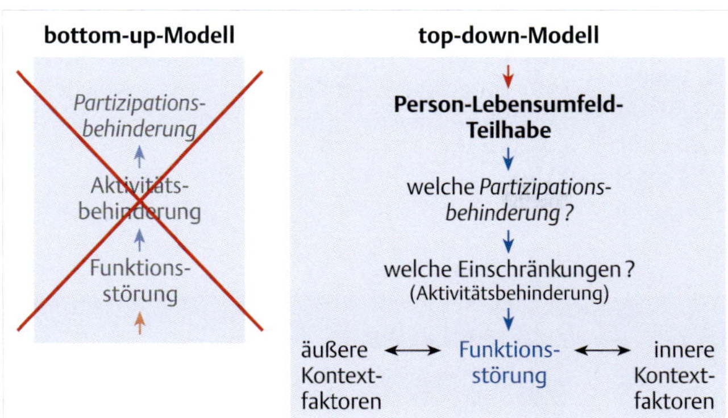

Abb. 3.2 Bottom-up- und top-down-Modell. (Quelle: Fries W, Lössl H. Wagenhäuser, S, Hrsg. Teilhaben! Stuttgart: Thieme; 2007)

Für die Bewältigung der Aufgabe wurde demnach ein hierarchisches Vorgehen zugrunde gelegt. Erst wenn der Patient die körperlichen Basisfunktionen wiedererlangt hatte, wurde der Fokus der Therapie auf Aktivitäten des täglichen Lebens gelegt. Das heißt, Partizipation und Alltagsbetätigungen standen bei diesem Therapieansatz stark im Hintergrund.

Da der Bottom-up-Ansatz den fundierten Erkenntnissen eines effektiven therapeutischen Vorgehens und den Theorien des motorischen Lernens widerspricht, ist er mittlerweile obsolet. Gehen soll primär durch Gehen geübt werden und Greifen durch Greifen. Der Bottom-up-Ansatz entbehrt nicht nur jegliche fundierte, wissenschaftliche Nachweise, sondern widerspricht ihnen sogar (Beispiel: Reduzierung der Minussymptomatik = Reduktion der Spastik durch Aktivität und *nicht* durch vorbereitendes Lockern).

3.1.2 Wichtige Alltagsziele

Nachfolgend werden die wichtigsten Alltagsziele für MS-Patienten und deren Erreichung besprochen.

Merke

Ziele in der Physiotherapie

Ziele in der Physiotherapie können beispielsweise sein:

- Steigerung der körperlichen Belastbarkeit
- Verbesserung des Transfers
- Verbesserung der Mobilität
- Selbstständigkeit im Rollstuhl
- selbstständiges Gehens innerhalb der Wohnung mit oder ohne Hilfsmittel
- Verbesserung des Gleichgewichts
- Erarbeiten eines Heimübungsprogramms
- Anpassung geeigneter Hilfsmittel, z. B. Orthese

Ziele in der Ergotherapie

Ziele in der Ergotherapie können beispielsweise sein:

- selbstständiges An- und Ausziehen
- selbstständige Körperpflege
- selbstständiges Zubereiten einer Mahlzeit
- selbstständiges Essen
- Hilfsmittelanpassung, um selbstständiges Essen, Kochen und eine selbstständige Haushaltsführung zu erreichen
- selbstständige Lebensführung im Bereich Haushalt

Gehen verbessern

Das Ziel der meisten MS-Patienten ist es, wieder schneller, weiter und sicherer gehen zu können. Betroffene äußern auf Befragung jedoch meist nur, dass sie wieder „besser" gehen möchten. Bei einer solchen allgemeinen Angabe sollte der Therapeut nachfragen, um genauere Informationen zu erhalten: Wann im Alltag das Gehen „besser" werden soll? Oft erfährt man dann sehr genau, welches alltagsnahe „Gangziel" für den Patienten im Vordergrund steht.

Fallbeispiele

Beispiel 1

Der Patient gibt an, dass er, obwohl er innenstadtnah wohnt, es trotzdem nicht schafft, in die Innenstadt zu kommen (Gehstrecke ca. 800 Meter).

Bei diesem Patienten muss Gangausdauer und zwar an der Leistungsgrenze als Intervalltraining trainiert werden. Der (kompensatorische) Ansatz wäre, dass der Patient mit einem Gehwagen und ggf. mit einer Orthese geht und sich immer wieder ausruht und hinsetzt (z. B. auf den Gehwagen). Der Trainingsansatz wäre, dass der Patient ein gezieltes Intervallgangtraining absolviert über mindestens 3–4 Wochen und zwar mindestens 3-mal wöchentlich, besser täglich. Er kann, um das Ziel zu erreichen, trotzdem Hilfsmittel bzw. Orthesen benutzen – dies widerspricht nicht dem Trainingsansatz. Oft ist es sinnvoll, den kompensatorischen Ansatz mit dem Training zu kombinieren. Es zählt, dass das partizipative Ziel erreicht wird.

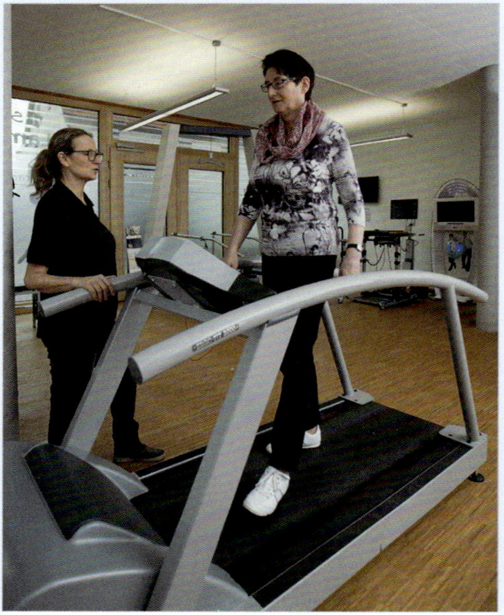

Abb. 3.3 Gehen auf dem Laufband (Foto: Sabine und Hans Lamprecht)

Beispiel 2

Der Patient gibt an, dass er nicht mit der Familie mitgeht, da er zu langsam ist und er deshalb auch viel zu lange braucht, um eine bestimmte Strecke zurück zu legen.

Hier sollte die Ganggeschwindigkeit trainiert werden. Dies kann ohne Laufband mit so viel Hilfsmitteln wie nötig trainiert werden, indem der Patient eine Strecke auf Zeit geht (also so schnell wie möglich) und immer wieder versucht, die Zeit zu verbessern. Einfacher ist jedoch das Training mit einem Laufband (▶ Abb. 3.3). Ideal ist die Verwendung eines Sicherungsgurtes, sodass man den Patienten wirklich bis an seine Leistungsgrenze (stolpern) gehen lassen kann. Das Training sollte an das Prinzip eines strukturierten geschwindigkeitsbasierten Laufbandtrainings (STT) angelehnt sein (Pohl et al. 2002).

Beispiel 3

Der Patient gibt an, dass er nach einer gewissen Zeit immer mit der Fußspitze hängen bleibt.

Der Patient sollte dann auf Hilfsmittel wie Absätze, Gleitspitze, leichte Orthesen (Foot-Up, ATX, Neurodyn etc.) oder besser noch auf die effektive Möglichkeit von FES (funktioneller Elektrostimulation, z. B. L300 GO ▶ Abb. 3.4) hingewiesen werden (Barrett et al. 2009). In Zusammenarbeit mit einem Orthopädietechniker sollte der Patient die Möglichkeit haben, unterschiedliche Hilfsmittel auszuprobieren (DGN 2012). Gleichzeitig kann an der Gangausdauer und an der Kräftigung der Fußheber gearbeitet werden (z. B. Gehen auf dem Laufband mit Steigung bzw. Abwärtsgehen; Samaei et al. 2016).

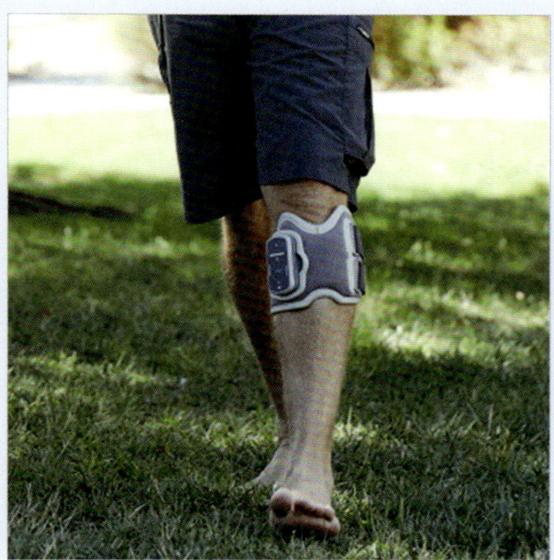

Abb. 3.4 Funktionelle Elektrostimulation (FES) bei Fußheberschwäche. (Foto: Bioness Europe BV, Zwijndrecht, Niederlande)

Beispiel 4

Der Patient gibt an, dass er sehr unsicher ist, vor allem, wenn er sich umschaut, nach oben blickt oder die Straße überqueren möchte und dabei nach links und rechts schauen muss.

Bei diesem Patient muss das Gleichgewicht getestet werden, auch mit geschlossenen Augen oder mit Kopfwendung und im Dual-Task. Danach sollte hochintensiv das Gleichgewicht spezifisch (ohne Visusfixierung und ohne Festhalten an einer festen Referenz) trainiert werden und zwar in einer Ausgangsstellung, in der der Patient Probleme hat (z. B. Tandemstand). Wichtig dabei ist, dass der Patient keine feste Referenz hat – auch nicht mit einem Finger und dass er unabhängig von der Visusfixierung übt (s. hierzu auch Kap. 5.4 Therapie bei Ataxie – Gleichgewicht).

Beispiel 5

Der Patient bemängelt, dass er nicht „schön" genug geht und die Leute sich nach ihm umschauen.

Diese Aussage ist ein Hinweis, dass der Patient ein Problem mit der Krankheitsverarbeitung hat. Hier sollte ggf. eine psychologische bzw. neuropsychologische Betreuung empfohlen werden.

Beispiel 6

Der Patient berichtet, dass er häufig angesprochen und gefragt wird, ob er zu viel Alkohol getrunken habe.

Dies schildern Patienten mit zerebellärer oder spinal sensibler Ataxie sehr häufig. Der Therapeut sollte dem Patienten anraten, dass er Nordic-Walking-Stöcke oder Unterarmgehstützen benutzen soll. Seine Umgebung erkennt dann, dass er ein Gangproblem hat und nicht betrunken ist. Weitere Therapieansätze zu Ataxie in Kap. 5.4.

Das häufigste Problem der MS-Patienten beim Gehen ist eine mangelnde Kraftausdauer bzw. die motorische Fatigue. Das heißt, der Patient kann nur noch kurze Strecken zurücklegen dabei verschlechtert sich sein Gangbild zunehmend: Die Fußspitze bleibt beim Gehen hängen, der Patient kann sein Bein in der Spielbeinphase nicht mehr nach vorne bringen, unter Umständen wird das Bein auch steifer und schwerer (Verstärkung der Plussymptomatik des Upper Motor Neuron Syndroms [UMNS]/Spastik als Kompensation der Minussymptomatik des UMNS/Schwächen, Kap. 5.2). Für diese Problematik ist meist die motorische Fatigue verantwortlich, die sehr häufig bei MS Patienten auftritt. Auf Körperfunktionsebene zeigen sich Schwächen der Fußheber kombiniert mit Schwächen des Hüftbeugers und manchmal auch der Waden- und Oberschenkelmuskulatur. Wird der Patient immer schwächer (müder), kann sich kompensatorisch eine Spastik entwickeln (zu Spastik und UMNS s. Kap. 5.2, zu Paresen/Schwäche Kap. 5.3, zu Fatigue Kap. 5.5).

Definition

Motorische Fatigue bei MS

„Unter motorischer Fatigue wird [...] eine Störung eines Bewegungsablaufes verstanden infolge einer abnormen, vorzeitigen, pathologischen Erschöpfbarkeit der Reizleitung (im Amerikanischen als ‚use dependent conduction block' bezeichnet. [...] die Symptomatik hat nichts mit Ermüdung zu tun, sondern es handelt sich um einen fokalen Funktionsausfall im Nervensystem [...]".

Dabei ist wichtig, dass Training bei der motorischen Fatigue Verbesserungen erzielen kann. Dettmers et al. 2009, Dalgas et al. 2010).

3

Vorgehen

Der Therapeut bestimmt die Leistungsgrenze des Patienten. Wenn der Patient beispielsweise nach 10 Minuten gehen mit der Fußspitze hängenbleibt und stolpert, muss er den gesamten Körper einsetzen, um sein Bein mithilfe einer Verlagerung des Oberköpers nach vorne zu bringen. Es kann auch sein, dass das Knie steifer wird. Wenn sich dieses Muster in kürzester Zeit immer weiter verschlechtert, dann hat der Patient nach 10 Minuten seine Leistungsgrenze erreicht.

Therapie

Zu Beginn des Trainings sollte der *6-Minuten-Gehtest* durchgeführt werden, um eine Verbesserung der Fähigkeit des Patienten objektiv darzustellen zu können. Sieht der Patient anhand der Ergebnisse (nach 3–4 Wochen), dass sich die Gehstrecke verbessert hat, kann er in Folge besser zu weiterer Aktivität motiviert werden.

Das Training beinhaltet z. B. ein 10-minütiges Gangtraining (je nach Leistungsgrenze), das insgesamt 3-mal durchgeführt wird mit jeweils 1–2 Minuten Pause zwischen den Wiederholungen. Der Therapeut muss auch jeweils für die Wiederholungen die Leistungsgrenze des Patienten bestimmen.

Praxis

Denn die Leistungsgrenze bei der Wiederholung des Gangtrainings kann sich pro Durchgang verändern. Es kann sein, dass der Patient beim ersten Durchgang 10 Minuten bewältigt und nach der Pause beim zweiten Durchgang nur noch 6 Minuten und beim dritten nur noch 4 Minuten. Dann sind dies jeweils die Leistungsgrenzen des Patienten, mit diesen Zeiten sollte dann trainiert werden.

Dieses Gangtraining sollte täglich oder besser sogar 3-mal täglich durchgeführt werden. Allerdings muss man beachten, dass das Training, je nach Trainingszustand des Patienten, sehr individuell und langsam aufgebaut werden muss. Auch die individuelle Situation des Patienten muss berücksichtigt werden. So kann beispielsweise bei dem einen Patienten ein Training vor der Arbeit früh am Morgen sinnvoller sein und bei dem anderen eher ein Training am Abend, wenn der Patient ggf. anschließend nachhaltig ausruhen kann und keine alltäglichen Verrichtungen mehr bewältigen muss. Das Training sollte über 3–4 Wochen regelmäßig absolviert werden, stets in Absprache mit dem Therapeuten. Nach dieser Zeit sollte der Therapeut den 6-Minuten-Gehtest wiederholen. Wichtig ist, dass der Patient seine Verbesserungen auch in den Alltag einbezieht. Dazu sollte der Therapeut mit dem Patienten die verbesserte Gehstrecke direkt vor Ort umsetzen. Ideal ist, wenn der Patient die Verbesserung seiner Gehstrecke schon selbst in den Alltag integriert hat. Dies ist jedoch für viele Patienten schwierig und bedarf häufig therapeutischer Unterstützung.

Es sollte immer auch die Ganggeschwindigkeit trainiert werden, denn das Gehen ist am ökonomischsten und kraftsparendsten, wenn 105–130 Schritte pro Minute absolviert werden (Kramers de Quervain et al. 2008). Dies entspricht je nach Schrittlänge (korreliert mit Körpergröße) ca. 4,5–5,5 km/h.

Merke

Aspekte des Gangtrainings

- Gehen wird durch Gehen trainiert, das Laufband oder ein Gangtrainer kann die Anzahl der Schrittwiederholungen deutlich erhöhen und helfen, sehr spezifisch an der Leitungsgrenze zu trainieren.
- Gehen sollte im Sinne eines Intervalltrainings an der individuellen Leistungsgrenze trainiert werden.
- Die ökonomischste und kraftsparendste Kadenz beim Gehen sind 120 Schritte in der Minute.
- Besser mit Hilfsmittel (Orthesen, Stock) länger und weiter gehen, als ohne Hilfsmittel weniger gehen.
- Gezieltes Krafttraining der vorher getesteten schwachen Muskelgruppen – unter Umständen sollte bei ganz leicht betroffenen Patienten die Muskelkraft auch nach Vorbelastung getestet werden (Stichwort: „motorische Fatigue") – unterstützt das Gangtraining.
- Bei Ataxie-Patienten können Gewichte und Kompression helfen (Kap. 5.4).

Gleichgewicht trainieren

Neben der Gangausdauer spielen Gleichgewichtsprobleme bei vielen „leichter betroffenen" MS-Patienten (EDSS ≤ 4) eine große Rolle. Hier sollte der Therapeut bei der Befundaufnahme genau zuhören, ob der Patient als größtes Problem im Alltag Gleichgewichtsprobleme angibt (s. dazu Patientenbeispiel 4 (S. 48)). Ist dies der Fall, sollte ein Gleichgewichtstest durchgeführt werden (s. auch Kap. 5.4). Dazu wird zunächst die höchste Ausgangsposition gesucht (z. B. Tandem- oder Einbeinstand) und anschließend der Patient gebeten, die Augen zu schließen. Viele MS-Patienten haben deutlich mehr Probleme mit dem Gleichgewicht bei geschlossenen Augen, denn MS-Betroffen weisen häufig Tiefensensibilitätsstörungen bzw. Störungen der Propriozeption auf. Auch hier muss der Patient an seiner Leistungsgrenze trainieren. Das Gleichgewicht wird nur dann effektiv trainiert, wenn der Patient keinen sicheren Stand mehr hat. Wenn der Patient nicht freihändig das Gleichgewicht halten kann, ist es sinnvoller, ihm z. B. ein Thera-Band zu geben (▶ Abb. 3.5), als dass er sich immer wieder festhält. Die weichen und wackeligen Untergründe, die viele Therapeuten häufig einsetzen, sind erst dann alltagsrelevant und sinnvoll, wenn der Patient auf festem Untergrund ohne Festhalten und ohne Visusfixierung stehen und gehen kann. Instabile Unterlagen sollten deshalb erst dann als Steigerung eingesetzt werden, wenn der Patient im Alltag über einen unebenen Boden gehen möchte bzw. muss. Beim Gleichgewichtstraining ist es zunächst wichtig, mehr Wert auf die Reduzierung der Visuskontrolle und das Weglassen einer festen Referenz zu legen, als zu früh mit weichen, beweglichen Unterlagen zu trainieren.

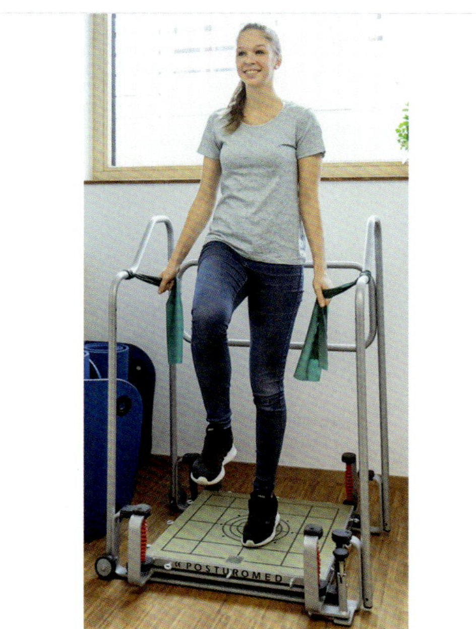

Abb. 3.5 Gleichgewichtstraining mit Halten am Thera-Band. (Foto: Sabine und Hans Lamprecht)

> **Merke**
>
> Spezifisches propriozeptives Training ist effektiver ohne Visuskontrolle/-fixierung und ohne Festhalten!

MS-Patienten, die beim Gleichgewichtstest *keinen* deutlichen Unterschied zwischen einer Durchführung mit geöffneten und geschlossenen Augen zeigen (zerebelläre Problematik), sollten, wie oben (Kap. 5.4.6) beschrieben, ein Gleichgewichtstraining absolvieren. Bei diesen Patienten können jedoch die Augen geöffnet bleiben, da hier der Schwerpunkt des Trainings nicht auf der Propriozeption liegt, sondern auf den zerebellären Gleichgewichtsproblemen, die nicht primär visusabhängig sind.

Gleichgewichtstraining im Alltag

Verwenden Patienten zum Gehen einen Rollator, wird dabei das Gleichgewicht kaum noch beansprucht. Wenn diese Patienten dann im Haus kein Hilfsmittel benutzen, gehen sie häufig von Möbelstück zu Möbelstück und halten sich immer an dem nächsten Möbel fest. Da diese Patienten jedoch in bestimmten Situationen ohne Festhalten stehen oder gehen müssen, z. B. wenn sie ein Möbelstück verpassen oder in der Toilette, Küche etc., sollte auch mit diesen Patienten gezielt Gleichgewichtstraining durchgeführt werden.

Wenn der Patient mit einem Stock geht, stellt dieser keine feste Referenz dar und das Gleichgewicht wird beim Gehen mit Stock weiterhin trainiert.

Merke

Aspekte des Gleichgewichtstrainings

- Gleichgewicht an der Leistungsgrenze (wackeln) üben
- Gleichgewicht in Abhängigkeit von der visuellen Fixierung testen und entsprechend trainieren
- Gleichgewicht im Stehen und Gehen trainieren, da kein motorischer Transfer von Gleichgewichtstraining im Sitzen auf Gehen oder Stehen stattfindet
- Gleichgewichtstraining im Gehen und Stehen ist alltagsrelevant und steht daher im Vordergrund.
- Gleichgewicht im Sitzen ist selten ein von den Betroffenen genanntes Ziel (und kein partizipatives), da wir uns in der Regel anlehnen bzw. abstützen können.

Transfertraining

Bei schwerer betroffenen Patienten, besonders solche, die auf den Rollstuhl angewiesen sind (EDSS ≥7), sollte besonderen Wert auf Transfertraining gelegt werden. Die Patienten geben oft als Ziel an, besser oder alleine auf die Toilette gehen zu können oder wollen das Umsetzen ins Auto verbessern etc. Auch hier sollte möglichst genau erfragt bzw. beobachtet werden, welche Situationen dem Patienten im Alltag Probleme bereiten, um anschließend möglichst alltagsnah die Transferleistung zu trainieren.

So sollte z. B. der Toilettentransfer möglichst zuhause und anhand der dem Patienten zur Verfügung stehenden Gegebenheiten geübt werden. Es kann dabei ebenfalls wieder kompensatorisch unterstützt werden, beispielsweise durch eine Toilettensitzerhöhung oder entsprechend angebrachte Griffe. Der Patient darf sich an den Griffen hochziehen, wodurch der Transfer von vielen schwer betroffenen Patienten leichter und besser zu bewältigen ist.

Vorgehen

Der Therapeut sollte den Patienten eigene problemlösende Strategien entwickeln lassen (s. dazu Kap. 1.2.1). Das heißt, er sollte zunächst beobachten, wie der Patient den Transfer ausübt. Ein Ziehen an Haltegriffen sollte der Therapeut zulassen, da es primär darum geht, dass der Patient den Transfer sicher und angstfrei bewältigt!

Gegebenenfalls sollte der Therapeut „shapen“, das heißt die Situation so erleichtern, dass der Patient den Transfer sicher alleine bewältigen kann (z. B. durch Sitzerhöhung, Griffe etc.).

Um zu üben, muss wieder an der Leistungsgrenze bzw. repetitiv geübt werden. Bewältigt der Patient den Transfer 5-mal, dann sollten diese 5-maligen Transfers repetitiv in 3 Serien täglich trainiert werden, oder noch besser 3-mal täglich 3 Serien. Das Trainingsprinzip ist hier ebenfalls wieder ein Intervalltraining über einen Zeitraum von ungefähr 3–4 Wochen. Diese Trainings- bzw. Übungsprinzipien bleiben immer ähnlich und unterliegen den Grundsätzen des motorischen Lernens.

3.2 Ziele umsetzen: Verbesserung der Partizipation und der Lebensqualität

3.2.1 Training der oberen Extremität

Ein Ziel, das Patienten sehr häufig formulieren, ist: Tätigkeiten länger bzw. ausdauernder ausüben zu können.

Da die obere Extremität für sehr vielfältige Aktivitäten zuständig ist, sollte genau analysiert werden, wann und nach welcher Zeitdauer sowie bei welcher Tätigkeit der Patient Schwierigkeiten hat (▶ Abb. 3.6). Die Beeinträchtigungen, die hierbei auftreten, müssen ebenfalls genau analysiert werden. Treten z. B. beim Wäscheaufhängen Probleme auf, muss der Therapeut herausfinden, ob der

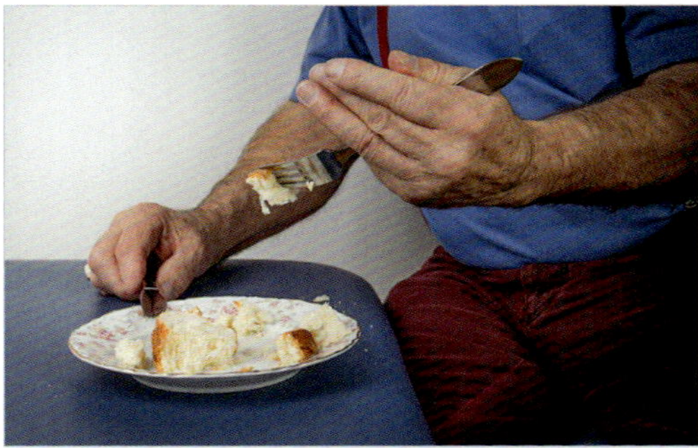

Abb. 3.6 Patientenziel: Essen mit Messer und Gabel. (Foto: Sabine und Hans Lamprecht)

Druck, den der Patient beim Befestigen der Wäscheklammern ausüben muss oder ob eher das Armeheben der auslösende Faktor ist. Je nach Analyse kann dann spezifisch, repetitiv und wieder an der Leistungsgrenze trainiert werden.

Aktivitäten, die Patienten häufig als Problem angeben, sind das Halten von Messer und Gabel oder auch das Halten eines Stiftes beim Schreiben. Dies bedeutet, dass die Patienten häufig Schwierigkeiten mit Halte- bzw. Greifaktivitäten haben, besonders bei dauerhaftem Halten. Hier kann ebenfalls die motorische Fatigue eine Rolle spielen. Hand- und Fingerkraft in der Flexion können mit einem Dynamometer getestet werden. Dabei ist wichtig, auch die Repetition bzw. Ausdauer zu testen und entsprechend des Ergebnisses zu trainieren. Besonders die Flexoren der Hand besitzen häufig eine nur geringe Kraftausdauer, deshalb sollte diese durch Training verbessert werden. Der Patient sollte entweder permanent einen Gegenstand mit der Hand zusammendrücken, z. B. den Dynamometer, wobei gleichzeitig gemessen wird, wie lange er den Druck halten kann, oder er führt ein Intervalltraining durch, wobei die möglichen Wiederholungen einer Tätigkeit gemessen werden. Natürlich muss auch die Fingerextension entsprechend getestet und trainiert werden. Je nach Fähigkeit des Patienten wird dabei wieder entsprechend „geshapt“ (also die Tätigkeit erschwert oder erleichtert), sodass der Patient an seiner Leistungsgrenze repetitiv über 3–4 Wochen übt. Dabei sollte immer auf spezifische Tests und Retests (bzw. Assessments, Kap. 5.9) geachtet werden, um die Erfolge objektivieren zu können.

Für den Arm gilt Ähnliches, speziell für das Anheben des Armes, wie z. B. beim Wäscheaufhängen oder bei anderen Tätigkeiten, die eine Armhebung erfordern. Zeigt der Patient bei diesen Tätigkeiten Defizite, sollte die Kraftausdauer des M. deltoideus (Armheber) in Alltagsfunktionen an der Leistungsgrenze trainiert werden. Das Training kann gut mit einer mit Wasser mehr oder weniger gefüllten PET-Flasche (2 Liter) durchgeführt werden, die dann repetitiv angehoben werden soll. Erneut wird die Anzahl der Repetitionen gezählt und je nach Leistungsvermögen des Patienten entsprechend trainiert. Auch hier spielt das Shapen der Übungssituation wieder eine große Rolle. So kann z. B., wenn im Sitzen oder Stehen trainiert wird, die Flasche nahe am Körper (kurzer Hebel) gehalten oder mit ausgestrecktem Arm (langer Hebel) angehoben werden. Auch kann der Winkel, in dem der Patient die Flasche anheben soll, verändert werden, bei 90 Grad beispielsweise wirkt mehr Schwerkraft auf die Flasche ein etc.

An der Stelle soll auf das schädigungsorientierte Training nach Platz et al. hingewiesen werden. Besonders das in Kap. 5.3.4 beschriebene Armfähigkeitstraining kann als Anregung dienen, auch wenn es ursprünglich zum Training der oberen Extremität nach Schlaganfall eingesetzt wurde besonders für leicht mit mittlere Paresen geeignet ist (Platz, Roschka 2006). Doch man nimmt an, dass dieses Training auch für Patienten mit Multipler Sklerose, die unter leichten bis mittleren Parese leiden, in gleicher Weise geeignet ist. Auch der Einsatz von Geräten kann beim Training der oberen Extremität sinnvoll sein. Dabei sind nicht nur Bewegungstrainer gemeint, sondern auch robotergestütztes Training wie Pablo®, Bi-Manu-Track, neofect smart etc. Allerdings sollte auch hier die Wichtigkeit der distalen Funktion (Handfunktion: Greifen) für den funktionellen Einsatz des Armes bzw. der Hand beachtet werden. Das gerätegestützte Training und die neu erworbenen Fertigkeiten sollten immer auch sofort in den Alltag umgesetzt werden.

Zeigt der Patient primär Störungen der Tiefensensibilität, kann ohne Visus (propriozeptives Training) mit Ertasten und Druckdosierung geübt werden, z. B. wieder mit einem Dynamometer.

Merke

Was Sie beim Training der oberen Extremität beachten sollten

- Kraftausdauer derjenigen Muskulatur trainieren, die für Greiffunktionen zuständig ist. Hier kann entweder die Dauer des permanenten Greifens gemessen werden oder das Greifen in Intervallen (Zeit oder Wiederholungszahl messen).
- Die acht Grundübungen des Armfähigkeitstrainings (Kap. 5.3.4) können modifiziert und spezifiziert werden. Sie sind auch für MS-Patienten mit leichten bis mittleren Paresen geeignet.
- Es sollte immer alltagsnah geübt werden. Zuvor müssen jedoch die Alltagsprobleme exakt analysiert werden.
- Verbesserungen sollen sofort in den Alltag umgesetzt werden.
- Je nach Alltagsproblem sind oft distale Funktionen wie das Greifen und Halten oder proximale Funktionen wie das Hochheben und Obenhalten des Armes betroffen. Um diese Funktionen zu verbessern, sollte die Kraftausdauer der entsprechenden Muskeln trainiert werden.

Zusammenfassung

- Die alltagsrelevanten Ziele sollten gemeinsam mit dem Patienten festgelegt werden.
- Gehen steht oft im Vordergrund.
- Es sollte ein gezieltes und spezifisches Gangtraining an der Leistungsgrenze im Sinne eines Intervalltrainings durchgeführt werden.
- Ein spezifischer Einsatz von Laufband oder Gangtrainer ist sinnvoll.
- Transfertraining muss auch repetitiv trainiert werden.
- An der oberen Extremität sollte die eingeschränkte Funktion sehr alltagsnah und gezielt trainiert werden. Hier sind oft auch die Handflexoren (sicher auch die Extensoren) nicht ausdauernd „kräftig“ und sollten entsprechend geübt werden, ebenso können die Armheber abgeschwächt sein.

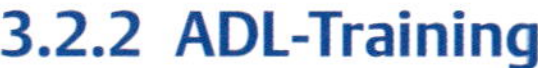

3.2.2 ADL-Training

Alltagsorientiertes Training ist bei allen MS-Patienten ein Schwerpunkt der Therapie. Es beinhaltet das Üben, Optimieren und Verbessern von alltäglichen Verrichtungen. Dabei entscheidet der Therapeut gemeinsam mit seinem Patienten, ob er restaurativ arbeitet, also Fertigkeiten trainiert, um sie wiederzuerlangen, oder ob er kompensatorisch arbeitet, also ggf. mit speziellen Hilfsmitteln die Alltagsaktivitäten wieder ermöglicht.

ADL-Training kann unter anderem folgende Schwerpunkte beinhalten:

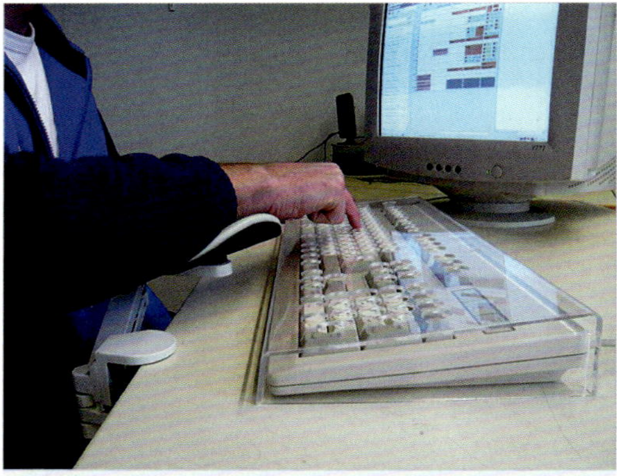

Abb. 3.7 PC-Anpassung: Tastaturabdeckung. (Quelle: Kerzendörfer, M, Gratzl, C, Weinig, C, Hrsg. Ergotherapie bei Multipler Sklerose. Stuttgart: Thieme; 2013)

- An-/Ausziehtraining
- Körperpflege
- Esstraining
- Schreibtraining
- PC-Training und Anpassung (▸ Abb. 3.7). Es gibt Spezialfirmen, die sich auf Arbeitsplatz- und PC-Anpassung spezialisiert haben. Die Möglichkeiten einer individuellen Anpassung sind enorm groß. Das kann vom Help-Arm über verschiedene Computermäuse, Tastaturen bis hin zu Bildschirmen etc. reichen. Unbedingt erwähnt werden müssen hier auch die mannigfaltigen Möglichkeiten für Sehbehinderte, da der Visus bei MS betroffen sein kann.
- Haushaltstraining (▸ Abb. 3.8)

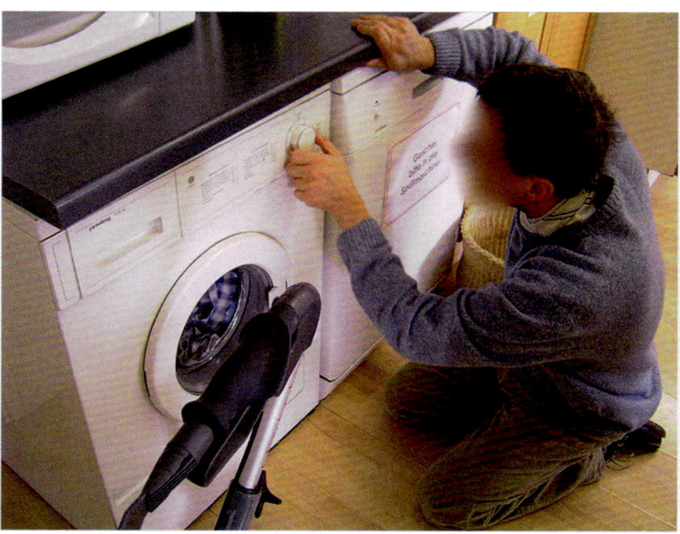

Abb. 3.8 Waschprogramm einstellen. (Quelle: Fries W, Lössl H. Wagenhäuser, S, Hrsg. Teilhaben! Stuttgart: Thieme; 2007)

- Training des Verhaltens in der Öffentlichkeit, z. B. in der Bank, der Post, im Supermarkt, im Theater oder im Restaurant (Adamek-Münz 1997)
- künstlerische, gestalterische und handwerkliche Hobbys. Dieses ADL-Training übernehmen häufig Ergotherapeuten in der Werktherapie.
- ADL-Training bedeutet auch sportlichen Hobbys und Freizeitaktivitäten nachzugehen (Kap. 7)

Therapiefahrrad

An dieser Stelle soll auf einen speziellen Therapieansatz eingegangen werden, nämlich dem des Therapiefahrrades. Es gibt eine Reihe von Fahrradherstellern, die Fahrräder für Menschen mit Handicap herstellt. Insgesamt wird der Markt vom Krankheitsbild der Querschnittlähmung dominiert, sodass man oft Handbikes findet. Für MS-Betroffene sind jedoch Fahrräder besser geeignet, bei denen die Beine aktiv sind oder die Arme den Beinen ggf. helfen können. Besonders zu empfehlen sind hier E-Bikes, Trikes (Dreiräder) etc. Letztere sind vor allem für MS-Betroffene empfehlenswert, die Probleme mit dem Gleichgewicht haben (▶ Abb. 3.9).

E-Bikes sind besonders bei motorischer Fatigue zu empfehlen. Fahrradfahren ist gerade für junge Frauen, die mit ihren Familien wieder Fahrradausflüge machen wollen, wichtig – aber natürlich auch für alle anderen Betroffene. Fahrradfahren ist nicht nur therapeutisch sinnvoll, sondern auch ein wichtiger Bestandteil der Partizipation und damit der Teilhabe am gemeinschaftlichem Leben und gemeinsamen Freizeitaktivitäten. Zudem ist es ein ideales Trainingsgerät, um die Beinmuskulatur spezifisch zu trainieren, denn dabei wird vor allem jene Muskulatur aktiviert, die eine wichtige Rolle auch beim Gehen spielt und bei MS-Patienten besonders häufig betroffen ist, wie z. B. die Fußheber, die Wade, die Hüftbeuger und der M. quadriceps (Kap. 5.3).

Als Therapiefahrrad kann man Fahrräder wie das BerkelBike, ein Dreirad für Erwachsene, empfehlen (▶ Abb. 3.10). Hier helfen die Arme den Beinen und es kann sogar als Trainingsgerät in der Wohnung benutzt werden bzw. mit funktioneller Elektrostimulation (FES) kombiniert werden.

Fahrzeuganpassung

Bei MS-Patienten besteht auch die Möglichkeit, das Auto entsprechend den Fähigkeiten des Betroffenen anzupassen. Es gibt inzwischen viele Werkstätte, die eine gezielte Anpassung durchführen, wie z. B. Handgas, Bedienung der Bremsen mit der Hand etc.

Zum Ein-und Aussteigen gibt es die Möglichkeit eines Drehsitzes oder Einfahrmöglichkeiten mit dem Rollstuhl von hinten. Hier wie im gesamten Hilfsmittelmarkt sind die Möglichkeiten enorm groß.

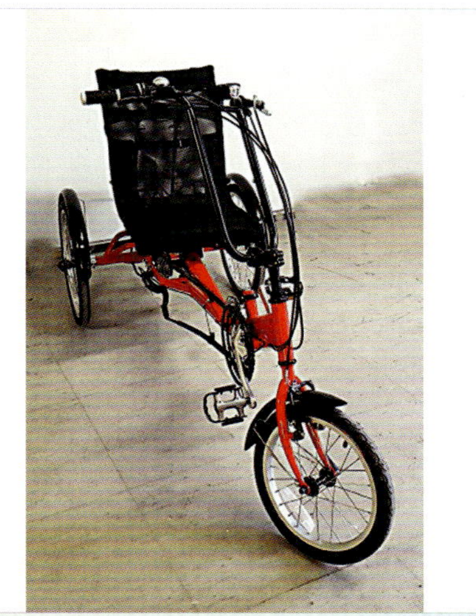

Abb. 3.9 Trikes sind gut geeignet für MS-Patienten, die unter Gleichgewichtsstörungen leiden. (Foto: Firma Alb-Store, Eislingen)

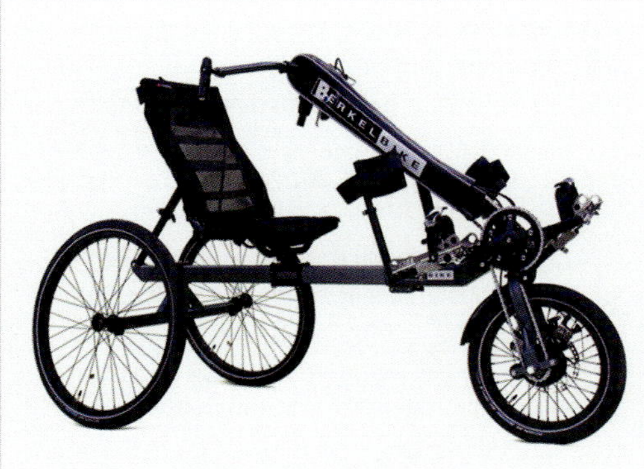

Abb. 3.10 Beim BerkelBike unterstützen die Arme die Beintätigkeit. (Foto: BerkelBikes BV, Sint-Michielsgestel, Niederlande)

Reisen und Freizeit

Auf den einschlägigen Messen (z. B. die Rehab in Karlsruhe) und im Internet findet man immer mehr Reiseangebote für Behinderte oder Wohnmobile für Rollstuhlfahrer etc. Dies ist ein Markt, der sich in den letzten Jahren enorm entwickelt hat.

3.2.3 Orthopädietechnik

Orthesen

Bei MS Patienten ist bereits früh der Fußhebermuskulatur geschwächt bei gleichzeitig motorischer Fatigue. Diese Schwäche tritt vor allem bei andauernder Belastung immer deutlicher hervor. Dies ist aber gerade beim Gehen enorm behindernd. Wenn ein Patient nach 800 Metern Gehstrecke immer schlechter geht, neigt er dazu, zukünftig nur kürzere Strecken zurückzulegen, um weniger zu belasten. Dies führt allein schon dazu, dass sich die Gehstrecke immer mehr reduziert.

Fallbeispiel

Eine 30-jährige MS-Patientin schafft es, eine Strecke von 500 Metern zu gehen, um ihre Kinder in den Kindergarten zu begleiten. Auf dem Heimweg bleibt sie jedoch mit der Fußspitze hängen und kann kaum mehr den Rückweg bewältigen.

Diese Fußheberschwäche kann sehr gut mit Hilfsmitteln versorgt werden. Allerdings sind dies nicht oder nur in Ausnahmefällen die gleichen Fußheberhilfen wie bei Schlaganfallpatienten. Bei MS-Patienten liegt beim Gehen eine andere funktionelle Beeinträchtigung vor als bei Schlaganfallpatienten. So haben MS-Betroffene häufig Probleme mit der Spielbeinphase (ab Terminal Stance bis Initial Contact nach der Ganganalyse [Perry, Burnfield 2010]), es fällt ihnen also schwer, das Bein nach vorne zu bringen, da der Fuß hängen bleibt und die Hüftbeugemuskulatur geschwächt ist. Dies wird zusätzlich noch durch die motorische Fatigue verstärkt. Dagegen ist bei MS-Patienten (zumindest über eine lange Zeit) die Wade meist nicht in dem Maße spastisch wie bei Schlaganfallpatienten.

Nachfolgend eine Aufstellung von Fußheberhilfsmitteln, die von leichter bis stärkerer Fußhebeschwäche eingesetzt werden können:

- Das leichteste Hilfsmittel ist ein kleiner Absatz, der den Patienten ermöglicht, den Fußheber besser bzw. leichter zu aktivieren (▸ Abb. 3.11). Der Absatz bewirkt, dass sich der Muskel in Vordehnung befindet, sodass der Patient leichter das Bein nach vorne bringen kann und ein Hängenbleiben der Fußspitze reduziert wird.
- Eine Gleitspitze (▸ Abb. 3.12) ist ebenfalls hilfreich. Diese sogenannte Schuhzurichtung ist ein synthetisches, glattes Material, das vorne am Schuh angebracht wird, um ein Hängenbleiben der Fußspitze zu vermeiden, bzw. um zu ermöglichen, dass der Fuß auch ohne ein Anheben (ggf. mit Außenrotation) über den Boden gezogen, das heißt nach vorne gebracht werden kann (▸ Abb. 3.13).
- Ebenfalls leichte Fußheberhilfen sind die Fußheberorthesen „Foot-Up“ oder „ATX“ (▸ Abb. 3.14), die nur eingesetzt wird, wenn der Patient ermüdet.

Merke

Hilfsmittel für die Fußhebermuskulatur

- Absätze, Gleitspitzen und Foot-Up können miteinander kombiniert werden.
- Absätze und Gleitspitzen können mit Orthesen und sensodynamischen Einlagen kombiniert werden.
- Schuhzurichtungen/Gleitspitzen sind kostengünstige, schnell und leicht anzubringende Hilfsmittel.

- sensomotorische/propriozeptive Einlagen: Mit diesen Einlagen kann ein Orthopädietechniker die Fußstellung (Pro-/Supinationsstellung), ein Zehenkrallen (Pelotte auf dem Metatarsalköpfchen), das Gleichgewicht (Fersenführung) und vieles mehr gezielt anpassen (Ludwig et al. 2013). Mit der Verordnung einer sensomotorischen Einlage werden folgende Ziele verfolgt:
  - Stabilität in Vorfuß und Sprunggelenk
  - Regulierung der Plussymptomatik (Zehenkrallen)

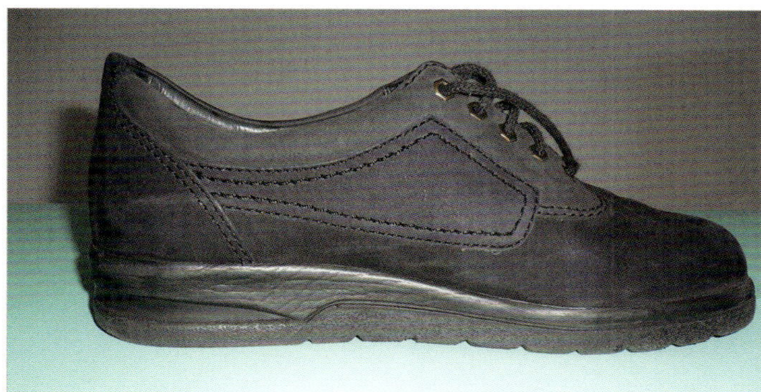

Abb. 3.11 Absatz bei Fußheberparese. (Foto: Sabine und Hans Lamprecht)

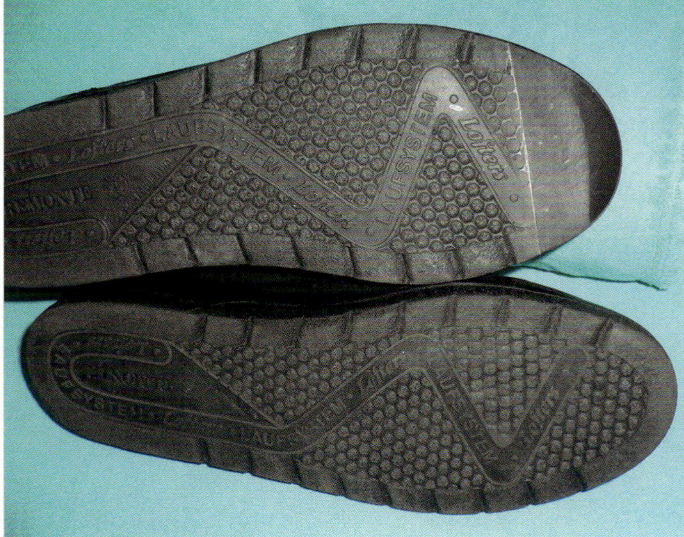

Abb. 3.12 Gleitspitze. (Foto: Sabine und Hans Lamprecht)

- ◦ Ermöglichen von Balance-Reaktionen durch die veränderte Basis
- ◦ Verbessern der Abrollbewegungen
- ◦ Fördern des sensorischen Feedbacks – und damit des Gleichgewichts
- ◦ verbesserte Kontrolle des Kniegelenks durch sensomotorischen Einlagen, wie in einer Arbeit von Lampe et al. (2004) beschrieben wurde
- Weitere geeignete leichte Fußheberhilfen sind z. B. die Fußheberorthesen Neurodyn comfort (▶ Abb. 3.15) und andere.

Es ist essenziell, dass die Fußheberhilfe sehr leicht ist, da viele MS-Patienten eine kombinierte Schwäche von Fußheber und Hüftbeuger haben und damit die Betroffenen ihr Bein sowieso schon als zu schwer beschreiben. Jedes zusätzliche Gewicht, das das Bein tragen muss, wirkt damit eher behindernd. Daher lauter ein Grundsatz bei der orthetischen Versorgung, dass die Orthese extrem leicht sein sollte, da jedes Gramm zählt.

Merke

Orthesen bei MS-Betroffenen müssen vor allem extrem leicht sein!

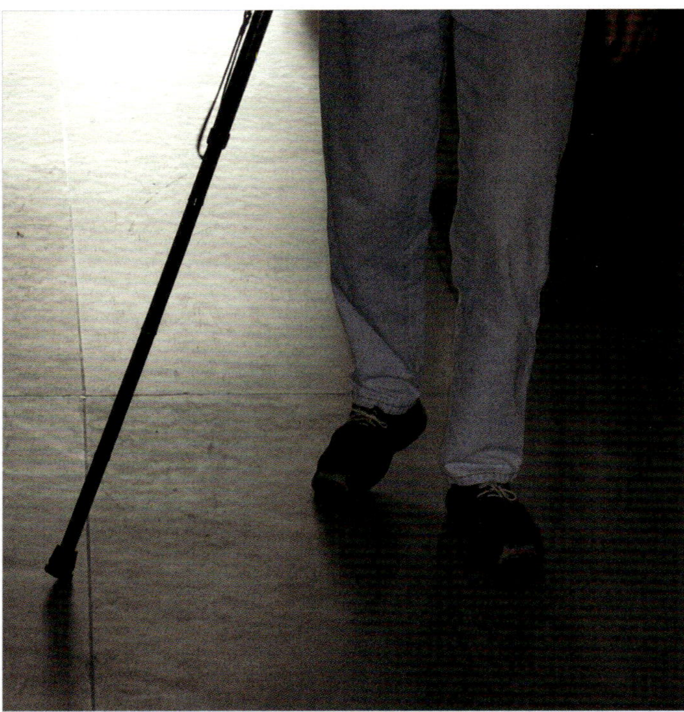

Abb. 3.13 Gehen mit Gleitspitze. (Foto: Sabine und Hans Lamprecht)

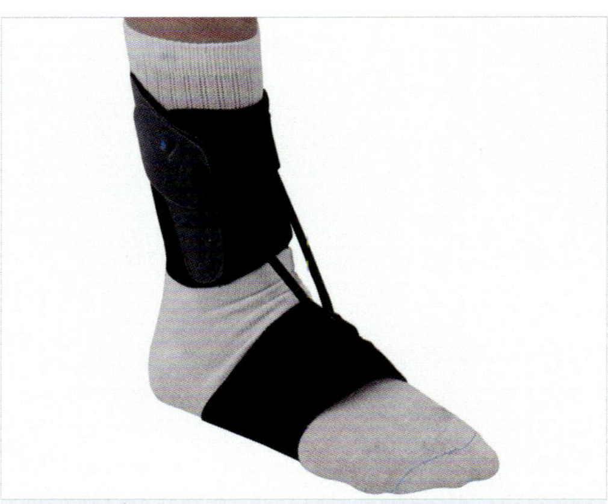

Abb. 3.14 ATX (Foto: Prim Orthotic Supply Division, Madrid, Spanien)

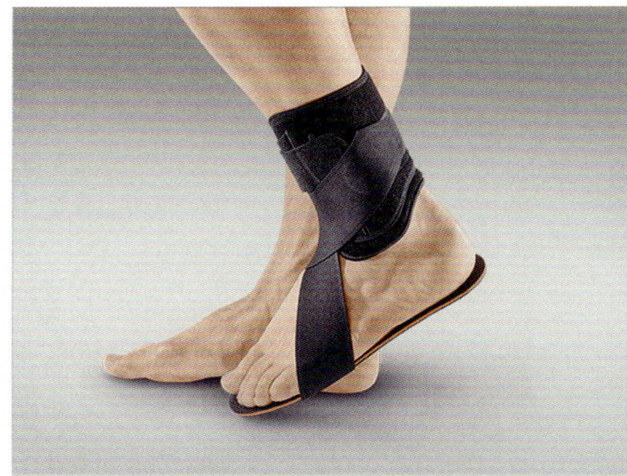

Abb. 3.15 Fußheberorthesen Neurodyn comfort. (Foto: Firma Sporlastic GmbH, Nürtingen)

Falls die Fußheberlähmung zunimmt und die oben genannten Orthesen insuffizient sind bzw. werden (dies erkennt man, wenn der Patient trotz orthetischer Versorgung mit der Fußspitze hängenbleibt) können stabilere Fußheberschienen erprobt werden. Empfehlenswert sind in der Regel nur die sehr leichten Orthesen, wie z. B. WalkOn Reaction, die Ypsilon-Orthese (▶ Abb. 3.16), Dynamic Walk und andere.

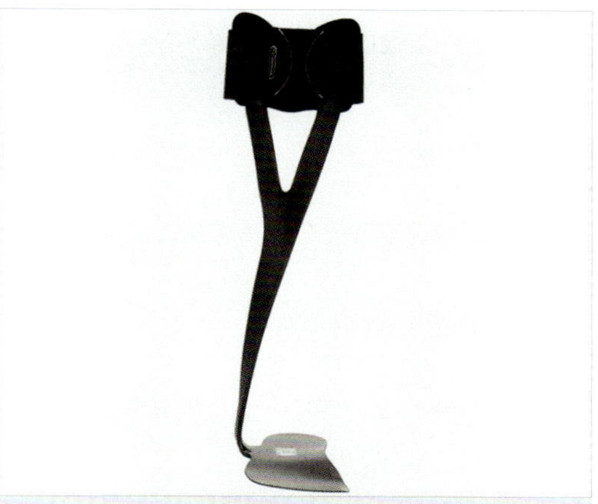

Abb. 3.16 Ypsilon-Orthese (Foto: Camp Scandinavia/ Allard International, Helsingborg, Schweden)

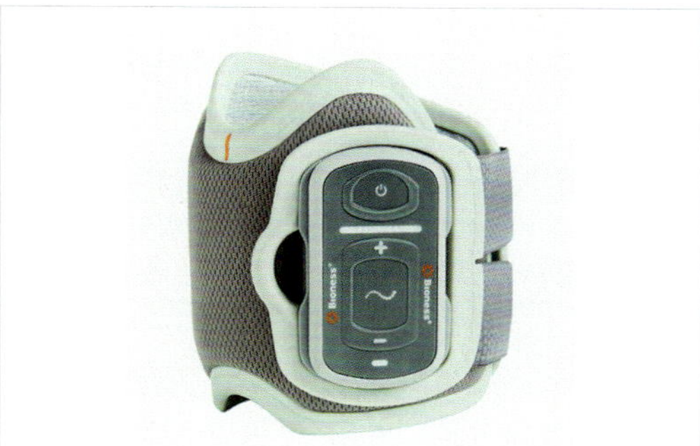

Abb. 3.17 Stimulationssystem L 300 Go. (Foto: Bioness Europe BV, Zwijndrecht, Niederlande)

3.2.4 Funktionelle Elektrostimulation

Funktionelle Elektrostimulation (FES) ist für MS Betroffene eine ideale Hilfsmittelversorgung. Bei einer FES wird im Gegensatz zur herkömmlichen Elektrotherapie der intakte periphere Nerv (2. Motoneuron) gereizt und nicht direkt die Muskulatur. Bei zentralen Schädigungen, wie sie bei MS-Patienten vorliegen, ist die periphere Nervenleitung intakt. Dies macht sich die FES zunutze. Der Nerv kann ausdauernd stimuliert werden, ohne dass eine Ermüdung der Muskulatur eintritt. Außerdem findet dadurch gleichzeitig ein Training der betroffenen Muskulatur statt.

Es gibt verschiedene FES-Systeme, wobei das ausgereifteste sicherlich das L 300 Go ist (▶ Abb. 3.17, ▶ Abb. 3.4). Zudem gibt es ein passendes Oberschenkelsystem (▶ Abb. 3.18), das, falls nötig, zusätzlich den schwachen M. quadriceps oder die ischiokrurale Muskulatur stimulieren kann und damit ggf. die Spielbeinphase unterstützen oder die Kniehyperextension reduzieren kann (Halper, Ross 2010, Schapiro 2007).

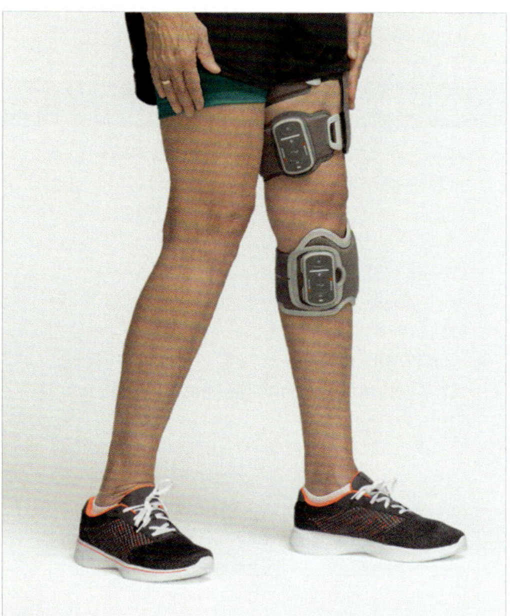

Abb. 3.18 Stimulation mit dem System L 300 Go und zusätzlichem Oberschenkelsystem. (Foto: Bioness Europe BV, Zwijndrecht, Niederlande)

3.2.5 Ganganalyse

Folgende Aspekte müssen bei der Ganganalyse von MS-Patienten berücksichtigt werden (Lamprecht 2017):

- Die frühe Schwäche der Fußheber kombiniert mit der Hüftbeugerschwäche verursacht häufig Probleme in der Spielbeinphase.
- Da bei MS-Patienten die Wade nicht so spastisch ist wie bei Schlaganfallpatienten, ist die Ausweichbewegung in der Spielbeinphase in der Regel auch keine Zirkumduktion. MS-Patienten versuchen über diverse Variationen, das Bein vorzubringen, z. B. indem sie Schwung mit dem Oberkörper nehmen. Sie schleudern oft das Bein mit Schwung (Schwäche der Fußheber und Hüftbeuger) nach vorne bei gleichzeitiger Verlage-

rung des Oberkörpers über das Standbein. Sie müssen also nicht einen in Plantarflexion stehenden und damit längeren Fuß nach vorne bringen.

- Viele MS-Patienten überstrecken ihr Knie. Dies resultiert in der Regel funktionell aus einer Kombination von schwachen Fußhebern, schwacher Waden- und Oberschenkelmuskulatur (M. vastus medialis).
- Eine Knieorthese ist nicht sinnvoll, da diese zusätzliches Gewicht auf das Bein bringen und damit das funktionelle Problem eher verstärken würde.
- Das funktionelle Problem in der Spielbeinfunktion führt dazu, dass die MS-Patienten häufig den Stock auf der mehr betroffenen Seite benutzen. Sie „hebeln“ damit das schwache Bein nach vorne (▶ Abb. 3.20).

Zusammenfassung

- Therapeuten müssen eng mit den Orthopädie- und Rehatechnikern zusammenarbeiten. Dabei sollten beide Seiten die spezielle Expertise der jeweils anderen Berufsgruppe wertschätzen.
- Ob ein Hilfsmittel sinnvoll ist und der Patient es auch adäquat einsetzen kann, zeigt sich meist erst bei der Erprobung.
- Eine Kombination von Fußheberschiene und sensomotorischer Einlage (▶ Abb. 3.19) kann sinnvoll sein.
- Vorsicht ist geboten bei Oberschenkel-Knie-Orthesen, die eingesetzt werden, um ein Überstrecken des Kniegelenks zu vermeiden. Da es sich dabei um größere Schienen handelt, sind diese oft schwer. Damit erschweren sie die Spielbeinphase.
- Ein MS-Patient, dessen Kniegelenk hyperextendiert, hat vor allem ausgeprägte Paresen der Fußheber-, Waden- und Oberschenkelmuskulatur.
- MS-Patienten haben Schwierigkeiten in der Spielbeinphase und benutzen deshalb den Stock häufig auf der stärker betroffenen Seite.

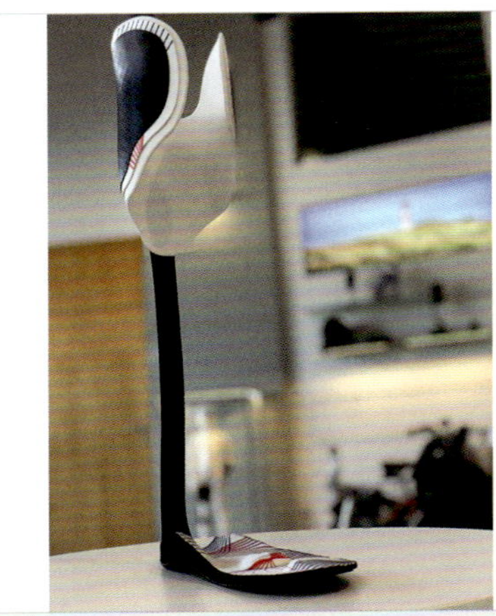

Abb. 3.19 Kombination von Fußheberschiene und sensomotorischer Einlage. (Foto: Firma Brillinger, Tübingen)

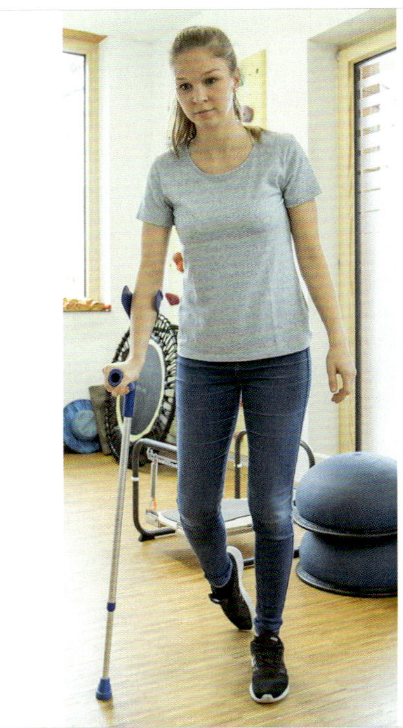

Abb. 3.20 Die Patientin bringt mithilfe des Stockes ihr Bein nach vorne. (Foto: Sabine und Hans Lamprecht)

3.2.6 Handstock und Unterarmgehstützen

Ein für MS-Patienten geeigneter Handstock sollte immer mit einem anatomischen Handgriff (▶ Abb. 3.21) versehen sein. Dieser bringt zusätzliche Sicherheit und verhindert eine Druckläsion des N. medianus oder auch des N. ulnaris. Fast alle MS-Patienten setzen den Stock in der Spielbeinphase ein und nicht – wie die meisten anderen neurologischen, chirurgischen und orthopädischen Patienten – in der Standbeinphase. Aufgrund der häufig vorhandenen Schwäche der Flexoren des Hüftgelenks haben viele MS-Patienten nicht genügend Kraft, um ihr Spielbein nach vorne zu bringen. Sie benötigen deshalb Unterstützung in der Spielbeinphase. Dies bedeutet, dass die Patienten den Stock auf der Seite benutzen, auf der das paretischere Bein ist. Allerdings kann dies von MS-Patient zu MS-Patient sehr unterschiedlich sein. Hat der Patient beispielsweise mehr Probleme mit dem Gleichgewicht in der Standbeinphase, wird er den Stock auf der gegenüberliegenden Seite einsetzen, um sich in der Standbeinphase zu sichern. Der Einsatz eines 4-Punkt-Stockes ist in den meisten Fällen nicht sinnvoll und sollte daher nicht empfohlen werden. Auch Unterarmgehstützen sollten immer mit anatomischen Handgriffen versehen sein. Im Alltag haben 2 Gehstützen den Nachteil, dass der Patient keine Hand mehr frei hat. Unterarmstützen gewährleisten mehr Unterstützung als Nordic-Walking- oder Wanderstöcke. Allerdings sind Nordic-Walking- und Wanderstöcke sozial deutlich besser akzeptiert, sodass die Patienten diese besser annehmen und daher auch früher als Hilfsmittel verwenden.

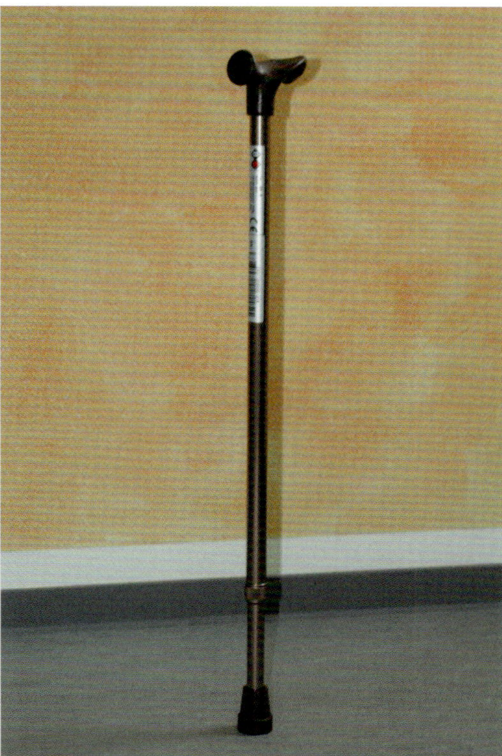

Abb. 3.21 Gehstock mit anatomischem Handgriff. (Foto: Sanitätshaus Weinmann, Ebersbach)

3.2.7 Gehwagen

Ein Gehwagen kann im Alltag sehr hilfreich sein. Man sollte nicht zögern, bereits frühzeitig einen Gehwagen zu empfehlen. Oft ermöglicht dieser dem Patienten, wieder längere Strecken zu gehen. Dass er sich auf einem Gehwagen auch jederzeit setzen und pausieren kann, ist ein weiterer wichtiger Vorteil. Auch beim Einkaufen erweist sich ein Gehwagen mit den Transportmöglichkeiten als sehr praktisch. Gerade Patienten mit Ataxie, deren Arme mitbetroffen und die daher keine Armstützen benutzen können, kommen mit einem Gehwagen gut zurecht. Für diese Patienten ist es besser, wenn sie einen Gehwagen verwenden und mit ihm auch außerhäuslich unterwegs sind, als dass sie sich in einen Rollstuhl setzen. Der Gehwagen kann für Ataxie-Patienten mit zusätzlichem Gewicht ausgestattet werden, z. B. mithilfe eines Gewichtes oder einer Schleppbremse (▶ Abb. 3.22).

Normalerweise muss der Gehwagen sehr leicht sein, damit Gehsteige überwunden werden können. Nachteil eines Gehwagens ist, dass er häufig aus Platzgründen im Haus nicht benutzt werden kann. Deshalb sind für das Üben von innerhäuslichem Gehen Gehstützen oder Ähnliches sinnvoller. Dabei spielt ein gezieltes Gleichgewichtstraining eine wichtige Rolle, um die Sicherheit von Patienten, die sich innerhäuslich durch Festhalten fortbewegen, zu gewährleisten.

Praxis

Wenn Betroffene einen Gehwagen oder Rollator benutzen, wird das Gleichgewicht nicht mehr adäquat trainiert. Geht der Patient dann innerhäuslich ohne Gehwagen, sollte auf ein gezieltes Gleichgewichtstraining geachtet werden.

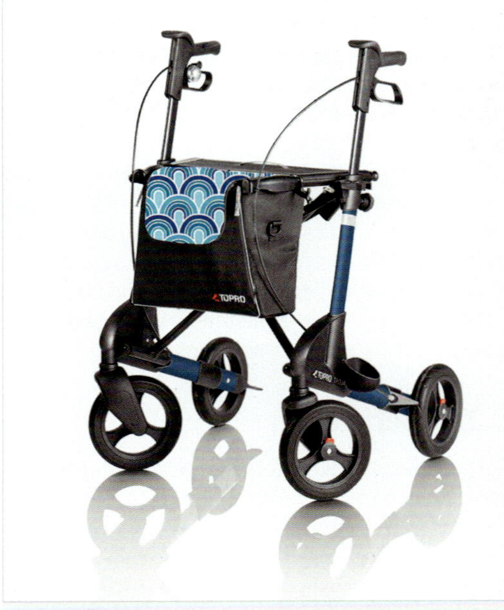

Abb. 3.22 Gehwagen mit Gewicht bzw. Schleppbremse. (Foto: Firma Topro, Fürstenfeldbruck)

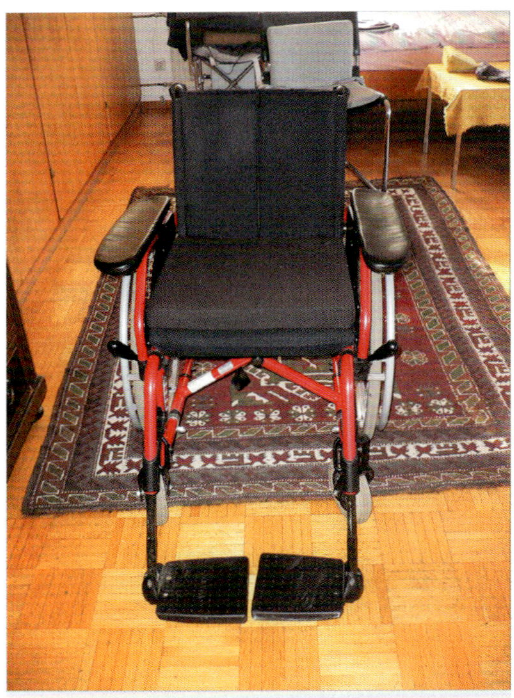

Abb. 3.23 Rollstuhlversorgung mit für MS-Patienten geeigneten Fußstützen. (Foto: Sabine und Hans Lamprecht)

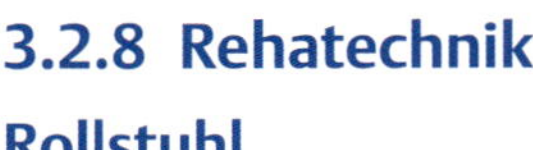

3.2.8 Rehatechnik

Rollstuhl

Die Rollstuhlversorgung ist ein sehr umfangreiches Thema. Deshalb sollen hier nur die wesentlichen Punkte für MS-Patienten angesprochen werden. Rollstühle werden häufig auf Grundlage der Bedürfnisse von Patienten mit Querschnittlähmungen entwickelt. MS-Patienten und querschnittgelähmte Patienten benötigen jedoch ganz unterschiedliche Anforderungen an einen Rollstuhl (► Abb. 3.23).

Auch beim Rollstuhltraining, das ursprünglich ebenfalls für die Rehabilitation von Patienten mit Querschnittlähmungen entwickelt wurde, wird daher von völlig unzutreffenden körperlichen Voraussetzungen ausgegangen. MS-Patienten können viele grundlegende Dinge des „Rollstuhltrainings“ nicht gleich gut umsetzen wie Querschnittpatienten, so z. B. das „Kippen“.

Merke

„Kippen“

Der Rollstuhl wird nach hinten gekippt, um Hindernisse wie Bordsteine etc. zu überwinden. Die vorderen Räder heben dabei vom Boden ab. Um den Rollstuhl nach hinten zu kippen, braucht der Patient genügend Kraft in der ventralen Muskelkette sowie eine ausreichende Arm- und Handfunktion, um den Rollstuhl anzurollen, das Rad ruckartig nach hinten zu rollen und abzustoppen, Gleichgewichtsreaktionen und vieles mehr. Dies sind oft zu viele, gleichzeitige Anforderungen für einen MS-Patienten, von denen er eine oder mehrere nicht erfüllen kann.

Wann ist ein Rollstuhl empfehlenswert?

Der Rollstuhl ist für viele Patienten die gefürchtete Endstation. Jedoch sind die Erleichterung und die zusätzliche Unabhängigkeit, die der Rollstuhl bietet, für Patienten durchaus plausibel. Verbessert sich die Partizipation des Patienten mit einem Rollstuhl, dann ist es sinnvoll, dass er diesen benutzt. Allerdings besteht die Gefahr, dass der MS Betroffene dann weniger geht und so das Gehen nicht mehr trainiert wird. So muss genau abgewogen werden, wann und in welcher Situation ein Patient tatsächlich vom Rollstuhl profitiert. Im häuslichen Umfeld sollte so lange wie möglich auf den Rollstuhl verzichtet werden. Denn so positiv die Erleichterung durch den Rollstuhl für den Patienten sein mag, so groß ist auch die Gefahr, ihn aus Bequemlichkeit zu häufig zu benutzen (erlernter Nichtgebrauch).

Es sollte genau überlegt werden, wann und für welche Alltagssituation ein Rollstuhl sinnvoll ist. Denn erhaltene Gehfähigkeit ist ein wichtiger Prädiktor für den MS Verlauf (Berlit 2006).

Bei schwer betroffenen Patienten muss, z. B. aufgrund einer entsprechenden Asymmetrie, ein Schalenrollstuhl individuell angepasst werden.

Merke

Checkliste: Rollstuhlversorgung

- *Vollgummi-Lenkräder:* für Innenraumrollstühle, da sie leichter drehen und der Rollwiderstand geringer ist.
- *Luftreifen:* für den Außenbereich zur Dämpfung von Erschütterungen. Sie sollten gleich stark aufgepumpt sein.
- *Fußstützen:* mit ausreichender Auflagefläche (► Abb. 3.23), keine Fußstützen, wie sie für Rollstühle von Patienten mit Querschnittlähmung verwendet werden. Fußstützen sollten leicht abnehmbar sein.
- *Beinstützen:* schwenkbar und abnehmbar; sie werden der individuellen Beinlänge des Patienten angepasst. Zu hoch eingestellte Fußstützen erhöhen den Druck auf die Tuber und damit die Dekubitusgefahr.
- *Seitenteile:* Sie sollten leicht abnehmbar sein.
- *Sitzbreite:* zwischen Trochanter major und Seitenteil bleibt 1 cm Zwischenraum. Schmale Rollstühle sind leichter zu lenken und für schmale Durchfahrten besser geeignet. Der notwendige Kraftaufwand für das Antreiben des Rollstuhls ist geringer, wenn die Arme körpernah eingesetzt werden können.
- *Sitztiefe:* Sie orientiert sich an der Länge des Patientenoberschenkels, bis zur Kniekehle bleibt ein Freiraum von ca. 4–6 cm.
- *Radachse:* Vorsicht bei zu ventraler Radachse, da größere Kippgefahr (Ausnahme: Sportrollstuhl).
- *Rückenlehne:* feste Rückenlehnenbespannung, evtl. mit Lordoseunterstützung. Rückenlehnenhöhe so niedrig wie möglich, um Schultergürtel- und Armfreiheit zu ermöglichen; jedoch so hoch wie nötig, um entsprechende Sicherheit zu gewährleisten. Bei Rumpfinstabilität ist in der Regel eine möglichst hohe Rückenlehne erforderlich.
- *Armauflagen:* angepasst an die Oberarmlänge des Patienten, mindestens bis zum Ellbogen reichen (eher etwas höher).
- *Bremsen:* mit Fixierungsmöglichkeit und verlängertem Bremshebel, um Patienten das Feststellen der Bremse zu erleichtern. Eventuell Trommelbremsen, die eine größere Sicherheit gewährleisten und weniger Kraft erfordern. Funktionstest durchführen.
- *Material:* Faltrollstühle aus Aluminium sind besonders leicht und wendig, deshalb empfehlen sie sich besonders für MS-Patienten mit Paresen und eingeschränkter Beweglichkeit (Arme und Hände). Sie sollten zum Transport leicht zusammenklappbar sein und trotzdem über ausreichende Stabilität verfügen.

E-Motion-Antrieb

Der E-Motion-Antrieb ist ein kraftverstärkender Greifreifenantrieb, der für MS-Betroffene mit schwachen Armen sinnvoll sein kann, um weiter aktiv den Rollstuhl anzutreiben. Die Kraftverstärkung kann auch asymmetrisch sein, nämlich dann, wenn ein Arm stärker ist als der andere. Aber auch hier muss überlegt werden, ob der Antrieb eine Verbesserung im Alltag darstellt oder ob eine Reduktion des alltäglichen Trainings der Arme eher von Nachteil ist.

Rollstuhlfahren kann für MS-Patienten auch eine gute sportliche Betätigung sein.

E-Rollstuhl

Die Indikation für einen E-Rollstuhl muss gut überlegt werden. Solange der Patient seine Arme noch einsetzen kann, sollte nicht zu früh ein E-Rollstuhl verordnet werden, denn dieser kann auch zu Passivität und Verschlechterung der körperlichen Leistungsfähigkeit beitragen. Sollte jedoch ein Patient mit einem E-Rollstuhl deutlich mehr Teilehabe am täglichen Leben erreichen, dann ist ein E-Rollstuhl ein unerlässliches Hilfsmittel.

Rollstuhlvorspanne

Mit Rollstuhlvorspannen (▶ Abb. 3.24) können höhere Geschwindigkeiten erzielt und damit auch größere Strecken zurückgelegt werden. Auch Fahrräder können an den Rollstuhl angebracht werden, mit deren Hilfe Patienten nicht nur mit den Armen antreiben können, sondern auch mit den Beinen oder mit beiden Extremitäten.

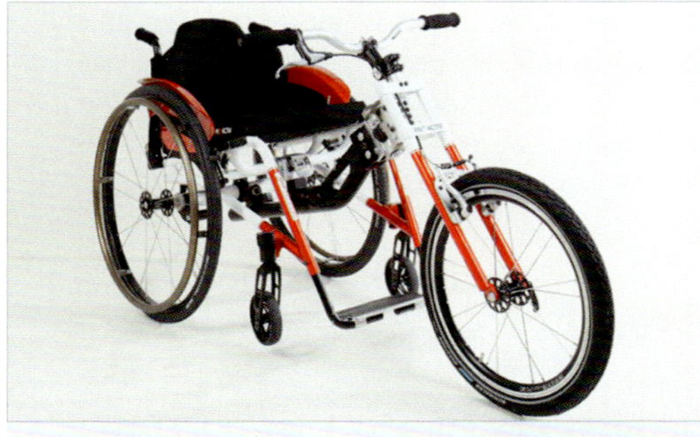

Abb. 3.24 Rollstuhlvorspanne. (Foto: Firma PRO ACTIV, Dotternhausen)

3.3 Literatur

Adamek-Münz W. Ergotherapie. In: Walter FL, Schönle PW, Hrsg. Neurologische Rehabilitation. Stuttgart: Gustav Fischer; 1997

Barrett CL, Mann GE, Taylor PN et al. A randomized trial to investigate the effects of functional electrical stimulation and therapeutic exercise on walking performance for people with multiple sclerosis. Mult Scler 2009; 15: 493–504

Berlit P. Memorix Neurologie. Stuttgart: Thieme; 2006

Dalgas U, Stenager E, Jakobsen J et al. Fatigue, mood and quality of life improve in MS patients after progressive resistance training. Mult Scler 2010; 16: 480–490

Dettmers C, Sulzmann M, Gütler R et al. Motorische Fatigue bei Multipler Sklerose. In: Penner I-K, Hrsg. Fatigue bei Multipler Sklerose. Grundlagen, Klinik, Diagnostik, Therapie. Bad Honnef: Hippocampus; 2009

Deutsche Gesellschaft für Neurologie (DGN), Hrsg. Leitlinien für Diagnostik und Therapie in der Neurologie. Kapitel Rehabilitation – Technische Hilfsmittel. Stand: September 2012. AWMF-Registernummer: 030/127. Berlin: DGN; 2012

Fries W. Rehabilitation zur Teilhabe. In: Fries W, Bauer C, Hrsg. Teilhaben! Neue Konzepte der NeuroRehabilitation; für eine erfolgreiche Rückkehr in Alltag und Beruf. Stuttgart: Thieme; 2007

Fries W, Pott C, Lojewski N. Üben oder Anpassen? Therapeutische Entscheidungen (Clinical Reasoning) in der Teilhabe-orientierten Rehabilitation. In: Fries W, Bauer C, Hrsg. Teilhaben! Neue Konzepte der NeuroRehabilitation; für eine erfolgreiche Rückkehr in Alltag und Beruf. Stuttgart: Thieme; 2007

Halper J, Ross AP. Challenges in the Treatment of Mobility Loss and Walking Impairment in Multiple Sclerosis. Int J MS Care 2010; 12: 13–16

Kramers de Quervain I, Stüssi E, Stacoff A. Ganganalyse beim Gehen und Laufen. Schweizerische Zeitschrift für Sportmedizin und Sporttraumatologie 2008; 56: 35–42

Lampe R, Mitternacht J, Schrödl S et al. Influence of orthopaedic-technical aid on the kinematics and kinetics of the knee joint of patients with neuro-orthopaedic diseases. Brain Dev 2004; 26: 219–226

Lamprecht S. Einsatz von Orthesen in der Neurorehabilitation. In: Schupp W, Elsner B. Sensomotorische Neurorehabilitation. Therapieoptionen und Versorgungsalltag: Erfahrungen zwischen Evidenz und Praxis. Bad Honnef: Hippocampus; 2017

Ludwig O, Quadflieg R, Koch M. Einfluss einer Sensomotorischen Einlage auf die Aktivität des M. peroneus longus in der Standphase. Dtsch Z Sportmed 2013; 2013: 77–82

Parry RH. Communication during goal-setting in physiotherapy treatment sessions. Clin Rehab 2004; 18: 668–682

Platz T, Roschka S. Rehabilitative Therapie bei Armlähmungen nach einem Schlaganfall. Patientenversion der Leitlinie der Deutschen Gesellschaft für Neurorehabilitation. Bad Honnef: Hippocampus; 2011

Perry J, Burnfield JM. Gait analysis. Normal and pathological function. 2nd ed. Thorofare, NJ: Slack; 2010

Pohl M, Mehrholz J, Ritschel C et al. Speed-dependent treadmill training in ambulatory hemiparetic stroke patients. A randomized controlled trial. Stroke 2002; 33: 553–558.

Samaei A, Bakhtiary AH, Hajihasani A et al., Uphill and Downhill Walking in Multiple Sclerosis. A Randomized Controlled Trial. Int J MS Care 2016; 18: 34–41

Schapiro RT. Managing the symptoms of multiple sclerosis. 5th ed. New York: Demos Medical Pub; 2007

Kapitel 4

Interdisziplinäre Zusammenarbeit

4

4 Interdisziplinäre Zusammenarbeit

Patienten wünschen sich häufig auch eine fundierte Beratung von ihren Therapeuten. Deshalb müssen Therapeuten über die therapeutischen Möglichkeiten verschiedener Berufsgruppen Bescheid wissen, insbesondere die Bereiche Physiotherapie, Ergotherapie und Logopädie überschneiden sich stark. Sporttherapeuten nehmen in der Therapie von MS-Betroffenen eine immer wichtigere Rolle ein, dabei ist die Schnittmenge zur Physiotherapie sehr groß. Neuropsychologie und Psychologie sind ebenso wichtige Berufsgruppen, die in der Therapie von MS-Betroffenen unabdingbar dazugehören (▶ Abb. 4.1). Der zentrale Punkt der interdisziplinären Zusammenarbeit ist das Festlegen eines Rehabilitationszieles auf partizipativer Ebene (Kap. 5). Der Therapeut vereinbart dieses Ziel zusammen mit dem Patienten und dessen Angehörigen.

Absprachen sollten jedoch nicht nur zwischen den verschiedenen Berufsgruppen getroffen werden, sondern auch zwischen ambulant und stationär arbeitenden Kollegen erfolgen. Leider wird von Kollegen im ambulanten Bereich eher selten ein Behandlungsbericht an die in der stationären Rehabilitation arbeitenden Kollegen mitgegeben. Genauso wird der Therapiebericht aus der Rehabilitationsklinik selten an die behandelnden Therapeuten weitergeleitet. Darüber hinaus mangelt es vor allem bei ambulanten Therapeuten häufig an standardisierten Tests und Assessments und generell an einer gemeinsamen Fachsprache.

In der Rehabilitation sollte weniger Wert auf vielfältige Therapieangebote gelegt werden und mehr spezifisch mit genügender Intensität am größten Problem bzw. am wichtigsten Alltagsziel gearbeitet werden.

Merke

- Im ambulanten Bereich sollten interdisziplinäre Absprachen, standardisierte Assessments und das Festlegen gemeinsamer Therapieziele verbessert werden.
- Das Schnittstellenmanagement bzw. die Absprachen zwischen ambulant und rehabilitativ arbeitenden Therapeuten sollten optimiert werden.
- Es muss spezifisch und intensiv genug am wichtigsten Alltagsziel gearbeitet werden (Kap. 1 Dosis-Wirkungs-Prinzip).

Das vorliegende Kapitel gibt einen Überblick über die Schnittstellen zwischen Physiotherapie, Sporttherapie, Ergotherapie, Logopädie, Psychologie und Neuropsychologie. Weitere Schwerpunkte des Kapitels sind die Schnittstellen zur Urologie und Orthopädietechnik. Die gezielte Therapie wird in Kap. 3 und Kap. 5 beschrieben.

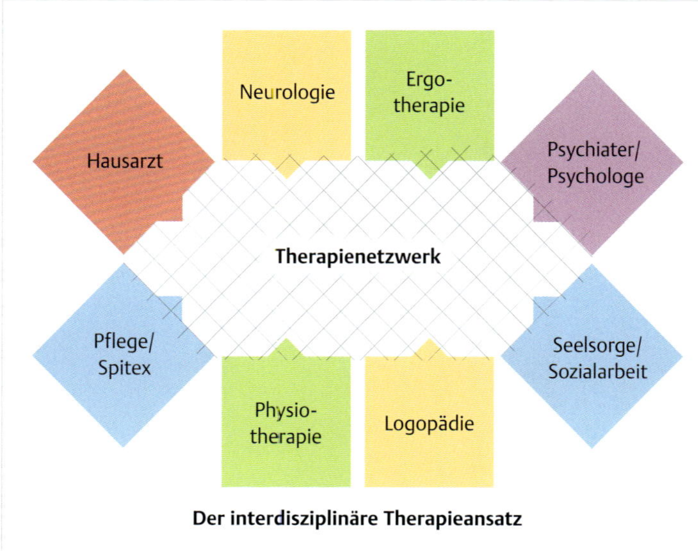

Abb. 4.1 Interdisziplinäre Zusammenarbeit.

4.1 Physiotherapie

In der Physiotherapie stehen die Gangrehabilitation, die Mobilität und das Gleichgewicht im Vordergrund (▶ Abb. 4.2). Gerade für Gangrehabilitation und Mobilität ist eine Zusammenarbeit mit spezialisierten Orthopädie- und Rehatechnikern wichtig. Bei der Zusammenarbeit mit Ergotherapeuten zeichnet sich in der stationären neurologischen Rehabilitation eine Tendenz zum „Neurotherapeuten" ab, das heißt Physiotherapeut und Ergotherapeut arbeiten zusammen in einer Abteilung, wobei sich ihre Tätigkeit nicht unterscheidet. Normalerweise gibt es Bereiche, um die sich die einzelnen Berufsgruppen speziell kümmern. Überschneidungen sind gewollt und sinnvoll, allerdings setzt dies eine gute Absprache voraus. Eine intensive Zusammenarbeit beider (aller) Berufsgruppen ist essenziell. In der Physiotherapie bestehen große Überschneidungen zur Sporttherapie. Sporttherapeuten sollten an spezifischen, alltagsorientierten Zielen im Bereich des medizinischen Trainings oder auch in der Gruppentherapie arbeiten. Das therapeutische Vorgehen bei MS wird in Kap. 3 und Kap. 5 und für die Sporttherapie auch in Kap. 7 beschrieben.

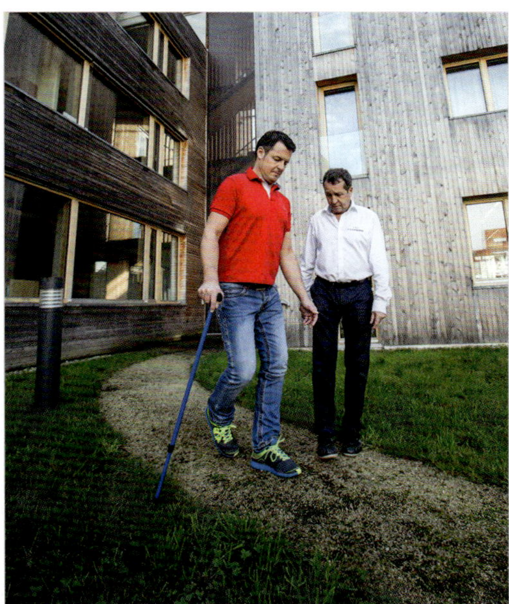

Abb. 4.2 Alltagsnahe Gangrehabilitation. (Foto: Sabine und Hans Lamprecht)

4.2 Ergotherapie

Schnittstellen zwischen Ergo- und Physiotherapie entstehen in erster Linie, wenn vor allem motorische und weniger kognitive Probleme des Patienten im Vordergrund der Rehabilitation stehen. Deshalb sollte in Absprache am wichtigsten (partizipativen) Therapieziel gearbeitet werden. Beim kognitiven Training ist die Zusammenarbeit zwischen Neuropsychologen und Ergotherapeuten unbedingt erforderlich. Oft sind die Sensibilitätsstörungen für die Aktivitäten des täglichen Lebens (ADL, activities of daily living) nicht wirklich relevant, wenn doch, dann sollte ein abgestimmtes Vorgehen gewährleistet sein (▶ Abb. 4.3). Bei der häuslichen Hilfsmittelberatung sind Ergotherapeuten zusammen mit Rehatechnikern gefragt (▶ Abb. 4.4). Es ist wichtig, dass sich die Berufsgruppen gegenseitig ergänzen und kooperativ zusammenarbeiten.

Das therapeutische Vorgehen in der motorischen Therapie und Alltagshilfsmittel werden in Kap. 3 behandelt. Kognitive Assessments und Therapie werden in Kap. 5.6 dargestellt.

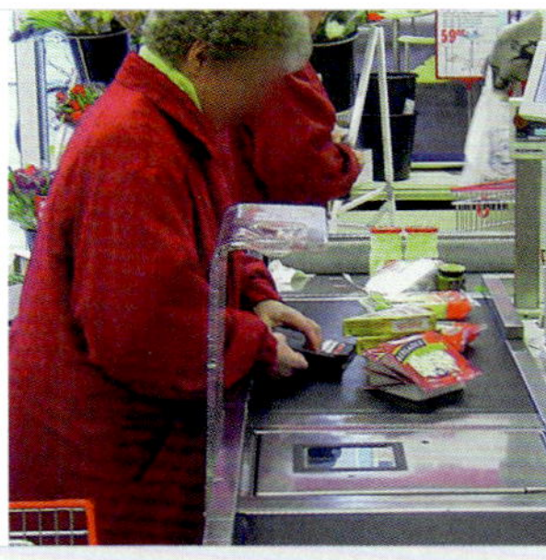

Abb. 4.3 Ergotherapie – ADL-Training. (Quelle: Fries W, Lössl H. Wagenhäuser, S, Hrsg. Teilhaben! Stuttgart: Thieme; 2007)

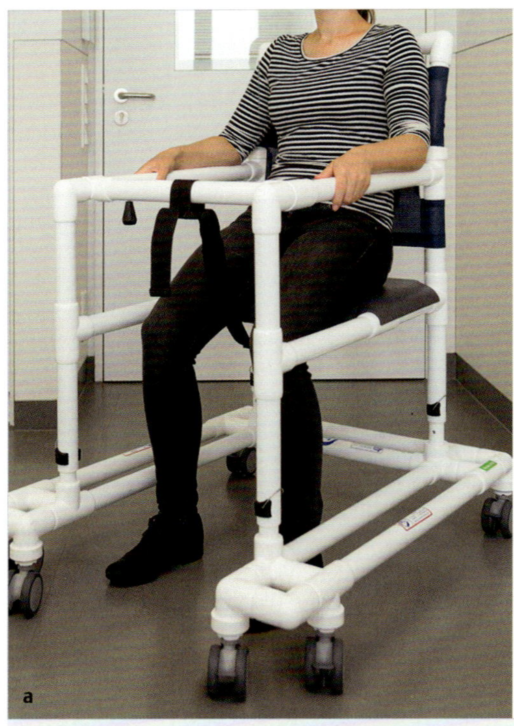

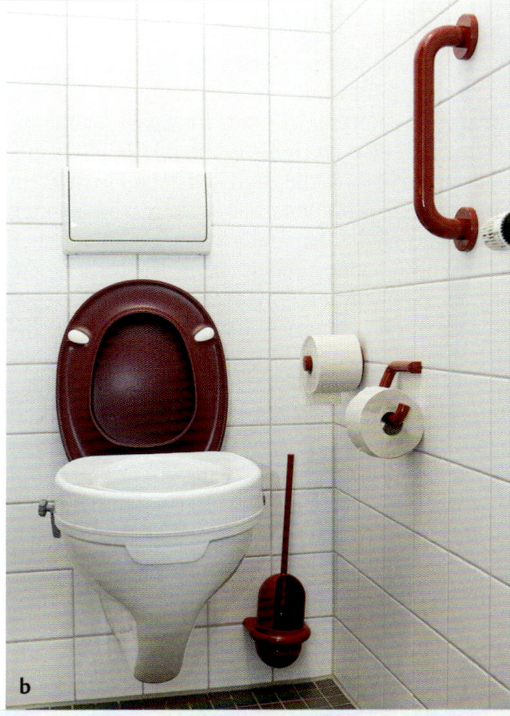

Abb. 4.4 Ergotherapie – häusliche Hilfsmittel. (Fotos: Kirsten Oborny/Thieme Gruppe)
a Duschstuhl
b Toilettensitzerhöhung

4.3 Sporttherapie

Unter dem Begriff Sporttherapeuten werden sowohl Sportwissenschaftler als auch nicht akademische Sporttherapeuten zusammengefasst. Häufig ist der Arbeitsbereich von beiden Berufsgruppen sehr ähnlich. Heutzutage sind Haupteinsatzorte von Sporttherapeuten meist Rehabilitationskliniken und -zentren. Dabei werden Sporttherapeuten auch in der medizinischen Trainingstherapie und in der Gruppentherapie eingesetzt. Letztere sollte sehr alltagsnah und dem Schweregrad entsprechend durchgeführt werden. Deshalb müssen die Gruppen am Rehaziel orientierte Inhalte haben.

Möglichkeiten der sportlichen Aktivität und Vorgehen in der medizinischen Trainingstherapie und in der Gruppentherapie werden in Kap. 7 besprochen.

4.4 Logopädie

Viele MS-Patienten haben Koordinationsstörungen im Bereich der Sprechmuskulatur. Die Dysarthrie – richtiger Dysarthrophonie – ist eine Sprechstörung, bei der Sprechatmung (Dyspneumie), Stimmgebung (Dysphonie) und vor allem die Artikulation (Dysarthrie) betroffen sind. Die skandierende Sprache ist typisch für MS-Patienten. Sie gehört zur klassischen Symptomentrias von Charcot (Zalpour 2014), der zerebelläre Läsionen zugrunde liegt.

Die skandierende Sprache äußert sich im raschen Aussprechen und Verschlucken von Silben und Wörtern. Die Sprache hat einen fast explosiven Charakter. Diese Störungen können logopädisch behandelt werden (Wehmeyer et al. 2014).

Kau- und Schluckstörungen sollten ebenfalls sehr fundiert behandelt werden (Bartolome et al. 2014). Leider wird Logopädie bei MS-Patienten oft vernachlässigt, deshalb sollten Physio- und Ergotherapeuten um die Möglichkeit der logopä-

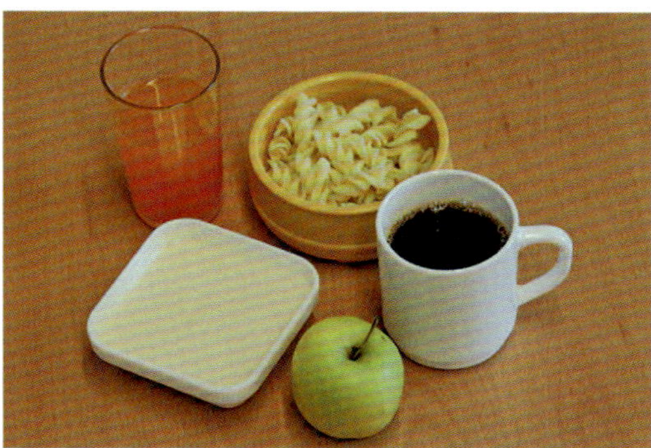

Abb. 4.5 Therapiekonzepte in der Dysphagietherapie – ein Überblick. (Quelle: Starrost U, Schilling B. Therapiekonzepte in der Dysphagietherapie – ein Überblick. neuroreha 2013; 4: 176–183)

dischen Behandlung bei MS wissen, und, wenn nötig, Logopädie empfehlen. Gerade bei schwer betroffenen MS-Patienten spielt die Dysphagietherapie durch spezialisierte Logopäden, idealerweise in Zusammenarbeit mit Physio- und Ergotherapeuten, Pflegenden und Angehörigen, eine entscheidende Rolle, um Pneumonien zu vermeiden und die Lebensqualität zu erhalten (▶ Abb. 4.5).

Sowohl beim Sprechen als auch beim Schlucken kann die motorische Fatigue eine Rolle spielen, was bedeutet, dass auch hier die Patienten ermüden und mit der Dauer des Sprechens bzw. des Essens diese Tätigkeiten zunehmend schwieriger werden. Deshalb können auch in diesem Bereich Therapieansätze sinnvoll sein, die auch bei motorischer Fatigue (Kap. 5) angewendet werden. Im Kap. 6 wird auf Schluckstörungen, Atemtherapie und Sprechtherapie eingegangen.

4.5 Orthopädietechnik – Rehatechnik

Die adäquate Hilfsmittelberatung wird von Orthopädie- und Rehatechnikern idealerweise in Absprache und in Zusammenarbeit mit Physio- und Ergotherapeuten durchgeführt. Die Bereiche Orthopädietechnik und Rehatechnik unterschieden sich voneinander. In Orthopädiehäuser werden diese Bereiche auch von unterschiedlich ausgebildeten Spezialisten betreut.

Die **Orthopädietechnik** beinhaltet:

- Schuhe – Schuhzurichtungen, wie z. B. eine Gleitspitze
- Orthesen und Fußheberhilfsmittel, wie z. B. Foot-Up (▶ Abb. 3.14), ATX® oder Walk on Reaction, Dynamic Walk, Neurodyn®
- Systeme zur funktionelle Elektrostimulation (FES)
- Prothesen, Mieder
- und vieles mehr

Im Bereich Orthopädietechnik sollte eine enge Zusammenarbeit mit Physiotherapeuten erfolgen.

Die **Rehatechnik** umfasst:

- Gehhilfsmittel (Stock, Gehwagen)
- Rollstuhlversorgung
- Anziehhilfen
- Esshilfen
- Alltagshilfen
- Wohnungsanpassung, z. B. WC, Badezimmer, Küche etc.

Vor allem in den Bereichen Anziehhilfen, Esshilfen, Alltagshilfen und Wohnraumanpassung haben Ergotherapeuten oft eine wertvolle Expertise. Deshalb ist sowohl eine Zusammenarbeit mit Physiotherapeuten und Rehatechnikern, z. B. bei der Rollstuhlversorgung oder bei Gehhilfsmitteln, als auch eine Zusammenarbeit mit Ergotherapeuten wichtig. Der spezifische Einsatz von Alltagshilfsmitteln und Orthesen wird in Kap. 3 und speziell für Schwerbetroffene in Kap. 6 behandelt.

4.6 Neuropsychologie – Kognitives Training

Neuropsychologen sind Psychologen, die sich auf neurokognitive Probleme spezialisiert haben. Die klinische Neuropsychologie beschäftigt sich mit der Diagnostik und Therapie von Änderungen im Verhalten und Erleben bei Patienten mit hirnorganischen Beeinträchtigungen.

Derartige Schädigungen spezifischer kognitiver Funktionen können bei Multipler Sklerose folgende Störungen beinhalten:

- zerebrale visuelle Wahrnehmungsstörungen
- Störungen der visuellen und akustischen Raumorientierung
- Störungen der Aufmerksamkeit
- Konzentrationsstörungen
- Störungen des logischen Denkens
- Gedächtnisstörungen
- exekutive Dysfunktionen
- zerebrale Sprach- und Sprechstörungen
- Störungen des emotionalen Erlebens und Verhaltens

4

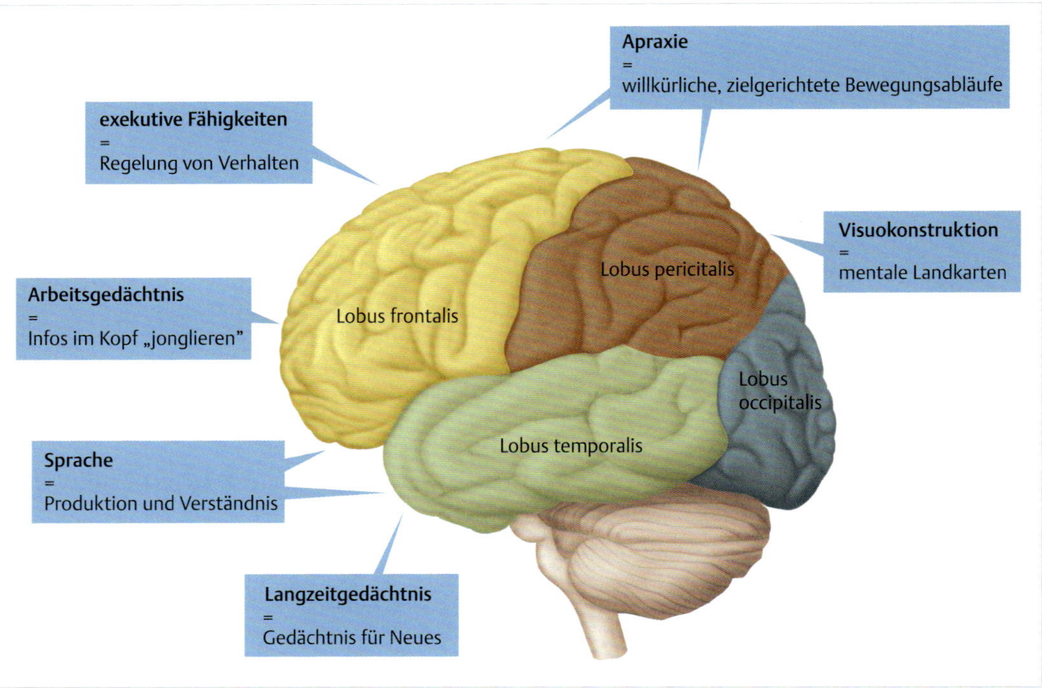

Abb. 4.6 Gehirnleistungen. (Quelle: Kerzendörfer, M, Gratzl, C, Weinig, C, Hrsg. Ergotherapie bei Multipler Sklerose. Stuttgart: Thieme; 2013)

Die Zusammenarbeit von Ergotherapeuten und Neuropsychologen ist im kognitiven Bereich besonders wichtig. In den neurologischen Rehakliniken sind in der Regel Neuropsychologen vor Ort, die zumindest die Diagnostik, aber oft auch die Therapie der neurokognitiven Probleme übernehmen. Empfehlenswert ist die Abklärung bzw. Diagnostik neurokognitiver Schädigungen durch Neuropsychologen. In der ambulanten Versorgung gibt es zu wenig niedergelassene Neuropsychologen, sodass das neurokognitive Training häufig von speziell geschulten Ergotherapeuten übernommen wird – idealerweise nach fundierter neuropsychologischer Diagnostik.

Die Therapie von kognitiven Problemen beinhaltet (Mattioli 2010, Campbell et al. 2016):

- Gedächtnistraining
- Aufmerksamkeitstraining
- kompensatorische Strategien: Notebooks, Listen, Organizer
- unterstützende Strategien: Zeit- und Energiemanagement

Die kognitive Therapie bei MS ist von wissenschaftlicher Seite her ein absolutes „Stiefkind". Es gibt Zahlen, dass über 80 % der MS-Erkrankten keine kognitive Therapie erhalten (Flachenecker et al. 2008). Dies ist erklärbar durch die Unterversorgung von ambulant tätigen und zugelassenen Neuropsychologen. Wenn eine Therapie erfolgt, dann in der Regel ein funktioneller Ansatz, also die Therapie spezifischer Aufmerksamkeitsparameter, oder ein kompensatorischer Ansatz beim häufig betroffenen episodischen Gedächtnis oder der reduzierten kognitiven Flexibilität.

Im kognitiven Bereich gibt es Schnittstellen von Neuropsychologie zur Berufstherapie, Ergotherapie und im sprachlichen Bereich zur Logopädie. Therapieansätze bei kognitiven Störungen werden in Kap. 5 behandelt.

4.7 Psychologie

Impulse und Unterstützung zur Krankheitsbewältigung erhalten MS-Patienten häufig zunächst durch Gespräche mit dem Partner, Familienmitgliedern und Freunden. Im weiteren Verlauf der Krankheit sind insbesondere andere MS-Betroffene und Selbsthilfegruppen für die Patienten hilfreich, sowie die Beratungsgespräche mit Ärzten, Therapeuten und Sozialarbeitern. Gegebenenfalls kann eine psychologische Betreuung des MS-Patienten notwendig sein:

- zur Krankheitsbewältigung
- für das Managen der familiären Situation (Partner, Kinder)
- für das Managen der beruflichen Situation (ggf. Arbeitsstelle informieren)
- zur Stressbewältigung etc.

Aus den oben genannten Gründen und vielen weiteren ist die psychologische Betreuung für MS-Patienten sehr zu empfehlen. Auf weitere psychische Probleme und deren Therapie in Zusammenhang mit MS-Patienten wird in Kap. 5 eingegangen.

4.8 Sozialberatung

Sozialarbeiter unterstützen und beraten insbesondere in den Bereichen Arbeit und Beruf, hinsichtlich Leistungen der Kranken- und Pflegeversicherung sowie der Rentenversicherung, Grundsicherung, Schwerbehindertenausweis, Beratung und Unterstützung für Pflegende und pflegebedürftige Erkrankte, barrierefreies Wohnen, Mobilität und Reisen und auch in finanziellen Notlagen sind Sozialarbeiter wichtige Ansprechpartner. Sachkundige Beratung durch Sozialarbeiter oder Sozialpädagogen findet man auch in den Landesverbänden der DMSG.

4.9 Urologie

Bis zu 90 % der MS-Patienten leiden unter Blasenproblemen (Manski 2017). Dadurch können sich erhebliche Einschränkungen der Lebensqualität und der Partizipation ergeben. Trotzdem bleiben etwa 45 % der MS-Patienten mit Blasenstörungen ohne adäquate Therapie (Flachenecker et al. 2008). MS-Patienten sollen sich möglichst früh bei Urologen vorstellen, die auf neurologische Blasenprobleme spezialisiert sind, oder einen Neurourologen aufsuchen. Viele Blasenprobleme sind medikamentös behandelbar. Bei unbehandelten Blasenproblemen kann es im Laufe der Zeit zu ernstzunehmende Schädigungen von Blase und Niere kommen.

Bei MS-Patienten unterscheidet man vor allem 2 Blasenfunktionsstörungen:

- Detrusorhyperreflexie (Reflexblase)
- Detrusor-Sphinkter-Dyssynergie

Blasenprobleme und deren Therapie sind in Kap. 5 dargestellt.

Auch hinsichtlich der Therapie und Beratung bei sexuellen Dysfunktionen gibt es bei MS-Patienten deutliche Defizite. 86 % der Patienten gaben an, dass ein Bedarf an Beratung bei sexuellen Dysfunktionen bestehe, aber nur ein Drittel der Männer und ein Zehntel der Frauen erhalten Unterstützung durch Ärzte (Kip et al. 2016).

Zusammenfassung

- Der Ausbau der interdisziplinären Zusammenarbeit ist besonders im ambulanten Bereich, aber auch in der stationären Rehabilitation notwendig.
- In der Therapie von MS-Patienten ergeben sich unter anderem Schnittstellen zwischen Physiotherapie, Sporttherapie, Ergotherapie, Logopädie, Psychologie und Neuropsychologie oder auch hinsichtlich sozialer und sozialrechtlicher Beratung.
- Da viele MS-Patienten unter Funktionsstörungen der Blase leiden, ergibt sich auch eine Schnittstelle zur Urologie. Häufig auftretende Blasenstörungen sind: Detrusorhyperreflexie und Detrusor-Sphinkter-Dyssynergie. Diese sollten frühzeitig behandelt werden.
- Hilfsmittelversorgungen und notwendige Anpassungen erfolgen in Zusammenarbeit mit Orthopädie- bzw. Rehatechnikern und spezialisierten Therapeuten.

4.10 Literatur

Adamek-Münz W. Ergotherapie. In: Walter FL, Schönle PW, Hrsg. Neurologische Rehabilitation. Stuttgart: Gustav Fischer; 1997

Bartolome G. Neurogene Dysphagie. Zur Frage des Zusammenhangs zwischen neurogener Dysphagie und Beeinträchtigungen nichtsprachlicher, parasprachlicher und sprechmotorischer Willkürfunktionen [Dissertation]. München: LMU München; 2004

Bartolome G, Schröter-Morasch H, Buchholz D et al. Schluckstörungen. Diagnostik und Rehabilitation. München: Urban & Fischer; 2014

Bauer HJ, Kesselring J. Medizinische Rehabilitation und Nachsorge bei Multipler Sklerose. Stuttgart: Fischer; 1995

Campbell J, Langdon D, Cercignani M et al. A Randomised Controlled Trial of Efficacy of Cognitive Rehabilitation in Multiple Sclerosis. A Cognitive, Behavioural, and MRI Study. Neural Plast 2016; 2016: 4292585

Flachenecker P, Stuke K, Elias W et al. Multiple sclerosis registry in Germany. Results of the extension phase 2005/2006. Dtsch Arztbl Int 2008; 105: 113–119

Grötzbach H. Rehabilitation bei Sprach- und Sprechstörungen: Grundlagen und Management. In: Frommelt P, Lösslein H, Hrsg. Neurorehabilitation. Ein Praxisbuch für interdisziplinäre Teams. Berlin: Springer; 2010

Manski D. Online-Urologielehrbuch. 2017. Im Internet: www.urologielehrbuch.de; Stand: 15.05.2018

Mattioli F, Stampatori C, Zanotti D et al., Efficacy and specificity of intensive cognitive rehabilitation of attention and executive functions in multiple sclerosis. J Neurol Sci 2010; 288: 101–105

Kip M, Talaschus A, Penner IK. Symptomatische Therapie und Rehabilitation körperlicher und kognitiver Symptome. In: Schönfelder T, Kip M, Bleß HH. Weißbuch Multiple Sklerose. Versorgungssituation in Deutschland. Kap. 4.2. Heidelberg: Springer; 2016. Im Internet: http://www.doabooks.org/doab?func=fulltext&rid=20186; Stand 07.05.2018.

Wehmeyer M, Grötzbach H. Dysarthrophonie. In: Schneider B, Wehmeyer M, Grötzbach H. Aphasie. Wege aus dem Sprachdschungel. Berlin: Springer; 2014

Zalpour C. Springer Lexikon Physiotherapie. 2. Aufl. Berlin: Springer; 2014

Kapitel 5

Therapie

5 Therapie

In diesem Kapitel wird auf die Untersuchung wichtiger Hauptsymptome der MS, deren Pathophysiologie und Therapieansätze eingegangen.

In Bezug auf die Häufigkeit der Symptome gibt es sehr unterschiedliche Angaben. Zudem unterscheidet sich die Häufigkeit der Symptome der MS, je nachdem ob sie zu Beginn der Erkrankung oder erst in ihrem Verlauf auftreten.

Im Multiple Sklerose Register der DMSG wird nicht nach Schwächen und Paresen bei MS-Patienten gefragt. Im Schweizer MS-Register dagegen steht: „Fast zwei Drittel (der Patienten) geben Gefühlsstörungen an, die sich als Kribbeln, leichte Taubheit oder komplette Lähmung äußern können. Betroffene mit Sehstörungen berichten von Flecken im Sehfeld, abnehmender Sehkraft und von Doppelbildern. Besonders zu erwähnen ist die Fatigue, eine bleierne Müdigkeit, die für Außenstehende unsichtbar ist, aber einem Drittel der MS-Betroffenen sehr zu schaffen macht.“ (Schweizerische Multiple Sklerose Gesellschaft 2018)

Mattle, Mumenthaler (2013) geben in einer Untersuchung bei 310 Patienten die Häufigkeit von MS-Symptomen an (▸ Tab. 5.1).

Die Schwierigkeit der therapeutischen Behandlung und Befundung besteht darin, dass viele Symptome oft gleichzeitig und mit völlig verschiedener Gewichtung auftreten können.

Die motorischen Hauptprobleme sind unter anderem Paresen, Spastik und Ataxie.

Natürlich gibt es beim Krankheitsbild MS deutlich mehr Symptome, die für den Betroffenen zudem im Alltag sehr relevant sein können. Neurokognitive Probleme oder psychische Probleme wie die Depression sind nicht weniger wichtig. Auch die neurogene Blasenproblematik, auf die im Kap. 5.8 eingegangen wird, und viele andere Symptome können vorkommen. In diesem Kapitel soll jedoch vor allem auf die motorischen Hauptsymptome eingegangen werden, wobei auch Fatigue und Sensibilitätsstörungen Beachtung finden.

5.1 Sensibilitätsstörungen

Während des Krankheitsverlaufs leiden 88 % der Patienten mit MS unter Sensibilitätsstörungen (Poser, Ritter 1980). Man unterscheidet zwischen Oberflächen- (Exterozeption) und Tiefensensibilität (Propriozeption).

Tab. 5.1 Häufigkeit von MS-Symptomen (Mattle, Mumenthaler 2013).

Symptom	Erstsymptom (%)	Symptom kumuliert im Verlauf der Krankheit (%)
Schwäche	22	89
Sensibilitätsstörungen	34	87
Ataxie	11	82
Miktionsstörungen	1	71
Müdigkeit/Fatigue	2	57
Krämpfe	1	52
Doppeltsehen	8	51
Visusstörungen	13	49
Darmprobleme	0	42
Dysarthrie	1	37
Schwindel	4	36
Gesichtsschmerzen	2	35
Gedächtnisstörungen	0	32
Kopfschmerzen	2	30
psychische Probleme	0	23
Hörstörungen	1	17
Gesichtslähmungen	1	16
Schluckstörungen	0	13
andere	2	38

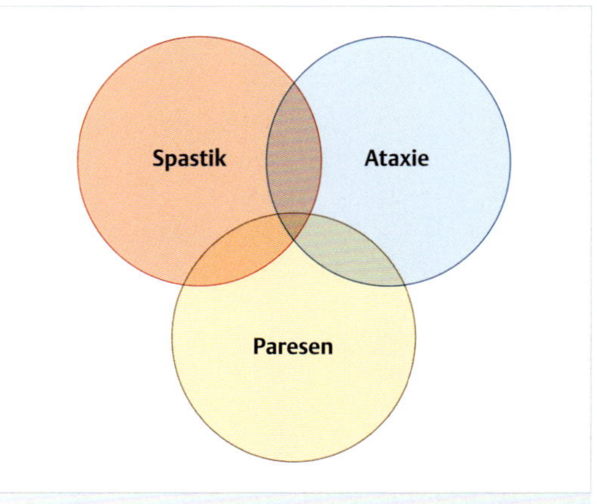

Abb. 5.1 Symptome.

Qualitäten der *Oberflächensensibilität* sind:

- Berührungs- und Druckempfinden
- Vibrationsempfinden
- Temperaturempfinden
- Schmerzempfinden

Unter *Tiefensensibilität* versteht man:

- Lageempfinden
- Kraftsinn
- Bewegungsempfinden

Nach Kesselring, Fierz (2005) können folgende Sensibilitätsstörungen auftreten:

- Störungen der Oberflächensensibilität (Temperatur, Taubheit, Unterscheidung spitz/stumpf, Anästhesie)
- Störungen des Vibrationssinns
- Störungen des Lagesinns, Lhermitte-Zeichen
- Parästhesien (Missempfindungen)

5.1.1 Pathophysiologie

Häufig werden Sensibilitätsstörungen zu Beginn der Erkrankung an den Fingerspitzen mit Ausbreitung bis zu den Unterarmen oder an den Zehen und Füßen angegeben. Ursache von Sensibilitätsstörungen sind unter anderem Plaques in den sensorischen Bahnen. Diese Plaques entstehen in den Hintersträngen des Rückenmarks häufiger als in den spinothalamischen Bahnen (McAlpine et al. 1972).

Merke

Hinterstränge

Hinterer (dorsaler) Abschnitt der weißen Rückenmarksubstanz (weiße Rückenmarksubstanz = Leitungsbahnen).

Spinothalamische Bahnen

Protopathische Bahnen (zuständig für Schmerz, Temperatur sowie Druck- und Tastempfinden), die aus der Peripherie kommen und zum Rückenmark aufsteigen. Im Rückenmark kreuzen sie und laufen als Tractus spinothalamicus im Vorderseitenstrang nach kranial zum Gehirn.

Sehr früh treten bei MS-Betroffenen Defizite im Lageempfinden auf. Dies bedeutet, dass die Propriozeption (Tiefensensibilität) betroffen ist. Dies kann über die Augen kompensiert werden. Defizite der Propriozeption der unteren Extremität führen zu typischen Gleichgewichtsproblemen, sobald die Betroffenen keine Möglichkeiten haben, diese mit den Augen zu kompensieren. Schwierigkeiten äußern sich z. B. in alltäglichen Situationen im Verkehr, wenn der Betroffene eine Straße überqueren möchte und nach links oder rechts schaut, oder auch beim Nach-oben-Blicken, beim Blick über die Schulter etc.

Das Lhermitte-Zeichen (Lhermitte et al. 1924) wird von den Patienten als elektrisierender Schmerz beschrieben, der bei Beugung des Nackens auftritt. Diese Schmerzen können auch in die Arme und/oder Beine ausstrahlen. „Wie wenn eine Flasche Sprudel über den Rücken geleert würde" (Kesselring, Fierz 2005, S. 111).

Therapeutisch kann man dieses Phänomen in Zusammenhang mit der von Butler (1998) und Elvey (1997) beschriebenen Neurotension bringen. Genauer ausgedrückt: Die durch Plaques und Vernarbungen im Spinalmark auftretende Mobilitätseinschränkung der spinalen Nervenbahnen könnten symptomatisch zum Lhermitte-Zeichen führen. In diesem Sinne kann auch ein Behandlungsansatz mit Nervenmobilisierung gesehen werden (▶ Abb. 5.2). Es ist essenziell, über das Lhermitte-Zeichen Bescheid zu wissen, damit diese Beschwerden nicht als orthopädische Symptome betrachtet werden und rein orthopädisch behandelt werden. Denn MS-Betroffene mit diesen Beschwerden gehen häufig zu Orthopäden oder orthopädisch orientierten Physiotherapeuten. Es besteht die Gefahr, dass diese Beschwerden dann als Halswirbelsäulensyndrome oder – wenn es Sensibilitätsstörungen der Beine sind – als Bandscheibenproblematik diagnostiziert werden und ggf. sogar zu einem operativen Vorgehen geraten wird.

Merke

Lhermitte-Zeichen

Das Lhermitte-Zeichen wird auch Nackenbeugezeichen genannt. Oft blitzartige, die Wirbelsäule (oder auch ausstrahlend in die Arme und/oder Bein) entlangziehende Schmerzen, die durch das Beugen der Halswirbelsäule ausgelöst werden (▶ Abb. 5.3). Bei einer kräftigen Nackenflexion kann es auch zu einer vorübergehenden Zunahme der spastischen Schwäche der Beine kommen (= McArdle-Zeichen) (Heisel 2007).

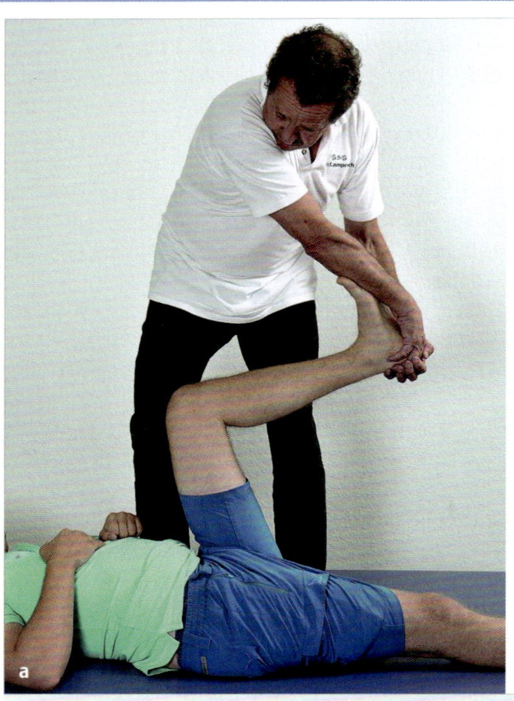

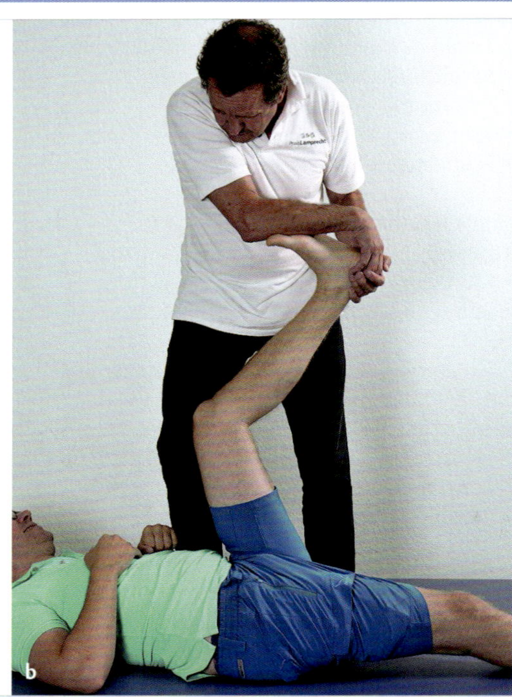

Abb. 5.2 Nervenmobilisierung. (Quelle: Lamprecht S, Lamprecht H. Training in der Neuroreha. Stuttgart: Thieme; 2016)
a ASTE.
b ESTE.

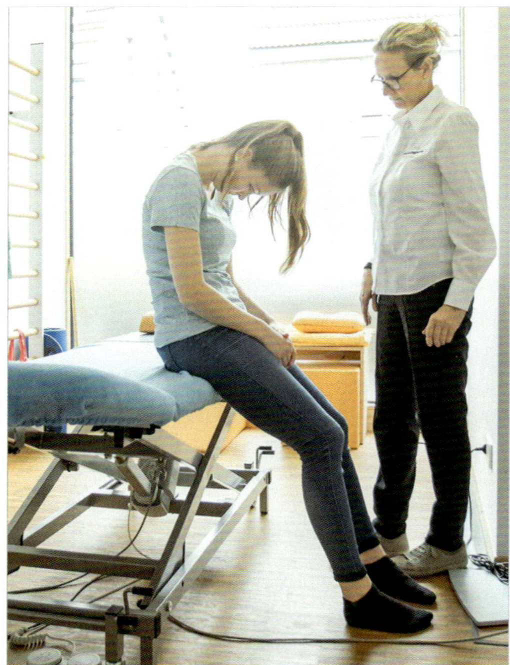

Abb. 5.3 Patient mit Flexion des Kopfes. (Foto: Sabine und Hans Lamprecht)

5.1.2 Therapeutische Befundung

Im ärztlichen Befund des Neurologen wird die Sensibilität oft sehr genau und differenziert geprüft. Deshalb ist es gut, sich anhand des neurologischen Befundes zu orientieren.

Berührungsempfinden: wird getestet z. B. mit den Fingerkuppen, einem Wattebausch oder Ähnlichem. Das Berührungsempfinden kann unterschiedlich sein, je nachdem ob ein stumpfer oder ein spitzer Gegensand benutzt wird. Oft ist der spitze Gegenstand besser zu spüren (z. B. Spitze eines Kugelschreibers).

Temperaturempfinden: Test von warm/kalt mit gleicher Qualität. Gleiche Qualität meint, dass der Therapeut den gleichen Gegenstand, das gleiche Medium für warm und kalt benutzt, z. B. ein mit kaltem und ein mit warmem Wasser gefülltes Glasgefäß.

Schmerzempfinden: Wird für gewöhnlich mit einem Nadelrad oder manuellen Reizen, z. B. Kneifen, überprüft.

Vibrationsempfinden (*Pallästhesie*): Eine 64-Hz-Stimmgabel (Rydel-Seiffer-Stimmgabel) wird auf einen Knochenpunkt (Großzehe, Malleolus, Patella, Spina iliaca anterior superior, Finger, Handgelenk, Ellenbogengelenk) gehalten. Die Beurteilungen erfolgt von 1/8 bis 8/8. Werte unter 6/8 gelten als pathologisch (Poeck, Hacke 2006).

Bewegungsempfinden/Lageempfinden: Der Therapeut bewegt passiv eine Extremität des Patienten. Anschließend gibt der Patient die Bewegungsrichtung an. Dies sollte frühzeitig distal an Fingern und Zehen geprüft werden. Das Lageempfinden ist bei MS-Patienten frühzeitig betroffen. Allerdings ist die Alltagsrelevanz dieser Störung zu hinterfragen. Meist spielt diese Störung beim Gleichgewicht eine Rolle, wenn die untere Extremität betroffen ist (Gleichgewicht trainieren (S. 51)).

Hypersensibilitäten können einschießende Spasmen auslösen. Hypersensibilitäten an den Füßen/Fußsohlen sind häufig im Alltag störend, z. B. beim Gehen oder auch beim Transfer. Hypersensibilitäten an den Händen treten selten auf, jedoch können Hypästhesien an den Fingerspitzen und Händen für feinmotorische Aktivitäten therapierelevant sein. Gegebenenfalls können diese Probleme über den Visus meist gut kompensiert werden.

5.1.3 Sensibilitätsskala

Innerhalb des „Basisprotokolls der Behinderung bei MS" (Kesselring, Fierz 2005) gibt es die sogenannten Functional Systems. Eines der „Functional Systems" ist die sensorische Funktion.

Eine einfache Möglichkeit, um das Ausmaß von Schmerzen zu überprüfen, bietet die numerische Schmerzskala (NRS = Numerische Rating Scale, ▸ Abb. 5.4). Hier gibt der Patient einen Schmerz zwischen 0 (kein Schmerz) und 10 (unerträglich) an. Diese Schmerzskala kann für eine Objektivierung von Sensibilitätsstörungen modifiziert angewendet werden. Die bekannte visuell-analoge Schmerzskala VAS kann genauso verwendet werden. Vorteil der VAS ist die Einteilung in Smileys und auf der Rückseite dann der Bezug zu Zahlen. Der Nachteil der VAS ist, dass man eine entsprechende Skala jeweils zur Hand haben muss.

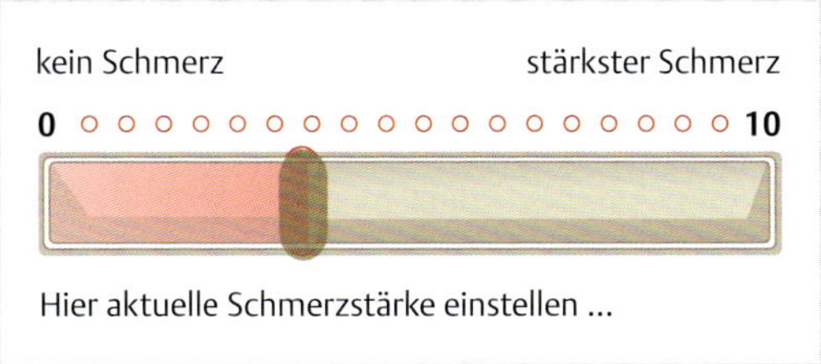

Abb. 5.4 Numerische Schmerzskala. (Quelle: Köther I. Altenpflege. 3. Aufl. Stuttgart: Thieme; 2016)

5.1.4 Medikamentöse Behandlung

Es gibt vielfältige Möglichkeiten, Sensibilitätsstörungen zu behandeln. Jedoch steht bei der medikamentösen Behandlung die Behandlung des Schmerzes im Vordergrund (Henze, Albrecht 2005).

5.1.5 Physio- und Ergotherapie

Hyperästhesien können durch Desensibilisierungen behandelt werden. Dabei sollte jedoch die alltagsnahe Zielsetzung beachtet werden, d. h. es gilt zu überprüfen, ob die Hyperästhesie für ein partizipatives Ziel und für den Alltag des Betroffenen relevant ist:

- *Taktile Reize:* Taktile Reize können sehr verschieden sein, es sollten jedoch bei Hyperästhesien meist starke Reize gesetzt werden, z. B. mechanische Reize durch einen Igelball, verschiedene Bürsten, Vibrationsgeräte und vieles mehr.
- *Thermische Reize:*
  - Wechselduschen, kalt duschen: Letzteres wird von Patienten oft als sehr effektiv empfunden. (Durch die Verbesserung der zentralen Nervenleitgeschwindigkeit bei Kälte können auch motorische Verbesserungen erzielt werden.) (Beenakker et al. 2001)
  - Eisbehandlung (Fuhrmann, Langner 1987)
- *Eisbäder:* Verschiedene Autoren berichten über gute Erfolge durch Ganzkörper-Eisbäder.
- *Techniken aus der Manuellen Therapie:*
  - Weichteiltechniken
  - Querdehnungen
  - mobilisierende Griffe/Massagen
  - Traktionen

Patienten mit Hypästhesien können mit Sensibilitätstraining behandelt werden. Dabei sollte der Patient verschiedene Materialien ohne Visus erkennen und differenzieren, z. B. Formen (z. B. spitz/stumpf) und Temperaturen. Auch hier können Eisanwendungen zu einer verbesserten Sensibilität führen.

5.2 Spastik

Spastik ist definiert als gestörte sensomotorische Kontrolle, die durch eine Verletzung des 1. Motoneurons verursacht wird und sich als intermittierende oder länger anhaltende unwillkürliche Muskelaktivierung präsentiert (Pandyan et al. 2009).

Spastik entsteht als Adaptation an eine Läsion deszendierender (absteigender) motorischer Bahnen (Dietz, Sinkjaer 2007).

Spastizität ist reflex- und geschwindigkeitsabhängig. Spastik darf aber nicht mit Veränderungen in der Muskulatur, an der Sehne oder Kapsel im Sinn eines adaptiven Phänomens respektive einer beginnenden Kontrakur verwechselt werden.

Spastik, insbesondere spinale Spastik, ist abhängig von:

- Bewegung bzw. fehlender Bewegung. In Ruhe kann spinale Spastik schneller und leichter ausgelöst werden. Es kommt eher und leichter zu einschießender Spastik und spinalen Automatismen. Beispielsweise nachts und gegen morgen.
- Emotionen (Angst, Ärger, Lachen)
- Tempo (Eile, Stress)
- Kälte
- Unsicherheit
- Lärm
- Schmerz
- Belastung
- Blase/Mastdarm

Die Aufzählung zeigt, dass Spastik keine fixe Größe ist, sondern einer Vielzahl von Einflussfaktoren unterliegt. Spastik kann sich in bestimmten Situationen deutlicher zeigen und stärker ausgeprägt sein als in anderen Situationen oder zu einem anderen Zeitpunkt.

5.2.1 Pathophysiologie

Spastik wird heute besser als Plussymptomatik des UMNS (Upper Motor Neuron Syndrom) beschrieben. Bei einer Spastik von MS-Patienten liegen die Plaques häufig im Verlauf der Pyramidenbahn bzw. des 1. Motoneurons und oft direkt im Rückenmark. Die Schädigung führt neurophysiologisch zu einer erhöhten Reflexaktivität, da inhibitorische Einflüsse von zentral fehlen. Spastik entsteht als Adaptation an eine Läsion deszendierender motorischer Bahnen (Dietz, Sinkjaer 2007).

Merke

Pyramidenbahn
Motorische absteigende Leitungsbahn, die in den motorischen Zellen der Großhirnrinde entspringt und bis zum 2. Motoneuron im Vorderhorn des Rückenmarks läuft.

Fehlende, vor allem fehlende endgradige Bewegung führt zu einer intrinsischen Veränderung des Muskels und es kommt zu einer Verkürzung der Muskeln und Sehnen (Dietz 1987, Dietz 2013). Dies ist klar von der Spastizität zu unterscheiden.

Bei dieser Schädigung des 1. Motoneurons (UMNS) kommt es häufig auch zu einer höheren Empfindlichkeit der Hautafferenzen, die die Erregung von α-Motoneuronen zur Folge haben (Benecke et al. 1984).

„Das Zustandekommen von Spastik ist letztlich noch nicht geklärt." (Paulig 2002, S. 99)

5.2.2 Komponenten der spastischen Tonuserhöhung

1. Die neuronale Komponente ist das UMNS = Upper Motor Neuron Syndrom = Schädigung des 1. Motoneurons. Diese führt zu Hyperreflexie (phasische und tonische Dehnungsreflexe, monosynaptischer Reflex auf spinaler Ebene) und beruht auf der Schädigung der kortikospinalen Bahn.
2. Zunahme des Muskelwiderstandess durch viskoelastischen Widerstand oder auch Bindegewebswiderstand: Bänder, Kapseln etc.

Die Zunahme des viskoelastischen Widerstands führt zu:

- einer Änderung der Muskelfasertypen
- Viskositätsveränderung
- Sarkomerverlust
- Verkürzung der Muskelsehnen-Einheit und / oder des Bindegewebes des Muskels, der Faszie und der Sehne
- Verkürzung dieser Strukturen durch mangelnde (endgradige) Bewegung

Der muskuläre Widerstand bei passiven Bewegungen hängt ab von einer (Fries, Freivogel 2010):

- neuronalen Komponente = UMNS
- biomechanischen Komponente

Merke

Meist besteht eine Mischung aus neuronaler und biomechanischer Komponente.

5.2.3 Unterschied zerebrale – spinale Spastik

Vom therapeutischen Ansatz her muss man eine zerebrale Spastik von einer spinalen unterscheiden (Trepel 2015).

Zerebrale Spastik

Die zerebrale Spastik entsteht durch eine supraspinale Läsion wie beispielsweise beim Schlaganfall.

Spinale Spastik

Hier liegt die Schädigung auf Rückenmarkshöhe. Diese Form der Spastik besteht bei MS-Patienten häufig. Trepel beschreibt die Pathophysiologie der spinalen Spastik so: Durch die Zerstörung der absteigenden Bahnen werden synaptische Kontakte an den Motoneuronen des Vorderhorns frei. Afferenzen, die über die Hinterwurzeln eintreten, sprossen aus und besetzen die frei gewordenen Stellen an den Motoneuronen (Vorderhorn) mit neuen Synapsen (Trepel 2015).

Ein Dehnreiz im Muskel führt deshalb zu einer wesentlich stärkeren Aktivierung des Motoneurons, als dies bei Gesunden der Fall wäre. Bereits kleinste (Dehn)Reize können zur reflektorischen Kontraktion des Muskels führen. Dies erklärt, dass bei der spinalen Spastik der Ruhetonus der Muskulatur oft normal sein kann und die Tonuserhöhung erst bei aktiver oder auch passiver Bewegung und anderen Reizen auftritt.

„Bei Muskelspasmen handelt es sich um unwillkürliche, reversible, länger anhaltende Verspannungen eines Muskels oder von Muskelgruppen, die insbesondere nach Schädigung des Rückenmarks auftreten. Spasmen und spinale Automatismen können spontan auftreten oder durch Willkürbewegungen, Hautreize, emotionale Erregung und gesteigerten Blasendruck ausgelöst werden.“ (Thilmann 1999, S. 185)

Bei MS sind häufig Plaques im Spinalmark zu finden, sodass oft von einer spinalen Form der Spastizität ausgegangen werden kann.

Spastik bzw. einschießende Spastik an sich verursacht primär keine Schmerzen!

Zusammenfassung

Spastik und das UMNS

Heute wird die Spastik als Plussymptomatik (▸ Tab. 5.2) des UMNS gesehen. Das UMNS (= Upper Motor Neuron Syndrom) beschreibt eine Schädigung des 1. Motoneurons. Diese Schädigung kann zerebral sein oder im Verlauf der Pyramidenbahn und wie bei MS häufig im Rückenmark (= spinale Spastik) vorkommen. Das UMNS (Schädigung des 1. Motoneurons) führt immer zu einer Reflexerhöhung (= Plussymptomatik) und *kann* zu einer mehr oder weniger starken Spastik führen. Das UMNS führt als Minussymptomatik (▸ Tab. 5.2) immer zu den *funktionell viel relevanteren Schwächen* bzw. Paresen (Jackson 1873).

5.2.4 Therapeutische Befundung

Die Objektivierung der Spastik ist auf Funktionsebene durch Skalen bedingt möglich. Die Ashworth-Skala ist dabei nicht die aussagekräftigste, jedoch die bekannteste Skala. Eine aussagekräftigere Skala ist die Tardieu-Skala, die die geschwindigkeitsabhängige Komponente effektiver darstellt.

Spastikskala nach Ashworth

Spastik wird meist unabhängig von der Genese mittels der Spastikskala nach Ashworth (▸ Tab. 5.3) gemessen. Heutzutage wird vor allem die von Bohannon, Smith (1987) modifizierte Ashworth-Skala (▸ Tab. 5.4) verwendet. Getestet wird in der Regel die Flexion/Extension aller großen Extremitätengelenke. Der Test dauert nur wenige Minuten (Bohannon, Smith 1987). Er eignet sich nicht zur Verlaufsdokumentation.

Tab. 5.2 Plus- und Minussymptomatik bei UMNS

Plussymptomatik	Minussymptomatik
Spastizität	Parese/Schwäche/Plegie
Klonus	Feinmotorikstörung
gesteigerte Reflexe	Verlangsamung
Zeichen nach Babinski	(vermehrte Anstrengung, rasche Erschöpfbarkeit)

5

Tab. 5.3 Ashworth-Skala

Grad	Beschreibung
0	normaler Muskeltonus
1	geringe Tonuserhöhung
2	leichte Tonuserhöhung, plötzliches Einsetzen der Tonuserhöhung, geringer Widerstand über den ganzen Bewegungsweg
3	mäßiggradige Tonuserhöhung, passive Bewegung ist möglich
4	erhebliche Tonuserhöhung, passive(schnelle) Bewegung schwierig
5	betroffene Gliedmaße in rigider Fixierung

Tab. 5.4 Modifizierte Ashworth-Skala (MAS)

Grad	Beschreibung
0	keine Tonuserhöhung
1	leichte Tonuserhöhung, die an einen „catch and release" erkennbar wird oder einen minimalen Widerstand am Ende des Bewegungsausmaßes, wenn die Extremität in Extension und Flexion bewegt wird
2	leichte Tonuserhöhung, die an einem „catch" erkennbar wird, der gefolgt wird von einem minimalen Widerstand durch den restlichen (weniger als die Hälfte) Bewegungsweg
3	stärker ausgeprägten Widerstand durch die meisten Anteile des Bewegungswegs, die betroffene Gliedmaße ist aber leicht beweglich
4	erhebliche Erhöhung des Muskeltonus, passive Bewegung ist schwierig

Tardieu-Skala

Deutlich aussagefähiger ist die Tardieu-Skala (► Tab. 5.5). Diese Skala berücksichtigt die Geschwindigkeitsabhängigkeit von Spastik und kann damit auch klarer zwischen Spastizität und intrinsischen Veränderungen in der Muskulatur bzw. bei Kontrakturen unterscheiden (Patrick, Ada 2006).

Der Patient liegt entspannt auf dem Rücken. Es wird erst sehr langsam bewegt (V1) und dann so schnell wie möglich (V2). Je größer der Unterschied zwischen V1 und V2, desto größer die Spastik.

Die untere Extremität zeigt deutlich mehr Plussymptomatik und auch im Alltag mehr Probleme mit einschießender Spastik. Eine Spastik der oberen Extremität, die mit der von Schlaganfallpatienten vergleichbar ist, ist bei MS-Patienten nicht zu finden. Der Grund dafür könnte sein, dass MS-Betroffene meist von einer spinalen Spastik betroffen sind und diese vor allem die untere Extremität betrifft. Wichtig ist hervorzuheben, dass die Plussymptomatik (Spastik) nur bei klarer Zielsetzung und eher bei schwer betroffenen Patienten behandelt werden muss. Ziele sind dabei oft auch nur eine Reduktion der Schmerzen oder auch pflegerische Ziele.

Tab. 5.5 Tardieu-Skala

Grad	Beschreibung
0	kein Widerstand durch das volle Bewegungsausmaß
1	leichter Widerstand während der passiven Bewegung, ohne klaren Stopp in einer Winkelstellung
2	klarer Stopp in einer Winkelstellung, die die passive Bewegung unterbricht, dann aber nachlässt
3	erschöpflicher Klonus in einer Winkelstellung (der kürzer als 10 s dauert, wenn die Position gehalten wird)
4	unerschöpflicher Klonus in einer Winkelstellung (der länger als 10 s dauert, wenn die Position gehalten wird)

Merke

Bei den meisten MS-Betroffenen ist funktionell die Minussymptomatik relevant für die Probleme bei Alltagsaktivitäten. Dies gilt auch für die obere Extremität.

Klonustest

Im praktischen Alltag eignet sich als Schnelltest der Klonustest am Fuß sehr gut. Besonders bei leicht bis mittelschwer Betroffenen (EDSS bis 6) kann er eine Hilfe sein, um sich schnell ein Bild darüber zu verschaffen, welches Bein mehr betroffen ist oder auch wo primär eine Schädigung des 1. Motoneurons zu finden ist. So ist dann auch an dem Bein, an dem der stärkere Klonus zu erkennen ist, meist auch die Minussymptomatik (= Parese) vorhanden. Auch bei dezenter Spastik zeigt sich oft schon sehr früh ein positiver Klonustest. (Ist die Wadenmuskulatur nicht mehr kontraktionsfähig oder bestehen Kontrakturen im oberen

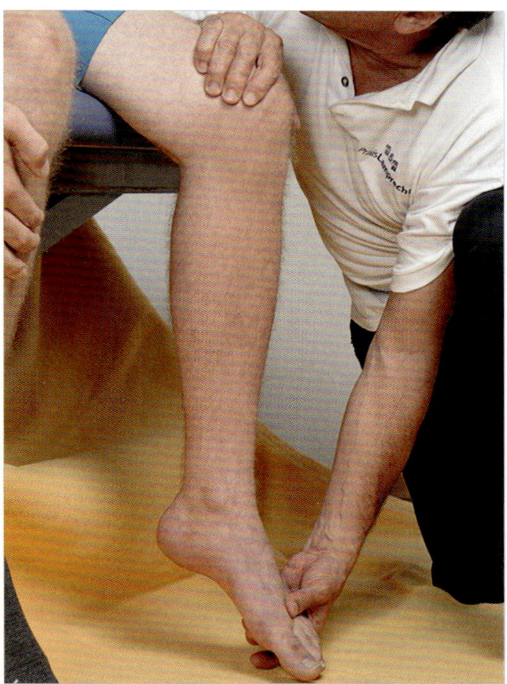

Abb. 5.5 Klonustest ASTE. (Quelle: Lamprecht S, Lamprecht H. Training in der Neuroreha. Stuttgart: Thieme; 2016)

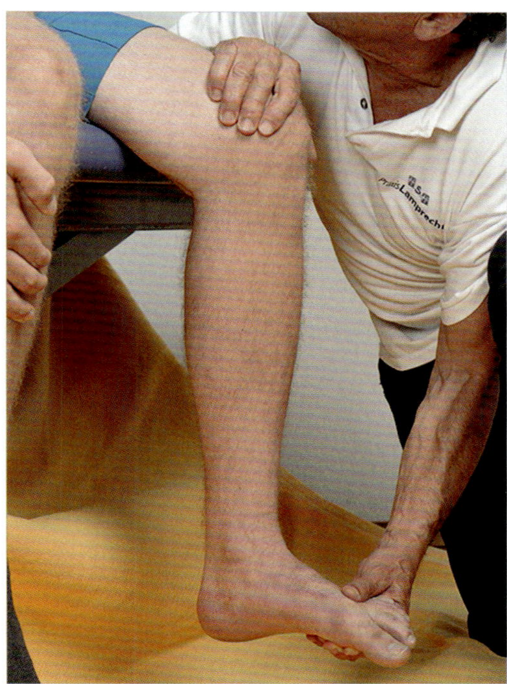

Abb. 5.6 Klonustest ESTE. (Quelle: Lamprecht S, Lamprecht H. Training in der Neuroreha. Stuttgart: Thieme; 2016)

Sprunggelenk kann trotz bestehender Spastik der Klonus nicht mehr auslösbar sein.)

Bei sehr dezenter Spastik kann ein Klonus eventuell nur einmal kurz auslösbar sein.

Man unterscheidet erschöpflichen und unerschöpflichen Klonus. Von *unerschöpflichem Klonus* spricht man, wenn die rhythmische Kontraktion der Wadenmuskulatur als erhöhter Muskelspindelreflex auf Dehnung permanent besteht. Dies zeigt eine deutlichere Schädigung des 1. Montoneurons und damit eine stärkere Spastik (Plussymptomatik) wie auch eine deutlichere Schwäche (Minussymptomatik). Ein *erschöpflicher Klonus* besteht nicht permanent. Dies bedeutet, dass die Reaktion nachlässt.

Ausführung

Der Untersucher greift flächig mit der Hand an den Vorfuß. (Die andere Hand des Therapeuten liegt auf dem Oberschenkel des Patienten, um das Hochkommen des Beines zu vermeiden). Mit einer schnellen Bewegung wird der Vorfuß nach oben gezogen, dadurch entsteht eine Dehnung der Wadenmuskulatur (▶ Abb. 5.5, ▶ Abb. 5.6). Bei einer Schädigung des 1. Motoneurons reagiert die Wadenmuskulatur mit einer kleinen, wiederholten Kontraktion (Klonus), d. h. die Fußspitze geht repetitiv nach unten.

Merke

Der Therapeut achtet darauf, dass der Fuß frei hängt und dass die Ausgangsstellung des Patienten stabil ist.

Weitere Spastik-Assessments

Die Multiple Sclerosis Spasticity Scale (MSSS-88) ist ein sehr ausführlicher Fragebogen, der die Auswirkungen der Spastik auf die Lebensqualität bewertet (Hobart et al. 2006).

5.2.5 Streckspastik – Beugespastik

Für die Therapie ist die Unterscheidung von Streck- und Beugespastik entscheidend. Eine Flexionsspastik zeigt sich als Flucht- oder Schmerzreflex. Dies bedeutet, dass bei Fußsohlenkontakt sofort eine einschießende, beinflektierende Spastik auftritt. Dabei zeigt sich eine Flexion im Kniegelenk und oft auch eine Extension oder Flexion im Hüftgelenk (siehe ▶ Abb. 5.19, in 5.2.12).

Merke

Kann der Patient (auch mit Hilfsmittel) stehen oder gehen, obwohl die Gelenke in Flexion stehen, dann liegt keine Beugespastik vor.

Bei ausgeprägter Beugespastik ist keine Belastung der Fußsohle mehr möglich, dadurch sind die funktionellen Konsequenzen der Beugespastik schwerwiegend. Bei beidseitiger Beugespastik ist ein Transfer meist nur noch mit einem Lifter möglich. Selbstverständlich gibt es Übergangsphasen, in denen Streck- und Beugespastik nebeneinander vorhanden sind.

Beugespastik tritt in der Regel nur bei Patienten auf, die schon längere Zeit im Rollstuhl sitzen und nicht mehr gehen oder ausreichend lange stehen können. So ist es unbedingt erforderlich, gerade auch mit Rollstuhlpatienten täglich (möglichst 1 Stunde pro Tag) zu stehen, z. B. am Stehtisch/Standing (▶ Abb. 5.7).

Merke

Beugespastik kann durch regelmäßiges, am besten tägliches Stehen reduziert und vermieden werden.

5.2.6 Medikamentöse Behandlung – Auswirkung auf die Motorik

Spastik wird meist mit Baclofen (z. B. Lioresal®) oder Tizanidin (z. B. Sirdalud®) und anderen Medikamenten systemisch behandelt. Bei schwerer Spastik, besonders der Beine, kann Baclofen mittels intrathekalen Katheters direkt in den Spinalkanal gegeben werden. Die Vorteile einer intrathekalen Baclofen-Pumpe sind die Reduzierung

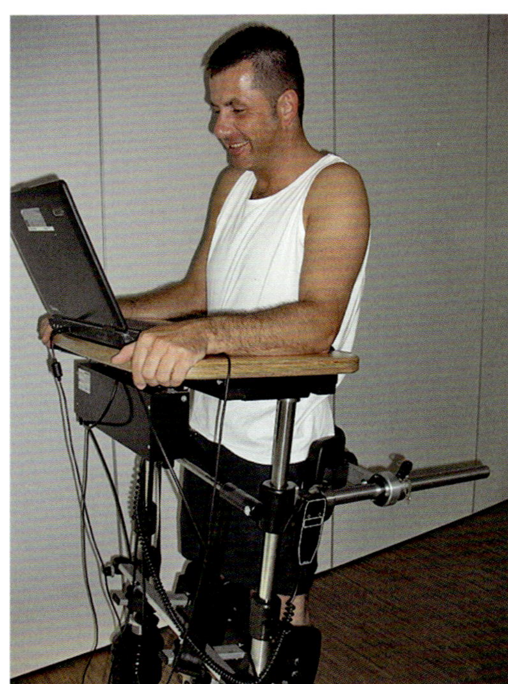

Abb. 5.7 Stehen im Stehtrainer (Quelle: Lamprecht S, Lamprecht H. Training in der Neuroreha. Stuttgart: Thieme; 2016)

der Nebenwirkungen wie Schwäche der gesamten Muskulatur und das Vermeiden von Müdigkeit (Ben Smail et al. 2006). Lokale Spastik, wie z. B. ein ausgeprägter Adduktorenspasmus, kann mit Botulinumtoxin behandelt werden (Hyman et al. 2000). Nach Botulinumtoxin-Injektion sollte zeitnah eine physiotherapeutische Therapie erfolgen (Giovannelli et al. 2007).

Wegen der Nebenwirkung Schwäche und Müdigkeit sollte eine systemische (orale) Gabe von Antispastika gut überlegt werden, wobei die Gabe von Antispastika am Abend differenziert gesehen werden, da viele Patienten durch vermehrt einschießende Spastik/spinale Automatismen in der Ruhe beim Nachtschlaf (besonders in den frühen Morgenstunden) gestört werden.

Merke

Zu beachten sind die Nebenwirkungen der Antispastika wie Müdigkeit und Schwäche aller Muskeln, auch der Atem-, Schluck- und Armmuskulatur etc., was für die Patienten deutliche Einschränkungen bedeuten kann. Deshalb wird eine systemische Anwendung von oralen Antispastika heute nicht mehr empfohlen.

Eine intrathekale Baclofen-Pumpe gibt das Antispastikum direkt in den Spinalkanal ab. Je nachdem, auf welcher Rückenmarkshöhe das Antispastikum gegeben wird, wirkt es nur auf die kaudale Muskulatur. (Da der Liquor nach unten abfließt und die Liquorzirkulation primär der Orthostase unterliegt.) So kann die intrathekale Baclofen-Pumpe sehr gezielt die oft stärker betroffene Muskulatur der unteren Extremität erreichen.

Eine intensive motorische Therapie, die die Minussymptome verbessert und damit nachhaltig funktionell zur Spastikreduktion (Verringerung der Plussymptomatik, ▶ Abb. 5.8) führt, sollte an erster Stelle stehen. Eine Verminderung der Spastik allein führt meist nicht zu einer Funktionsverbesserung (Hinderer, Gupta 1996, Ward 2002).

Die funktionellen Zusammenhänge zwischen Minussymptomatik (= Paresen) und Plussymptomatik (= Spastik) müssen berücksichtig werden. So kann Spastik als „Kompensationsmechanismus" auf Paresen/Schwäche gesehen werden. Oft fällt auf, dass Patienten nach der Gabe eines Antispastikums schlechter gehen. Dies muss auch bei der Anwendung von Botulinumtoxin beachtet werden.

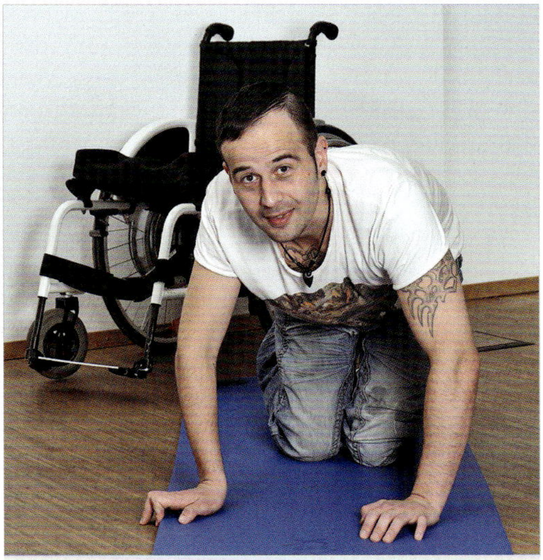

Abb. 5.8 Krabbeln senkt die Spastik bei gleichzeitiger funktioneller Aktivierung. (Quelle: Lamprecht S, Lamprecht H. Training in der Neuroreha. Stuttgart: Thieme; 2016)

Praxis

Beispiel

Oft sind die Hüftflexoren sehr schwach, gleichzeitig können jedoch die Hüftflexoren auch bei zu wenig Aktivität zu Beugespastik neigen. Gibt man jetzt in die Hüftflexoren Botulinumtoxin, dann können die Patienten das Bein nicht mehr nach vorne bringen und dann meist deutlich schlechter oder gar nicht mehr gehen. Auch in der therapeutischen Behandlung muss darauf geachtet werden, dass nicht primär Spastikreduktion, sondern besser Funktionstraining erfolgt (z. B. Gehen, Laufbandtraining, Stehtisch, Transfertraining etc.).

Merke

Spastikreduktion allein darf nicht das Ziel in der Therapie sein, vielmehr muss der Schwerpunkt auf Training von Alltagsaktivitäten ggf. mit gezielter Muskelkräftigung (im Sinne eines gezielten Kraftausdauertrainings) liegen.

5.2.7 Therapeutische Behandlungsgrundsätze

Wichtig ist, das Ziel der Spastiksenkung klar zu definieren und hinterher zu überprüfen:

Ziele können sein:

- Verbesserung der Motorik – dann sollte aktiv und funktionell trainiert werden
- Schmerzlinderung – dabei kann nach kritischer Prüfung auch passiv therapiert werden bzw. medikamentöse Therapie sehr hilfreich sein
- Erleichterung der Pflege – auch hier können ggf. passive Techniken zur Anwendung kommen, aber auch Hilfsmittel und eine medikamentöse Therapie

Spastizität kann therapeutisch sehr gut behandelt werden. Dabei kann und darf die Spastiksenkung (in der Regel) kein Behandlungsziel sein und sollte auch nicht vor der Aktivität erfolgen. Die Behandlung der Spastizität muss primär unter funktionellen Gesichtspunkten betrachtet werden (Dietz 2013).

Kurzfristige Tonuserhöhungen zu Beginn der Behandlung oder nach Ruhe lassen sich bei der spinalen Spastik oft nicht vermeiden. Die spinale Spastik reagiert empfindlicher auf verschiedene Reize und braucht deshalb Bewegung oder besser Aktivität. Es kann zu einschießenden Spasmen und/oder spinalen Automatismen kommen. Bei spinaler Spastik kann im Verlauf eine Beugespastik auftreten.

Merke

MS-Patienten zeigen oft eine spinale Spastik. Diese reagiert besonders positiv auf Bewegung und Aktivität. Spastik sollte als Reaktion (Kompensation) auf Schwächen gedeutet werden, deshalb sollte die schwache Muskulatur besser aktiv gezielt im Sinne eines Alltagstrainings trainiert werden.

Das Ziel der Spastikreduktion muss überprüft werden. Steht eine Verbesserung der Motorik im Vordergrund, muss aktiviert werden. Ist das Ziel eine Schmerzreduktion oder die Erleichterung der Pflege, können ggf. auch passive Techniken zur Anwendung kommen. Bei palliativen Zielen kann selbstverständlich eine Spastiksenkung mit passiven Techniken hilfreich sein.

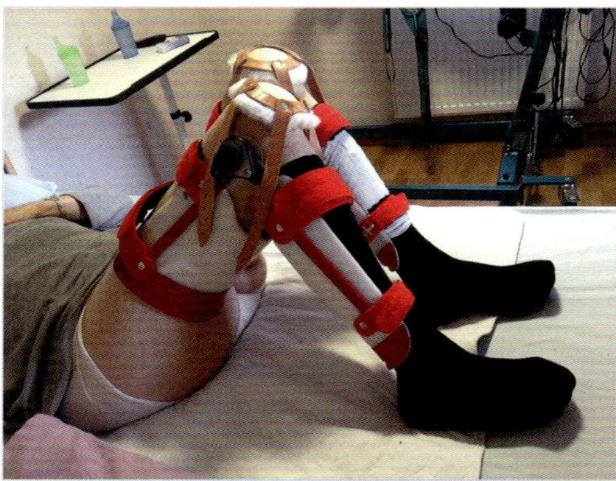

Abb. 5.9 Dynamische Redressionsschiene (Foto: Sabine und Hans Lamprecht)

5.2.8 Unterschied Spastik – Kontraktur

Eine bestehende Kontraktur kann nur durch Dauerdehnung, ggf. mit einer dynamischen Redressionsschiene oder seriellen Gipse, behandelt werden.

Fallbeispiel

Eine 64-jährige Patientin mit EDSS 8 hat dadurch, dass mit ihr kein Stehtraining durchgeführt und auch kein Stehtrainer für zuhause verordnet wurde, Beugekontrakturen in den Hüften und Knien entwickelt. Die Patientin bekam bei einem Krankenhausaufenthalt aufgrund einer Pneumonie 12 verschiedene Dekubiti durch die Kontrakturen und den damit verbundenen eingeschränkten Lagerungsmöglichkeiten. In der Reha wurden dynamische Redressionsschienen (▶ Abb. 5.9) angefertigt und ein Stehtrainier für daheim verordnet, um die Patienten wieder zum Stehen zu bringen. Denn Stehen ist das wirkungsvollste Mittel gegen Beugekontrakturen in Hüfte und Knie und sehr effektiv zur Spitzfußprophylaxe. Außerdem reduziert Stehen die Beugespastik und hat eine Vielzahl von weiteren positiven Effekten (Kap. 5.2.12).

Kontrakturen und Spastik, die durch fehlende Bewegung entstehen, können auch sehr wirkungsvoll durch einen Aktiv-/Passiv-Trainer (Bewegungstrainer) im Eigentraining behandelt werden. Wenn eine Verbesserung der Funktion im Vordergrund steht, sollte wiederum darauf geachtet werden, dass der Patient auch bei bestehender Spastik gegen Widerstand treten sollte (▶ Abb. 5.10).

Zur Spastikreduktion bei pflegerischen bzw. schmerzreduzierenden Zielen eignen sich besonders Dehnungen, Nervenmobilisationen, Desensibilisierungen, thermische Reize und reziprokes Bewegen sowie der Einsatz von Techniken aus der Manuellen Therapie und die Hippotherapie.

Wichtig ist, dass die funktionelle Therapie sich nicht mit Spastikreduktion beschäftigt, sondern mit Funktionsverbesserung. Durch die funktionellen Zusammenhänge des UMNS (Upper Motor Neuron Syndrom) mit Plus- und Minussymptomatik ergibt sich als zielführendere Therapie die Aktivierung der Muskulatur und das Üben von Alltagsaktivitäten. Dies bedeutet, dass eine Verbesserung

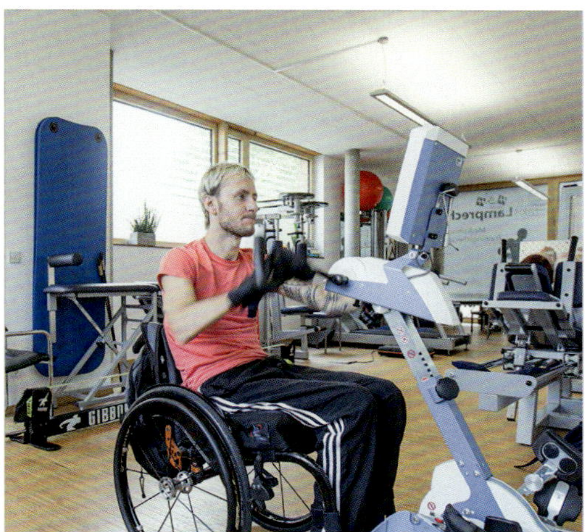

Abb. 5.10 Training am Bewegungstrainer. (Foto: Sabine und Hans Lamprecht)

der Schwäche nachhaltig eine Reduzierung der Spastik zur Folge hat. Umgekehrt gilt: Immobilität und Schwäche können auch zu einer Erhöhung der Spastik führen.

Merke

- Wird der Patient müde, kann es kompensatorisch zu einer Erhöhung der Spastik, z. B. auch des Klonus, kommen. Dies bedeutet lediglich, dass der Patient an seiner Leistungsgrenze ist und eine (kurze) Pause benötigt.
- Kräftigung und Training von Alltagsfunktionen haben (langfristig) eine Reduktion der Spastik zu Folge.
- Die Therapie der Minussymptomatik muss im Vordergrund stehen, wenn es darum geht, Alltagsfunktionen zu verbessern. Dabei spielt die Reduzierung der Spastik als Therapieansatz keine Rolle und ist nicht zielführend.

5.2.9 Desensibilisierung

Durch Hautreize, (Reiben, Bürsten, Querdehnen, Eis etc.) kann gerade auch bei spinaler Spastik eine Tonussenkung erreicht werden (Achtung: Zielsetzung beachten).

Merke

Alle passiven Therapieansätze können bei Schwerbetroffenen im Sinne einer Schmerzbehandlung oder auch einer palliativen Therapie wichtig sein. Denn in diesen Fällen geht es nicht mehr um Funktionsverbesserung, sondern um pflegerische Ziele oder Schmerzreduktion.

5.2.10 Reziprokes Bewegen

Bewegung reduziert Spastik – Ruhe, keine oder wenig Bewegung erhöht die Spastik. Gerade bei Patienten mit spinaler Spastik, die sich in einschießender Spastik zeigt, kann es zu Beginn der Bewegung erst zu vermehrter Spastizität kommen. Solche Patienten neigen dann oftmals dazu, jede Aktivität, die die Spastik auslösen könnte, zu vermeiden (Durner et al. 2001). Bei sehr starker Spastizität können 2 Therapeuten die Gelenke des Patienten passiv reziprok bewegen (Steinlin Egli, Kappos 1998). Dies reduziert nachhaltig auch starke Spastik.

Dies ist jedoch nur sinnvoll bei schwer betroffenen Patienten, bei denen die Schmerzbehandlung oder pflegerische bzw. palliative Ziele im Vordergrund stehen.

5.2.11 Spastikreduktion bei gleichzeitiger funktioneller Beanspruchung

Fortbewegung im Vierfüßler

Während des Fortbewegens im Vierfüßler erfolgt durch die physiologische Bewegung eine Spastikreduktion bei gleichzeitiger Aktivierung. Aktiviert werden Hüftbeuger und die Koordination der Beckenrotation und Lateralflexion, vergleichbar mit der Beckenbewegung beim Gehen. Deshalb kann das Krabbeln auch als Eigenübung (z. B. bei Ataxie-Patienten) eingesetzt werden. Jedoch ist Gehen dem Krabbeln immer vorzuziehen. Denn die für das Gehen wichtigen Fußheber, die Wade und sowie der M. quadriceps werden dabei nicht aktiviert.

Stehen

Schwer betroffene Patient, die nicht mehr selbstständig länger stehen können, sollen täglich insgesamt mindestens 1 Stunde stehen. Dazu müssen schwer betroffene Patienten ein Stehgerät (Stehtrainer) für zuhause bekommen. Dies kann dann zum Eigentraining, aber auch ideal in der Therapie eingesetzt werden. Ein Standing/Stehtisch wird bei entsprechender Indikation und ärztlicher Verordnung meist von der Kasse bezahlt.

Merke

Ein wesentlicher Behandlungsgrundsatz ist: Jeder Patient, der im Rollstuhl sitzt, sollte stehen.

Die Vorteile des Stehens sind vielfältig:

- Vermeiden von Beugespastik bei Stehen mit maximal extendierter Hüfte
- Verbesserung der Lungenfunktion
- Verringerung der Osteoporose
- Kontrakturprophylaxe
- Herz-/Kreislaufaktivierung
- Blasen-/Darmfunktionsverbesserung
- Wachheit und Vigilanz

Aktivieren im Stehen

Das Stehgerät/Standing kann sehr gut auch als Übungsgerät gesehen werden (▸ Abb. 5.11). Im Stehgerät können Dehn- und Kräftigungsübungen durchgeführt werden. Eine sehr gute Weiterentwicklung des Standings ist es, den Stehtisch mobil zu gestalten, um somit auch dynamisches Stehen zu ermöglichen (▸ Abb. 5.12, ▸ Abb. 5.13). Dies ist zusätzlich zum „starren" Stehen eine sehr gute Möglichkeit, um durch die Dynamik mehr Aktivität auch bei Paresen und ein Koordinationstraining bei Ataxie zu erreichen.

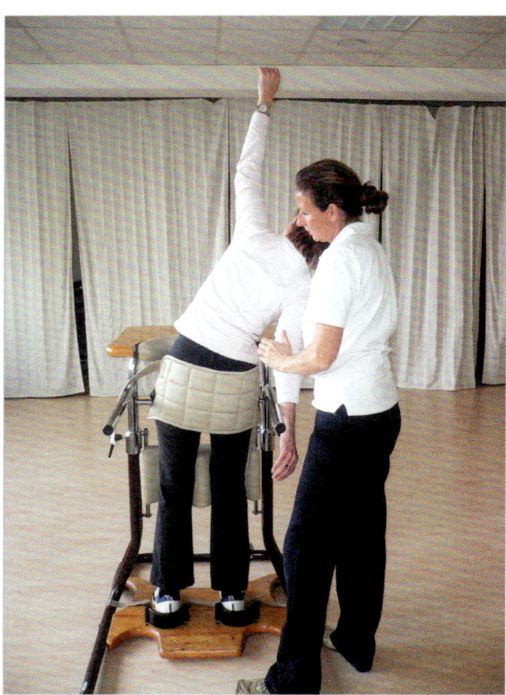

Abb. 5.11 Rumpftraining im Standing (Foto: Sabine und Hans Lamprecht)

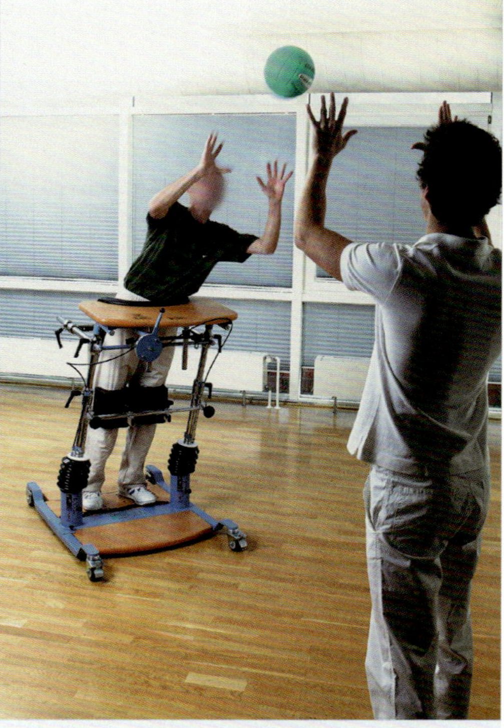

Abb. 5.12 Der Stehtrainer stabilisiert den Patienten am Becken, an den Kniegelenken und im Bereich der Füße. Kopf-, Arm- und Rumpfbeweglichkeit sind gegeben, sodass der Patient sein Gleichgewicht im Stehen tarinieren kann. (Foto: medica Medizintechnik GmbH)

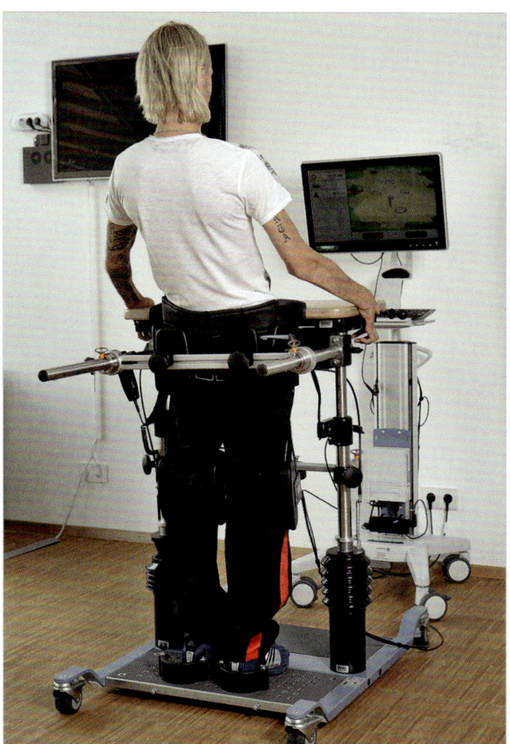

Abb. 5.13 Balance-Stehtrainer (Quelle: Lamprecht S, Lamprecht H. Training in der Neuroreha. Stuttgart: Thieme; 2016)

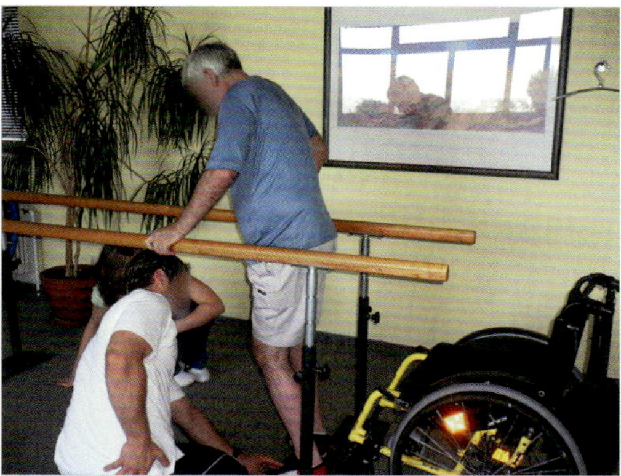

Abb. 5.14 Gehbarren. (Foto: Sabine und Hans Lamprecht)

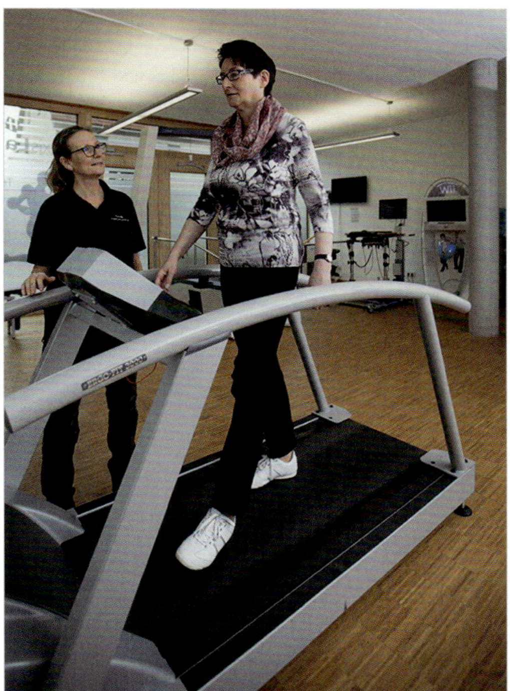

Abb. 5.15 Laufband. (Foto: Sabine und Hans Lamprecht)

Gehen

Das Gehen ist durch die Central Pattern Generators (CPG) ein automatisierter Ablauf, der als Ganzkörpertraining gesehen werden kann. Deshalb können rhythmische Schritte quasi reflektorisch/automatisch abgerufen werden und sollte auch bei schwer betroffenen Patienten immer intensiv geübt werden. Gehen, z. B. auch im Gehbarren (▶ Abb. 5.14), auf dem Laufband (▶ Abb. 5.15) oder mit dem Gangtrainer (▶ Abb. 5.16), reduziert sehr effektiv Spastizität bei gleichzeitiger Aktivierung.

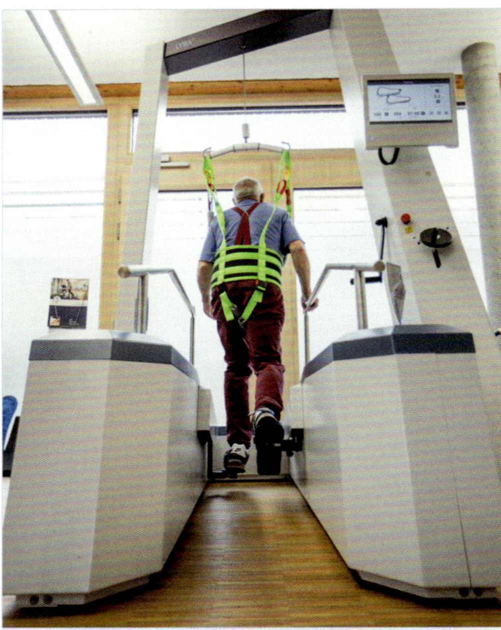

Abb. 5.16 Gehtrainer (Foto: Sabine und Hans Lamprecht)

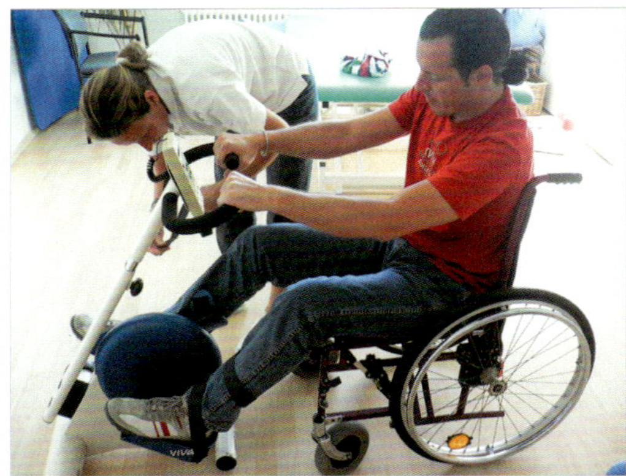

Abb. 5.17 Bewegungstrainer. (Foto: Sabine und Hans Lamprecht)

Fallbeispiel

51 Jahre alter Patient, seit 20 Jahren MS. Dominante Spastik der unteren Extremität. Der Patient sitzt im Rollstuhl. Er wohnt in einem rollstuhlgerechten Haus, fährt ein umgebautes Auto und ist im Alltag im Rollstuhl weitgehend selbstständig. Sein Ziel war einzig eine Spastikreduktion.

Gehen war nur noch am Gehbarren oder auf dem Laufband mit Gewichtsentlastungssystem möglich. Der Patient gibt an, dass das Gehen für ihn die beste spastikreduzierende Maßnahme sei und diese Art der „Spastiklockerung" am längsten anhalten würde.

Merke

Eine Aktivierung der Minussymptomatik führt zu einer Reduktion der Plussymptomatik.

Bewegungstrainer (Aktiv-/Passiv-Trainer)

Durch die reziproke Bewegung reduzieren Bewegungstrainer sehr gut die Spastik. Die Bewegungstrainer ermöglichen jederzeit aktives Mittreten (► Abb. 5.17). Bei einschießender Spastik stoppt das Gerät automatisch und beginnt nach einer kurzen Pause langsam wieder, damit die einschießende Spastik sich lösen kann. Vorwärts- und Rückwärtstreten sind möglich (Rösche et al. 1997). In der Praxis ist es jedoch leider meist so, dass die Patienten nicht aufgefordert werden, aktiv mitzutreten, sondern ausschließlich den passiven Bewegungsmodus nutzen. Dies reduziert zwar die Spastik, jedoch wird damit nur das Symptom behandelt und die funktionell bedeutende Schwäche jedoch nicht mitbehandelt. Deshalb ist es wichtig, dass – wenn möglich – der Patient immer gegen Widerstand treten soll. Insgesamt haben die Bewegungstrainer heute nicht nur durch die Serious-games-Spiele und das visuelle Feedback wesentlich mehr Möglichkeiten als nur passives Mobilisieren, sondern es empfiehlt sich auch, sich als Therapeut mit dem Gerät auseinanderzusetzen und es spezifisch entsprechend der Therapieziele einzusetzen. Bewegungstrainer reduzieren die einschießende Spastik und helfen auch, dass die Muskulatur, Sehnen und Gelenke beweglich bleiben. Die spezifischen Einsatzgebiete sind vielfältig, wie z. B. Koordinationsförderung bei Ataxie durch langsames Treten bzw. Bewegen nach vorgegebenen Umdrehungszahlen, oder auch Krafttraining gegen Widerstand, Herz-Kreislauf-Training etc. So sind sie

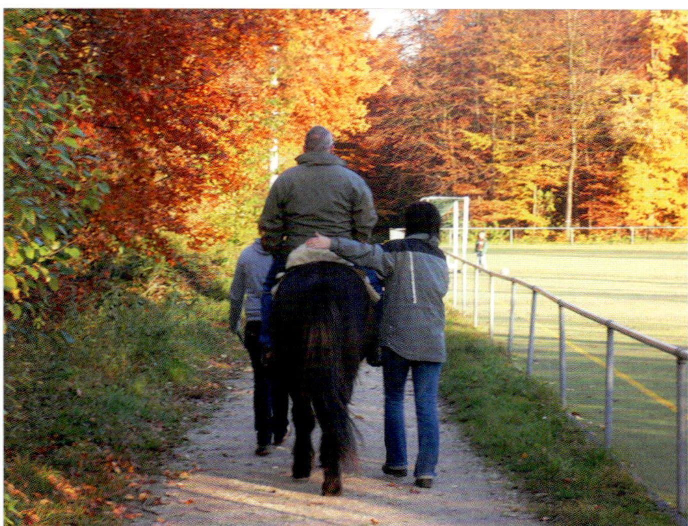

Abb. 5.18 Hippotherapie. (Foto: Sabine und Hans Lamprecht)

unerlässlich im Eigentraining gerade auch zuhause. Sie sollten jedoch spezifisch eingesetzt werden.

Hippotherapie

Auch durch die Hippotherapie erfolgt eine Spastikreduzierung bei gleichzeitiger Aktivierung (▶ Abb. 5.18). Die Tonuserhöhung im Körperabschnitt Becken wird sehr gut reduziert, die Aktivierung erfolgt besonders in der Rumpfmuskulatur sowie in der Becken- und Beinmuskulatur (Boswell et al. 2009, Soehnle, Lamprecht 2012).

Hippotherapie kann als begleitende Maßnahme die Gehgeschwindigkeit und Balance verbessern, auch bei einem EDSS > 5 (Schatz et al. 2104, Vermöhlen et al. 2017). Sicherlich wirkt Hippotherapie auf die Balance und Kraft der Becken- und Rumpfmuskulatur und verbessert dadurch das Sitzen. Es kann außerdem helfen, neurogene Skoliosen zu verhindern bzw. zu verbessern.

5.2.12 Therapie bei Beugespastik

Beugespastik äußert sich durch Flexion im Kniegelenk und häufig durch Extension im Hüftgelenk (▶ Abb. 5.19). Eine teilweise nur minimale Belastung der Füße bzw. Fußsohlen kann schon eine Beugespastik auslösen, d. h., dass keine Belastung der Füße und damit kein Umsetzen mit Fußkontakt mehr möglich ist. Schließlich kann der Patient nur noch mittels Lifter umgesetzt werden.

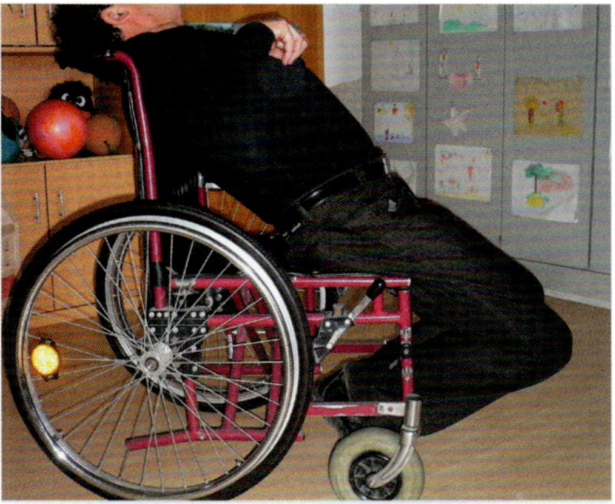

Abb. 5.19 Beugespastik. (Foto: Sabine und Hans Lamprecht)

Selbstverständlich gibt es auch Mischformen. Der Patient zeigt beispielsweise Anzeichen einer Beugespastik, z. B. beim Aufstehen, hat aber in anderen Positionen, z. B. in Rückenlage, eine Streckspastik. Schon erste Anzeichen der Beugespastik müssen von Therapeuten, Pflegenden und Angehörigen sehr ernst genommen werden. Bei den ersten Zeichen einer Beugespastik muss das Stehen forciert werden (insgesamt mindestens 1 Stunde täglich).

5.3 Paresen

Das Symptom der Paresen (= Minussymptomatik des UMNS) bei MS stellt den wichtigsten Therapieansatz für eine funktionelle Verbesserung dar. Paresen sind bei MS-Betroffenen die den Alltag am meisten einschränkende und behindernde Problematik. Daher muss der Schwerpunkt in der funktionellen MS-Therapie eine gezielte Kräftigung der schwachen Muskulatur und ein Training von Alltagsaktivitäten sein.

Dabei muss an funktionelle Zusammenhänge zwischen Parese und Spastizität – Plus- und Minussymptome des UMNS – gedacht werden. Spastik entwickelt sich langsam infolge von Schwächen und Immobilität. Heute wird die Entwicklung der Spastik auch als „funktionelle" Kompensation des Körpers auf Paresen gesehen. Oft ist eine Spastik zum Gehen, Stehen und Umsetzen nützlich. Ist die Parese dominierend, sind viele dieser Funktionen schwerer möglich. Daher ist der Therapieansatz, sowohl bei Spastik als auch bei Paresen mit gezielter Aktivierung und Kräftigung alltagsnah und funktionell zu therapieren.

5.3.1 Pathophysiologie

Bei MS dominiert funktionell die Minussymptomatik des UMNS. Doch liegt meist noch zusätzlich eine Schwäche durch Immobilisierung und erlerntem Nichtgebrauch vor. Bedingt durch die Schwäche kann der Patient beispielsweise nur erschwert gehen. Aufgrund dessen vermeidet er es, Schritte auszuführen, was zu einer weiteren Abschwächung der Muskulatur führt und damit in eine Abwärtsspirale mündet mit Vermeidung von weiteren Alltagsaktivitäten. Es entsteht ein Teufelskreis, der zu einer noch weiteren Abschwächung der Muskulatur führt. Außerdem spielt bei muskulärer Schwäche die motorische Fatigue eine Rolle, die zwar eine Aktivierung eines Muskels zulässt, aber bei ausdauernder Tätigkeit/Anforderung ebenfalls zu einer zunehmenden Muskelschwäche führt.

Die Bedeutung der Therapie der Minussymptomatik bzw. der Schwächen bei Multipler Sklerose wird von Therapeuten, aber auch von Ärzten häufig zu wenig beachtet. Dieses Symptom ist aber entscheidend, um die Lebensqualität und die Aktivitäten des täglichen Lebens für MS-Betroffene verbessern und erhalten zu können.

5.3.2 Medikamentöse Behandlung

In der Literatur findet sich keine effektive medikamentöse Behandlung der Paresen. Einzig bei Fampridin wird über die Verbesserung der Gehstrecke berichtet (Goodman et al. 2009). Dies unterstreicht die Wichtigkeit des therapeutisch aktivierenden, kräftigenden Behandlungsansatzes, um bei MS-Patienten die Paresen und damit die Funktionen zu verbessern.

5.3.3 Therapeutische Befundung

Paresen werden typischerweise mit der Medical Research Council Scale (MRC Scale) geprüft (Compston 2010). Diese Skala ist bei Therapeuten auch als Muskelfunktionstest (MFT) bekannt. Als Zugeständnis der Wechselwirkung zwischen Plus- und Minussymptomatik sollte in der Neurologie im Gegensatz zur Orthopädie/Chirurgie eher isometrisch in einer entsprechend gehaltenen Position und sehr funktionsnah getestet werden. Deshalb sollte der Patient den Test meist besser nicht aktiv dynamisch ausführen. Klarer sind die Testergebnisse, wenn der Untersucher die Extremität passiv in die gewünschte Position bringt und der Patient dann aufgefordert wird, das Eigengewicht zu halten. Ist Halten möglich, entspricht dies einem MRC 3. Kann dann noch Widerstand gegeben werden, handelt es sich um MRC 4 oder 5. Sinkt das Bein ab, ergibt sich ein MRC 2. Ist nur ein Zucken erkennbar, wird der Test als MRC 1 gewertet.

Die Muskeltests sollten sehr alltagsnah in funktionellen Ausgangstellungen und unter Alltagsanforderungen durchgeführt werden.

Untere Extremität

Alle Tests sollten wiederholt ausgeführt werden, um die motorische Fatigue mitzuerfassen. Diese wird in der normalen ärztlichen, physiotherapeutischen und ergotherapeutischen Befundaufnahme nicht erfasst (Dettmers et al. 2009). Außerdem muss in der funktionellen Ausgangstellung getestet werden, z. B. muss die Wade beim Gehen das Köpergewicht des Patienten nach vorne katapultieren können. Dies kann nicht mit einem Widerstandstest der Plantarflexion im Liegen getestet werden, sondern nur bei Ausführung von Einbeinzehenständen (laut Perry sind 25 Zehenstände ein 5er-Wert; Perry et al. 2003), ähnlich verhält es sich mit dem M. quadriceps.

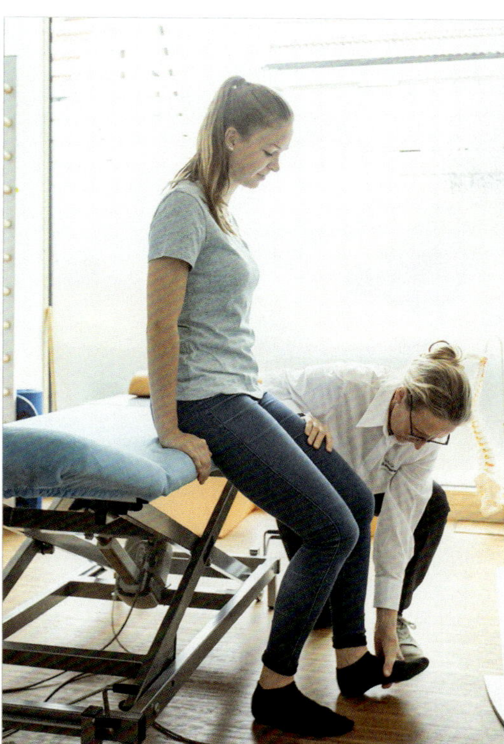

Abb. 5.20 Testen der Fußheber ASTE. (Foto: Sabine und Hans Lamprecht)

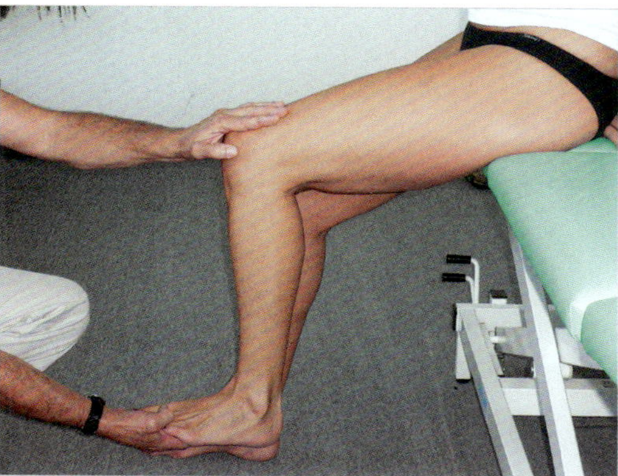

Abb. 5.21 Testen der Flexoren des Hüftgelenks. (Foto: Sabine und Hans Lamprecht)

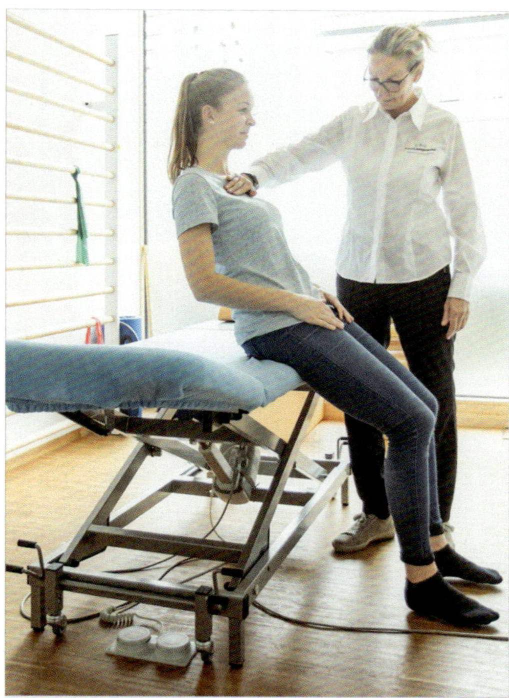

Abb. 5.22 Testen der ventralen Kette. (Foto: Sabine und Hans Lamprecht)

1. *Fußheber:* mit wiederholter Dorsalextension testen und dann isometrisch halten, auch gegen Widerstand oder sehr funktionell in der Schrittstellung mit Vorfußhebung beim vorderen Bein und dann Belastung auf das vordere Bein (▸ Abb. 5.20)
2. *Hüftbeuger:* Im hohen Sitz wird das Bein passiv vom Therapeuten angehoben und der Patient soll es halten. Kann der Patient das Bein halten, entspricht dies einem MRC-Wert von 3. Sinkt das Bein ab: MRC 2. Springt nur der Hüftbeuger an: MRC 1. Halten gegen Widerstand: MRC 4 oder 5 (▸ Abb. 5.21).
3. *Ventrale Bauchmuskulatur*: Der Patient sitzt und neigt den Oberkörper nach hinten, ggf. kann Widerstand gegeben werden (▸ Abb. 5.22).
4. *M. quadriceps*: Der Test erfolgt im Einbeinstand, wobei der Rücken an der Wand angelehnt ist. Der Patient geht aus dieser Position langsam in die Kniebeuge. Dabei achtet der Therapeut auch auf die Beinachse. Kann der Patient beispielsweise 25 Wiederholungen durchführen, dann entspricht dies einem 5er-Wert beim MRC (▸ Abb. 5.23).

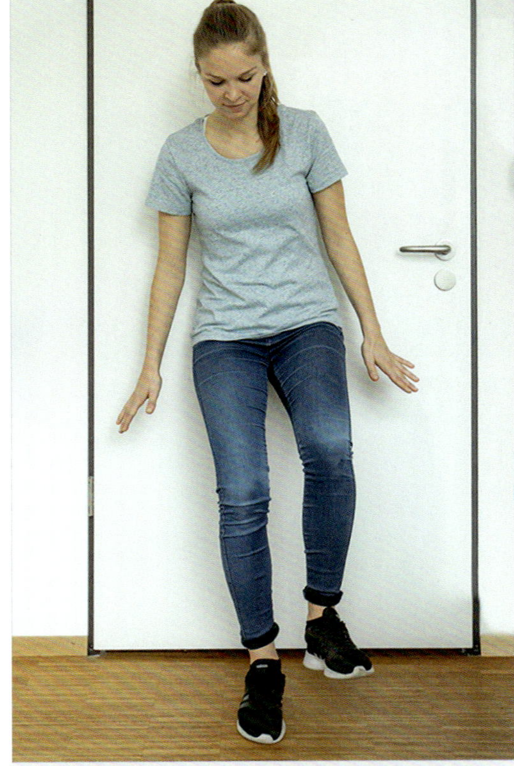

Abb. 5.23 Testen des M. quadriceps. (Foto: Sabine und Hans Lamprecht)

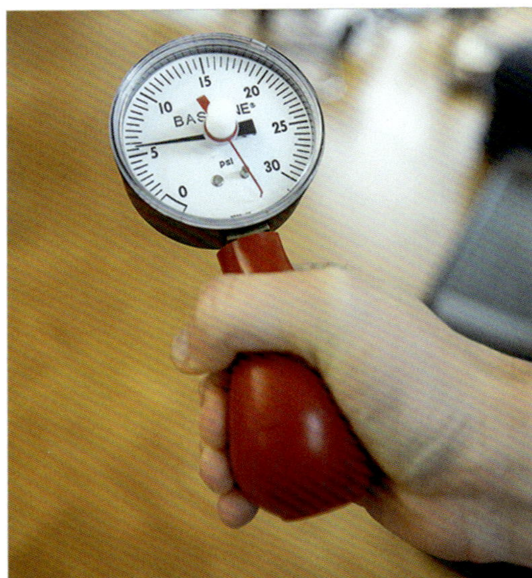

Abb. 5.24 Testung mit einem Dynamometer. (Foto: Sabine und Hans Lamprecht)

Fallbeispiel

Eine Patientin gibt an, beim Protokollschreiben nach einer gewissen Zeit den Stift nicht mehr halten zu können. Sie muss jedoch beruflich viel und ausdauernd schreiben. Beim Test zeigen sich die Schwächen erst nach längerer Belastung.

Obere Extremität

Bei der oberen Extremität zeigen MS-Patienten als größtes funktionelles Problem Schwächen. Getestet werden kann die Dauerkraft der häufig auch betroffenen Handflexoren mit einem Vigorimeter/ Dynamometer (▶ Abb. 5.24). Dabei sollte darauf geachtet werden, dass nicht nur die Kraft, sondern auch die Dauer des Drückens als auch die Wiederholungszahlen erfasst werden. Bei MS ist häufig ein deutlicher Unterschied zwischen der einmaligen Kraftentwicklung eines Muskels und der Kraftausdauer zu finden.

Häufig betroffen sind die Flexoren/Greiffunktion, aber auch die Extensoren der Hand und der Finger sowie die Armhebung (M. deltoideus).

Auch hier sollte der Arm isometrisch ggf. mit kurzem Hebel angehoben werden und dann isometrisch die Kraft der Armheber (M. deltoideus) im MRC/MFT beurteilt werden.

Fallbeispiel

Gibt eine junge Mutter an, dass sie Schwierigkeiten beim Wäscheaufhängen hat, muss untersucht werden, ob sie ein Problem mit dem ausdauernden Drücken der Wäscheklammer hat oder eher Probleme mit der Armhebung. Aufgrund des Befundes sollte dann spezifisch im Sinne eines Intervalltrainings die Schwächen gezielt trainiert werden.

Die von Paresen am häufigsten betroffenen Muskelgruppen sind in der Checkliste aufgeführt. Alle anderen Muskelgruppen können nach demselben Prinzip geprüft werden.

Praxis

Checkliste: Untersuchen der Muskelgruppen

Dorsalextensoren des OSG

- Ausgangsstellung: Sitz
- Die Ferse ist aufgestellt und kann als Hypomochlion/Hebel genutzt werden, um die Bewegung zu erleichtern.

Flexoren des Kniegelenks

- Ausgangstellung: Bauchlage
- ischiokrurale Muskulatur
- Flexion: Unterschenkel passiv ca. 30° flektieren und dann vom Patienten übernehmen lassen bzw. Wiederstand geben
- *Achtung:* Flexion über 90° aktiviert die Extensoren im Kniegelenk

Flexoren des Hüftgelenks

- Ausgangsstellung: Sitz
- Flexion: Bein wird passiv in ungefähr 70° Flexion im Hüftgelenk geführt, Patient soll das Gewicht übernehmen (▶ Abb. 5.21)

Abduktoren des Hüftgelenks

- Abduktion: isometrisch testen
- Bewegungsauftrag: „Halten!“

Dorsale Kette Rumpf

- Ausgangstellung: Sitz, Füße aufgestellt
- Extensoren: gesamte dorsale Kette isometrisch testen
- Auftrag: Oberkörper nach vorne verlagern

Ventrale Kette Rumpf

- Flexoren: gesamte ventrale Kette isometrisch testen
- Auftrag: Oberkörper nach hinten verlagern

Lateralflexoren Wirbelsäule

- isometrisch testen

Rotatoren Wirbelsäule

- isometrisch testen

5.3.4 Therapeutische Behandlungsgrundsätze

Funktionelle Bewegungsübergänge

Bei schwer betroffenen Patienten (EDSS ≥ 7–7,5, = Rollstuhlfahrer) ist vor allem das Training der Transfers wichtig, die gezielt repetitiv geübt werden sollten. Dabei sollten ein Shaping der Aufgabe und ein nachhaltiges Intervalltraining zur Anwendung kommen.

Aber natürlich kann auch „Aufstehen aus dem Bett“ und anderes vom Patienten als Ziel genannt werden. Auch dies sollte nach den bekannten Grundsätzen angegangen werden: Aufgabe repetitiv wiederholen, anpassen, Shaping und an der Leistungsgrenze trainieren.

Gehen

Gehen an sich ist nicht nur das meistgenannte Ziel von Patienten, es ist auch ein effektives Ganzkörpertraining. Viele Patienten vermeiden ausdauerndes Gehen und manche neigen dazu, jeden Schritt zu vermeiden, da das Gehen für sie oft sehr anstrengend ist. Trotzdem sollte ein gezieltes Gangtraining erfolgen, um die Gehfähigkeit zu erhalten und zu verbessern. Dazu sollte erst die Leistungsgrenze des Patienten bestimmt werden und dann im Sinne eines Intervalltrainings regelmäßig mindestens 3-mal wöchentlich, besser täglich in 3 Serien trainiert werden. Der Einsatz von Hilfsmitteln ist dabei wichtig und oft unerlässlich. Dies können ein Stock, ein Gehwagen oder andere Gehhilfen sein, ggf. kombiniert mit Fußheberorthesen bzw. FES (Funktioneller Elektrostimulation) (Kap. 3.2.4). Ideal ist es auch, die Gangausdauer auf dem Laufband zu verbessern. Auch Nordic Walking ist eine gute Möglichkeit für Patienten, das Gehen zu trainieren (Kap. 7.2.8).

Gezielte Kräftigung der häufig betroffenen Muskelgruppen

Fußheber

Hier bewährt sich neben dem Gehen an sich, das repetitive Taktschlagen/Klopfen oder ein funktionelles Training im Stehen/Schrittstellung. Der Patient versucht, bei angehobener Fußspitze das Gewicht auf die Ferse des vorne stehenden Beines zu verlagern.

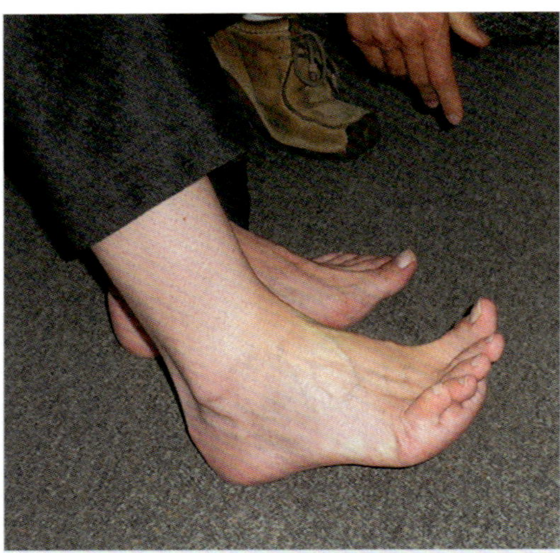

Abb. 5.25 Taktschläger. (Foto: Sabine und Hans Lamprecht)

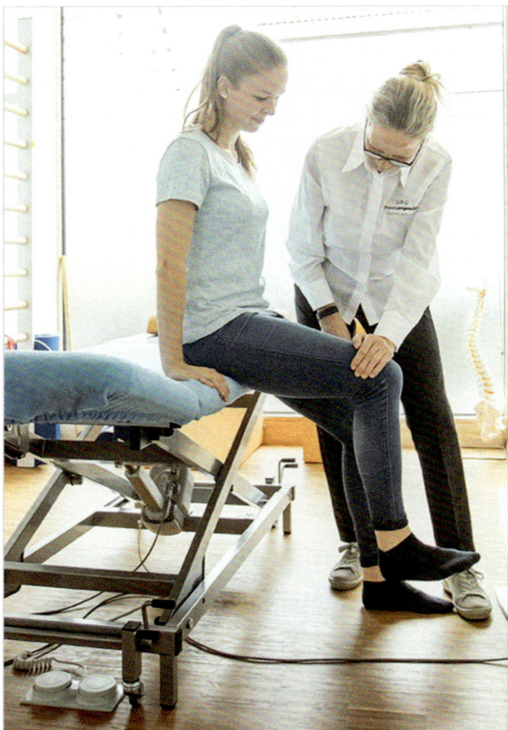

Abb. 5.26 Hüftflexoren. (Foto: Sabine und Hans Lamprecht)

Dies kräftigt den Fußheber gangähnlich. Der Fußheber spielt beim Gehen eine wichtige Rolle. Bei schwachen Fußhebern kann auch der „Taktschläger“ (▶ Abb. 5.25) geübt werden. Die Fußspitze wird wiederholt hochgehoben, die Ferse dient dabei als Hypomochlion und der Fußwinkel sollte so sein, dass das Anheben der Fußspitze leicht erfolgen kann. Diese Übung kann immer wieder für kurze Zeit zwischendurch erfolgen. Für den Patienten können bereits wenige Wiederholungen anstrengend sein. Allerding sollte auch hier die individuelle Leitungsgrenze an den Fähigkeiten des Patienten orientiert sein.

Vorsicht

Häufig wird versucht, die Schwäche der Fußheber mit den Zehenstreckern zu kompensieren. Dies führt zu Verspannungen im Fuß (der Zehenextensoren). Sieht man diese Variante, sollte man die Zehen beim Taktschlagen krallen lassen, um isoliert den Fußheber zu aktivieren.

Sitzt der Patient im Rollstuhl, steht eine Kräftigung des Fußhebers nicht mehr im Vordergrund.

Flexoren des Hüftgelenks

Die Flexoren des Hüftgelenks können sehr gut im Sitzen mit Gewichtsverlagerung des Oberkörpers nach dorsal aktiviert werden. Dabei muss das Gewicht des Oberkörpers von den Hüftflexoren gehalten werden. Klemmt man nun das schwächere Bein ein, werden gezielt die Hüftflexoren des einen Beines gekräftigt (▶ Abb. 5.26).

Natürlich können die Hüftflexoren auch an einer Treppenstufe mit Hochheben des Beines trainiert werden. Wieder gilt, als erstes die Leistungsgrenze zu bestimmen und dann repetitiv an der Leistungsgrenze im Sinne eines Intervalltrainings zu üben.

Praxis

Beispiel

Der Patient schafft bei der Höhe von 2 Stufen 15 Wiederholungen (es reicht, wenn das Bein oben nur angehoben wird), dann soll er möglichst täglich, besser sogar 3-mal täglich, 3-mal 15 Wiederholungen üben.

Die Hüftflexoren sind bei MS-Patienten häufig betroffen und für die Spielbeinphase (das nach vorne bringen des Beines) im Gehen wichtig.

Wade

Die Wadenmuskulatur hat eine wichtige Funktion beim Gehen, um das Gewicht des Körpers nach vorne zu transportieren. Im Terminal Stance arbeitet die Wade mit 80 % der Maximalkraft (Perry et al 2003), deshalb muss die Wade eine ausreichende Kraft entwickeln können und bei entsprechender Ganggeschwindigkeit auch eine entsprechende Schnellkraftfähigkeit entwickeln. Dies muss funktionsnah trainiert werden, um die Ganggeschwindigkeit und damit die Gangökonomie zu verbessern. Dabei hat sich hüpfen auf einem Bein als erfolgreich gezeigt.

Wieder wird als erstes getestet und damit die Leistungsgrenze bestimmt. Danach, erfolgt ein repetitives Training bzw. ein Intervalltraining. Das Hüpfen sollte auf dem Boden und nicht auf dem Trampolin geübt werden, da die Bodenreaktionskräfte auf dem Boden völlig andere sind als auf dem Trampolin. Denn beim Gehen trifft der beschleunigte Körper auf den Boden auf und sollte dann wieder beschleunigt werden, vergleichbar mit dem Hüpfen (Perry et al 2003). Falls hüpfen nicht möglich ist, können auch Zehenstände repetitiv trainiert werden. Das Training sollte einbeinig und damit gangähnlich erfolgen. Ist die Wade sehr schwach, kann so trainiert werden, dass mit beiden Beinen das Körpergewicht hochgedrückt wird und dann das kräftigere Bein hochgehoben wird, sodass das Körpergewicht auf dem schwachen Bein exzentrisch wieder vom Zehenstand nach unten gebracht werden muss.

Die Wadenmuskulatur ist vor allem wichtig für gehfähige Patienten < EDSS 6. Rollstuhlpatienten benötigen vor allem kräftige Arme und gute Oberschenkelmuskel für den Transfer, die Wadenmuskulatur steht dabei nicht mehr im Vordergrund.

M. quadriceps

Die Aktivität des M. quadriceps muss alltagsnah trainiert werden, z. B. beim Treppensteigen, indem der Muskel das Körpergewicht konzentrisch nach oben oder exzentrisch nach unten bringen muss. Eine Stufe langsam, exzentrisch abwärts zu gehen, ist koordinativ anspruchsvoller und kräftigender (▸ Abb. 5.27). Dies hat sich auch als Eigenübung bewährt. Wichtig ist, wieder das gleiche Prinzip anzuwenden, also zu testen, wie viele Wiederholungen möglich sind und dann als Intervalltraining zu üben.

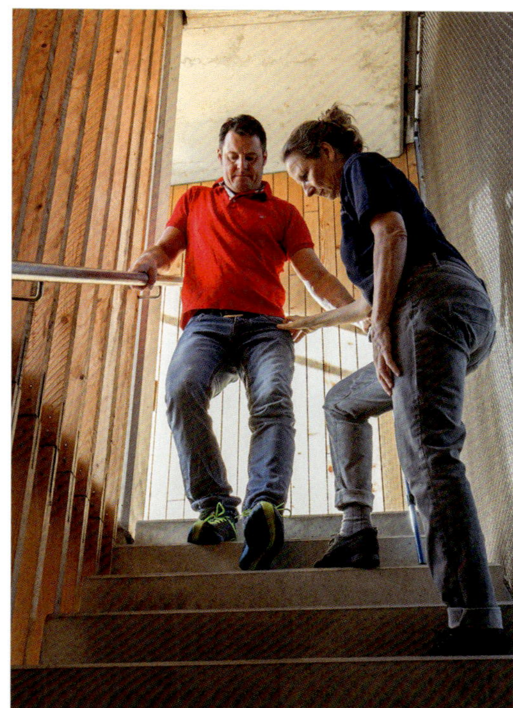

Abb. 5.27 M. quadriceps. (Foto: Sabine und Hans Lamprecht)

Obere Extremität

Fingerflexoren können mit klaren Trainingsparametern, z. B. mit einem Dynamometer, trainiert werden oder funktionell sehr nahe der Alltagstätigkeit, z. B. indem der Patient repetitiv Wäscheklammern zusammendrückt. Auch hier geht es oft um lang ausdauernde oder häufige Kraftentfaltung bzw. Funktion. So kann nach genauer Analyse jede Hand-Arm-Funktion trainiert werden, z. B. auch der häufig betroffene M. deltoideus bzw. die Armhebung.

5.4 Ataxie

Ataxie ist als isoliertes Initialsymptom der MS praktisch nicht bekannt (Kesselring, Fierz 2005). Sie tritt jedoch häufig im Verlauf der Erkrankung auf. Ataxie ist ein Symptom bei Schädigungen des Kleinhirns (Cerebellum) bzw. der Kleinhirnbahnen (zerebelläre Bahnen) oder der Hinterstränge des Rückenmarks.

Es wird unterschieden zwischen:

- zerebellärer Ataxie
- spinal sensibler Ataxie
- peripher-sensible Ataxie

Zerebelläre Schädigungen können nicht mit dem Visus kompensiert werden. Dies bedeutet, dass der Patient seine Probleme mit und ohne Visuskontrolle zeigt.

Bei einer spinal-sensiblen Ataxie kann der Betroffene mit den Augen kompensieren. Dies ist wichtig, zu unterscheiden, um gezielt therapieren zu können.

Die peripher-sensible Ataxie (tritt z. B. bei Polyneuropathien auf) ist bei MS nicht spezifisch.

Folgende Symptome können bei Schädigung des Kleinhirns und seiner Bahnen auftreten:

- Dysmetrie – Schwierigkeiten der zeitlich und räumlich koordinierten Bewegung
- Dyssynergie – Schwierigkeiten in der Koordination von Muskelgruppen
- Dysdiadochokinese – Schwierigkeiten beim Wechsel von Agonist und Antagonist
- Intentionstremor – Zunahme der Amplitude des Tremors bei Annäherung an das Ziel der Bewegung
- Blickrichtungsnystagmus – Zittern des Auges bei Bewegungen
- Extremitätenataxie – Koordinationsstörung mit Dysmetrie, Dyssynergie
- Dysdiadochokinese und Intensionstremor der Extremitäten
- Rumpfataxie – Koordinationsstörung bei Bewegungen des Rumpfes
- skandierende Sprache

Merke

Charcot-Trias

Der französische Neurologe Jean-Martin Charcot (1825–1893) beschrieb als typische Symptome bei zerebellären Entmarkungsherden skandierende Sprache, Intentionstremor und Nystagmus.

Intentionstremor

Zittern bei Zielbewegungen besonders am Ende der Bewegung

Nystagmus

Augenzittern, unwillkürliche, rhythmische Augenbewegungen

5.4.1 Pathophysiologie

Ataxie wird verursacht durch Läsionen im Kleinhirn oder der zerebellären Bahnen. Sie können zusätzlich zu den oben genannten Symptomen wie Dysmetrie, Dysdiadochokinese etc. auch einen Hypotonus verursachen (Trepel 2015).

Bei Plaques in den Hintersträngen des Rückenmarks spricht man von spinaler oder spinal-sensibler Ataxie. Es kommt ipsilateral zum Verlust von Berührungsempfinden, Vibrationsempfinden und der Propriozeption. Störungen der Propriozeption können visuell kompensiert werden (Trepel 2015).

5.4.2 Therapeutische Befundung

Der Finger-Nase-, Finger-Finger- und Knie-Hacken-Test sind Ataxietests für die Extremitäten. Mit dem Finger-Nase-Test untersucht man die Armataxie und den Intentionstremor (▶ Abb. 5.28). Der Knie-Hacken-Test wird für die Untersuchung der Beinataxie eingesetzt (▶ Abb. 5.29).

Stand- und Gangataxie lassen sich auch im Romberg-Test (▶ Abb. 5.30) oder im Unterberger-Tretversuch testen, Gangataxie außerdem im Seiltänzergang. Zudem kann man das Rebound-Phänomen überprüfen.

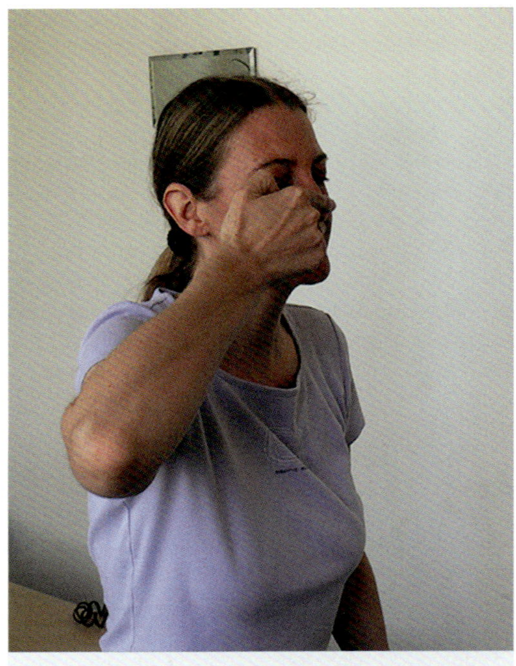

Abb. 5.28 Finger-Nase-Test. (Foto: Sabine und Hans Lamprecht)

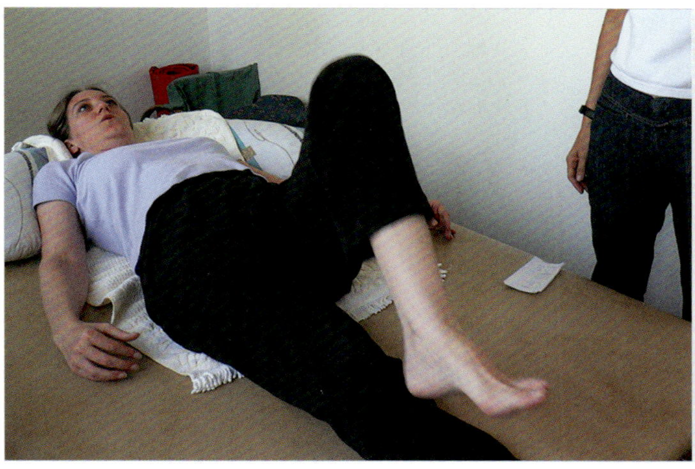

Abb. 5.29 Knie-Hacken-Test. (Foto: Sabine und Hans Lamprecht)

▶ **Romberg-Test.** Der Patient steht mit geschlossenen Beinen und Arme in Vorhalte gestreckt vor dem Körper. Es wird das Gleichgewicht des Patienten getestet. Dabei wird Stand- und Rumpfataxie getestet (▶ Abb. 5.30).

▶ **Unterberger-Tretversuch.** Der Patient geht auf der Stelle, mit vorgestreckten Armen. Dabei wird Stand- und Gangataxie getestet.

Bei den oben genannten Ataxie-Tests wird aus den erwähnten Gründen immer erst mit offenen Augen (zerebelläre Ataxie) und dann mit geschlossen Augen getestet (spinal-sensible Ataxie).

▶ **Rebound-Phänomen.** Der Untersucher gibt zunächst einen Widerstand (z. B. gegen die Armbeugung) und lässt dann plötzlich nach. Kann der Patient die Bewegung nicht abstoppen, sondern federt nach, ist dies ein Zeichen einer Koordinationsstörung von Agonist und Antagonist. Es ist auch möglich, das Rebound-Phänomen (▶ Abb. 5.31) bei anderen Muskelgruppen zu testen, z. B. der Rumpfmuskulatur.

▶ **Disdiadochokinese.** Dabei wird der Patient aufgefordert eine schnelle Supinations-/Pronationsbewegung zu machen (▶ Abb. 5.32).

Wichtig beim Knie-Hacken-Test, Finger-Nase-Test, Finger-Finger-Test, Romberg, Unterberger Tretversuch und Seiltänzergang ist die Unterscheidung mit offenen und geschlossenen Augen. Hat der Patient deutlich mehr Probleme mit geschlossenen Augen, liegt eine spinal-sensible Störung (bzw. keine Schädigung im Kleinhirn selbst) vor.

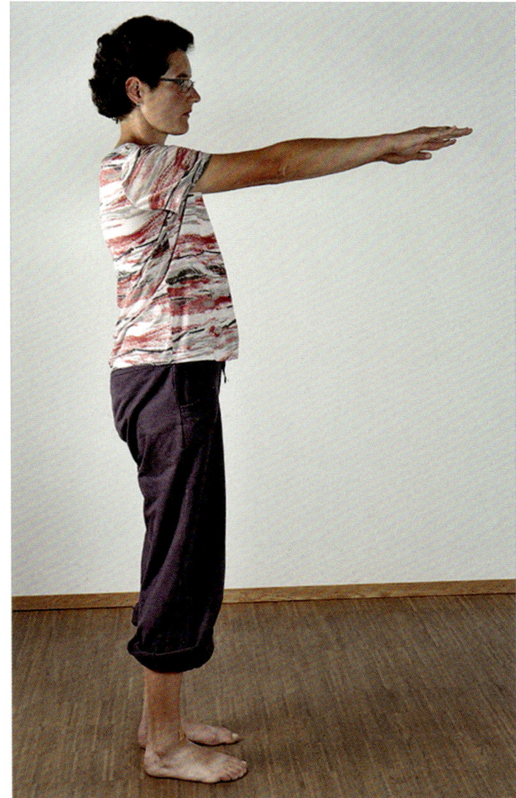

Abb. 5.30 Romberg-Test. (Quelle: Lamprecht S, Lamprecht H. Training in der Neuroreha. Stuttgart: Thieme; 2016)

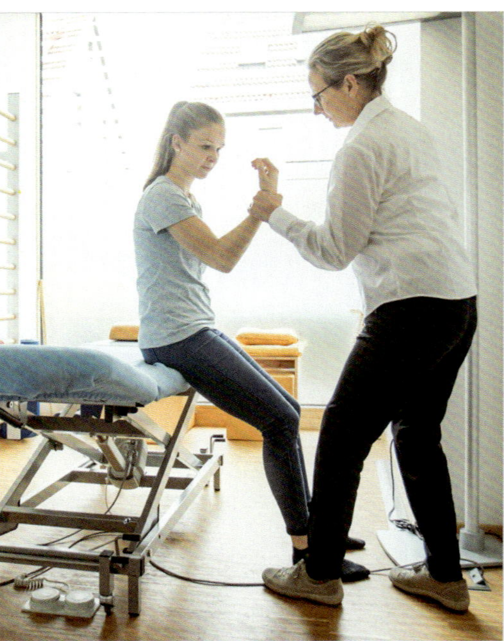

Abb. 5.31 Rebound. (Foto: Sabine und Hans Lamprecht)

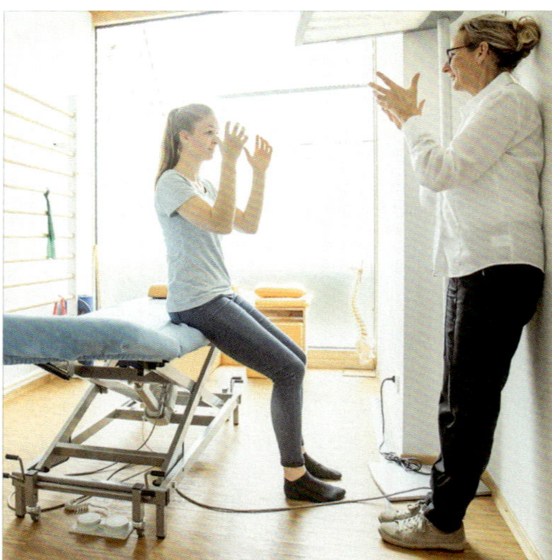

Abb. 5.32 Disdiadochokinese. (Foto: Sabine und Hans Lamprecht)

Diese muss dann auch ohne Augenkontrolle trainiert und therapiert werden oder in der Kompensation die Visuskontrolle eingeübt und der Betroffenen entsprechend instruiert werden.

Merke

Zeigt der Patient bei geschlossenen Augen deutlich mehr Probleme, sollte mit Visuserschwerung bzw. geschlossenen Augen geübt werden.

Kompensatorisch kann bei solchen Problemen der Patient gezielt aufgefordert werden, den Visus einzusetzen.

5.4.3 Ataxiescore

Der Ataxiescore nach Klockgether et al. (1990) wird hauptsächlich bei hereditärer Ataxie und anderen Kleinhirnerkrankungen eingesetzt.

Merke

Hereditäre Ataxie
Hereditär bedeutet vererbt, erblich, angeboren.

Die Testdauer beträgt ca. 15 Minuten. Der Score ist für die interdisziplinäre Zusammenarbeit gut geeignet. Bewertet werden:

- Dysarthrie
- Gangataxie
- Standataxie (▶ Abb. 5.33)
- Ataxie der oberen Extremität
- Ataxie der unteren Extremität
- Dysdiadochokinese
- Intentionstremor

Die Bewertung erfolgt nach 0–5 Punkten (0 = nicht vorhanden, 1 = leicht vorhanden, 2 = moderate Beeinträchtigung, 3 = deutliche Beeinträchtigung, 4 = schwere Beeinträchtigung, 5 = maximale Beeinträchtigung).

Im deutschsprachigem Raum hat sich immer mehr die Scale for the Assessment and Raiting of Ataxia (SARA) durchgesetzt (Schmitz-Hübsch et al. 2006). Dieses Assessment misst jedoch nur zerebelläre Ataxie. Eine weitere Besonderheit des Assessments ist, dass jedes Item einzeln bewertet wird und es keinen Gesamtscore gibt.

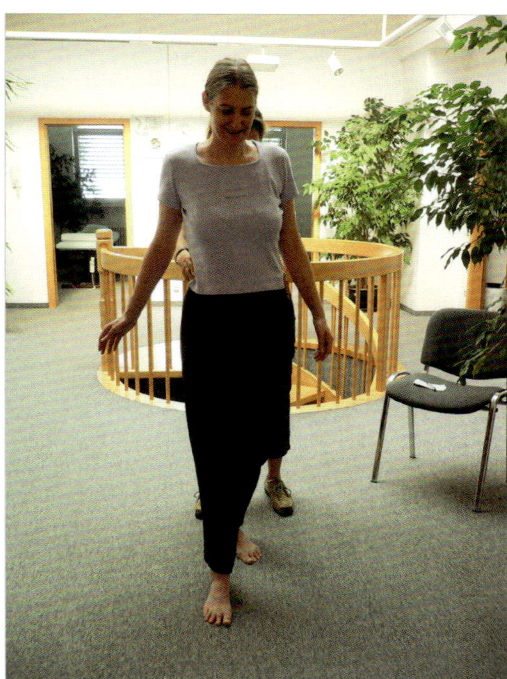

Abb. 5.33 Tandemstand. (Foto: Sabine und Hans Lamprecht)

Als Gleichgewichtstest kann sehr gut der *Mini-Best* verwendet werden (Franchignoni et al. 2010). Beim MiniBest wird das Gleichgewicht mit geschlossenen Augen bewertet (sensorische Orientierung). Dieses Item ist häufig bei MS mit spinalsensibler Ataxie auffällig.

5.4.4 Medikamentöse Behandlung

Es gibt nur wenige medikamentöse Behandlungsansätze. „Eine medikamentöse Therapie ... ist bislang nicht bekannt“ (Kesselring, Fierz 2005). Lediglich der Intensionstremor ist medikamentös beeinflussbar, der Erfolg einer medikamentösen Behandlung ist limitiert (Henze, Albrecht 2005). Dennoch werden verschiedene Medikamente eingesetzt.

Vielversprechend sind elektrische Stimulationssonden im Thalamusgebiet (Schuurmann et al. 2000), da der Thalamus Kleinhirnimpulse zum motorischen Kortex weiterleitet (Trepel 2015).

5.4.5 Therapeutische Behandlungsgrundsätze

Die Behandlung der Ataxie stellt für jeden Therapeuten eine schwierige Aufgabe dar. Studien zur Neurorehabilitation der Ataxie zeigen aber vielversprechende Ergebnisse (Mills et al. 2007, Wilkins 2017).

Da das Kleinhirn auch für motorisches Lernen zuständig ist, stehen wir Therapeuten vor der Entscheidung, entweder eher in Richtung Kompensation zu trainieren oder doch eine Verbesserung bzw. einen restaurativen Therapieansatz zu verfolgen. Auch kann beides kombiniert angewandt werden, z. B. erst Gehen mit Rollator und Gewichten und dies dann reduzieren.

Wieso ist das Kleinhirn ein wichtiger Ort für motorisches Lernen?

- Vereinfacht kann man sagen, dass der Kortex erst einen Bewegungsentwurf generiert. Dieser Bewegungsentwurf wird zum Kleinhirn geschickt. Hierfür erhält das Kleinhirn zuführende Fasern aus dem Kortex (Tractus corticopontocerebellaris). Diese Information wird in die Peripherie als Bewegungsauftrag weitergegeben → Efferenzkopie. Ein Bewegungsplan kann jedoch vom Kortex eher oder nur dann entworfen werden, wenn richtig instruiert wird (Kap. 1). Das bedeutet, dass aufgaben- und zielorientiert trainiert werden und mit einem externen Fokus gearbeitet werden muss. Es können Metaphern verwendet oder die Bewegung auch demonstriert werden.
- Während und nach der Bewegungsdurchführung bekommt das Kleinhirn Informationen aus dem Rückenmark, dem Gleichgewichtssystem und dem visuellen System. Diese Rückmeldung ist die Afferenzkopie. Auch hier ist wichtig, dass wieder die Grundsätze des motorischen Lernens angewandt werden, d. h. keine oder wenig Instruktion (stört die Afferenzkopie) und auf aktives Durchführen der Bewegung achten.

Afferenz- und Efferenzkopie bedeuten:

- Information über geplante Bewegung → Efferenzkopie
- sensorischen Information → Afferenzkopie
    - Funktion des Kleinhirns als Schaltzentrale und Abgleich zwischen intendierter Bewegung und tatsächlichem Bewegungserfolg und dadurch Verbesserung der Bewegungsqualität durch Repetition und damit kein Erlernen falscher Muster!

- ◦ rasche Korrekturen von Bewegungen noch während der Ausführung und danach
- ◦ dadurch lernen wir, Bewegungen zu optimieren und ökonomischer durchzuführen

Ist jedoch das Kleinhirn bzw. eine entscheidende Verbindung betroffen, kann ggf. nur noch erschwert oder sogar nicht mehr motorisch gelernt werden. Ein Erfolg stellt sich nur schwer oder manchmal auch gar nicht ein. Mit diesem Wissen können Therapeuten nach einem erfolgten Therapieversuch bzw. einer Therapieerprobung (intensiv und lang genug) entscheiden, ob zukünftig kompensatorisch vorgegangen oder restaurativ geübt wird. Die unten aufgeführten Kompensationsmöglichkeiten bei der Therapie der Ataxie können auch als „Shaping Element" eingesetzt werden. Es gibt viele Kompensationsmöglichkeiten und -strategien, die den Alltag für Ataxie-Patienten erleichtern und Funktionen ermöglichen.

Zu den Grundsätzen des motorischen Lernens, die überall anzuwenden sind, jedoch bei Ataxie-Patienten mit erschwertem motorischem Lernen noch wichtiger sind, zählen:

- *Aktiv ist besser als passiv* (Lotze et al. 2003)
- Ataxie-Patienten sollten so wenig wie möglich geführt werden, sondern die Aufgabe muss so gestalten sein, dass der Patient sie selbstständig bewältigen kann
- *Repetition* (Bütefisch et al. 1995): Da bei Ataxie-Patienten das motorische Lernen erschwert sein kann, sollten die Patienten die Alltagsaufgabe, die sie bewältigen möchten, sehr häufig wiederholen. Jedoch muss beachtet werden, dass manche Ataxie-Patienten auch bei intensivem Training keine Verbesserungen mehr erzielen können.
- *Lernen durch Fehler:* Es kommt zu einer Optimierung des Bewegungsablaufes und nicht, wie häufig irrtümlich angenommen, zu einem erlernen von falschen Mustern. Ataxie-Patienten dürfen Fehler bzw. unkoordinierte Bewegungen durchführen, damit sie den Bewegungsablauf optimieren können.
- *Aufgabenspezifisch:* Problemlösende Strategien entwickeln, planen und durchführen lassen (Carr, Sheperd 1998, Carr, Sheperd 2002). Gerade Ataxie-Patienten müssen genau das üben, was verbessert werden soll, möglichst exakt in der Situation, die dem Alltag am ehestens entspricht. Es kann sein, dass Ataxie-Patienten mehr Probleme mit der motorischen Transferleistung (dem Umsetzten von Erlernten in verschiedene Alltagssituationen) haben als andere Patienten.
- *Externer Aufgabenfokus* (Wulf 2011): Wenn wir einen externen Aufgabenfokus, also eine Aufgabe mit einem Objekt oder Ziel setzen, hilft das dem Kleinhirn eine Efferenzkopie anzufertigen und damit Bewegungsabläufe zu generieren und zu optimieren. Ebenso ist es möglich, Aufgaben vorzumachen oder eine Metapher zu benutzen.

Folgende Alltagsaktivitäten stehen oft im Vordergrund:

▸ **1. Sitz/Stand Übergänge.** Die Aufgabe sollte wie immer so gestellt sein, dass der Patient die Bewegung/Aufgabe erfolgreich durchführen kann, aber sie auch nicht zu leicht ist. So sollte z. B. beim Transfer mit Aufstehen aus dem hohen Sitz, mit Abstützen oder Hochziehen begonnen werden. Häufig hilft auch eine Fragmentierung der Bewegung in einzelne Bewegungsabschnitte (Gillen 2000). Um die Bewegung auszuführen, kann der Patient auch beim Aufstehen langsam bis 10 zählen. Die Bewegung kann dann langsamer ausgeführt werden, sodass die Koordination gezielt trainiert wird. Diese Strategie kann bei Ataxie-Patienten immer dann eingesetzt werden, wenn diese sich zu schnell bewegen. Das gleiche Vorgehen kann natürlich auf andere Bewegungsübergänge, die im Alltag verbessert werden sollen, übertragen werden.

▸ **2. Gehen.** Erst den Patienten so gehen lassen, wie er möchte, das ist oft sehr schnell, und als Shaping-Element den Bewegungsablauf erschweren, indem der Patient aufgefordert wird, langsamer und damit mit mehr Koordination zu gehen. Dies kann mit einem Metronom geschehen oder auch sehr gezielt auf dem Laufband. Hier, genauso wie bei den Sitz-Stand-Übergängen, sollte alles hochrepetitiv über 3–4 Wochen trainiert werden. Nur dann kann aufgrund der Entwicklung entschieden werden, ob weiter restaurativ gearbeitet werden soll oder vermehrt kompensatorisch vorgegangen werden muss (s. Kompensationen (S. 103)).

▸ **3. Greifen.** Auch bei Greif- bzw. Reichfunktionen sollten die gleichen Übungsprinzipien angewandt werden: erst ein Alltagsproblem exakt analysieren, dann eine sehr alltagsnahe Übungssituation schaffen, die es aber dem Patienten ermöglicht, die Aufgabe aktiv, selbstständig zu bewältigen, dabei möglichst mit einem Objekt arbeiten. Dann von schnellen Bewegungen mit viel Unterstützungsfläche und schwereren Gegenständen zu langsameren Bewegungen mit weniger Unterstützungsfläche mit leichteren Gegenständen übergehen. Auch hier gilt es, sehr nah an der Aufgabe zu arbeiten, die der Patient im Alltag verbessern möchte. Leichter sind immer eingelenkige Bewegungen, denn jedes Gelenk, das zusätzlich kontrolliert werden muss, erschwert die Bewegungsdurchführung. Zuerst „Single joint"-Bewegungen durch hohe Repetition trainieren, danach die „auftrainierten" Einzelbewegungen in das komplexe Bewegungsmuster integrieren (Smith 1998).

Praxis

Tipp

Die obere Extremität muss sehr verschiedenen Aufgaben bewältigen, deshalb kann man die Grundaufgaben modifiziert vom Armfähigkeitstraining nach Platz verwenden (Platz et al. 2000).

Folgende 8 Aufgaben können als eine Grundgrammatik der Greif-Arm-Funktionen trainiert werden (▶ Abb. 5.34):

1. zielgerichtetes Treffen eines Punktes
2. Stapeln von Gegenständen
3. Aufdrehen und Schließen von Gegenständen (hier und in den Aufgaben 4 und 5 sind reziproke [Diadochokinese] Bewegungen enthalten)
4. bimanuelles Üben mit Schrauben und Muttern
5. Umdrehen von Gegenständen
6. gezieltes Nachfahren – Labyrinth
7. gezieltes Abstreichen – Durchstreich-Aufgaben
8. isolierte Finger-/Handübungen

Im Sinne des Armfähigkeitstrainings werden diese Aufgaben auch zunächst auf Zeit durchgeführt, um möglichst viele Repetitionen zu erzielen, später kann gezielt die Bewegung als Koordinationstraining verlangsamt werden.

Wichtig ist also ein gezieltes Üben von langsamer, koordinativer Bewegungsdurchführung. Eine koordinative Therapie umfasst (Brötz et al. 2012):

- alltagsrelevante Ziele definieren
- koordinativ herausfordernde Übungen
- Bewegungsabläufe wiederholt üben (hohe Intensität)
- fahrige Bewegungen zulassen

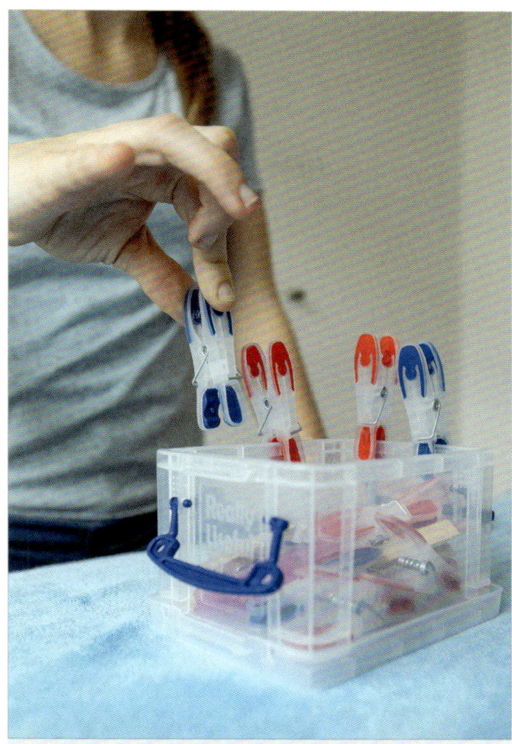

Abb. 5.34 Greifen. (Foto: Sabine und Hans Lamprecht)

- tägliches selbstständiges Üben nach Plan
- Fähigkeiten konsequent im Alltag einsetzen

5.4.6 Gleichgewichtstraining

Bevor man mit einem Training beginnt, sollte getestet werden, ob die Patienten zerebellär bedingte Gleichgewichtsprobleme haben oder ob diese aufgrund einer spinal-sensiblen Störung verursacht werden. Dies kann ganz einfach unterschieden werden: Man bringt den Patienten in die höchste Ausgangsstellung, bei der der Patient mit geöffneten Augen Unsicherheiten zeigt, aber das Gleichgewicht ohne Festhalten bewahren kann. Dann lässt man den Patienten die Augen schließen. Hat der Patient deutlich mehr Probleme mit geschlossenen Augen, sind eher die spinal-sensiblen Bahnen betroffen und damit die Propriozeption bzw. Tiefensensibilität. Diese Störung sollte dann unbedingt ohne Visusfixierung respektive -kontrolle geübt werden – also entweder mit Kopfwendungen oder mit geschlossenen Augen als schwerste Variante. Genauso ist es mit der Ausgangsstellung:

eher eine größere Unterstützungsfläche und nicht festhalten als eine kleinere Unterstützungsfläche und der Patient hält sich fest, auch nicht mit dem Finger an der Wand abstützen oder einen Finger reichen.

Ausgangstellungen (von leicht nach schwer):
- Parallelstand (breite Unterstützungsfläche oder mit geschlossenen Füßen wie beim Romberg)
- Semitandemstand
- Tandemstand
- Einbeinstand

Merke

Viele MS-Patienten haben Probleme mit der Proprizeption/Tiefensensibilität, deshalb sollte erst getestet und dann spezifisch ohne Visusfixierung und ohne Festhalten an der Grenze des Gleichgewichts trainiert werden.

Hat der Patient eine zerebelläre Gleichgewichtsstörung, muss genauso Gleichgewicht trainiert werden, allerdings kann hier immer mit geöffneten Augen geübt werden.

Gleichgewicht kann nur trainiert werden, wenn der Patient keine feste Referenz zum An- oder Festhalten hat. Man kann jedoch als Shaping-Elemente eine flexible, bewegliche Möglichkeit zum Festhalten anzubieten. Dies kann ein Theraband, ein Seil, ein Stock oder Ähnliches sein. Insgesamt gelten bei Gleichgewichtstraining mit Ataxie-Patienten die gleichen Prinzipien wie beim sonstigen Gleichgewichtstraining (auch in der Orthopädie, Chirurgie oder im Sport): von leicht zu schwer, von großer zu kleiner Unterstützungsfläche. Gleichgewicht muss immer an der Grenze geübt werden. Der Patient muss aus dem Gleichgewicht gebracht werden bzw. um das Gleichgewicht ringen, um es zu trainieren. Es sollte immer im Stehen oder im Gehen geübt und – ganz wichtig – auch Dual-Task-Übungen mit eingebaut werden. Damit ist gemeint, dass der Patient sich nicht nur auf sein Gleichgewicht konzentrieren darf, sondern möglichst zwei oder mehrere Dinge gleichzeitig durchführen soll, z. B. auf einem Bein stehen und reden oder rechnen oder etwas suchen.

Zusammenfassung

- Spinal-sensible Ataxie: Betroffen sind die Hinterstrangbahnen im Rückenmark und somit besonders die propriozeptive Rückmeldung. Störungen der propriozeptiven Rückmeldung können durch visuelle Kontrolle kompensiert werden, bei geschlossenen Augen treten sie deutlicher auf. Deshalb sollte bei dieser Störung ohne Visusfixierung geübt werden.
- Bei Gleichgewichtstraining nie an einer festen Referenz anhalten lassen und nie den Patienten festhalten.
- Flexible Gegenstände nutzen, an denen sich der Patient festhalten kann. Therabänder sind ideal.
- Gleichgewicht soll an der Grenze des Gleichgewichts geübt werden.
- Bei zerebellären Störungen (beim Test: gleich große Probleme bei offenen und geschlossenen Augen) kann mit geöffneten Augen trainiert werden, da nicht gezielt die Propriozeption beübt werden muss.

5.4.7 Sensibilitätsschulung

Bei MS sind häufig die aufsteigenden Bahnen (= Afferenzen) im Sinne von Sensibilitäts- bzw. Tiefensensibilitätsstörungen betroffen. Sensibilität bzw. Tiefensensibilität sollen gefördert werden, wenn diese Störungen dazu führen, dass zielgerichtetes Greifen alltagsrelevant erschwert ist oder es schwierig ist (untere Extremität), Gleichgewicht zu halten.

Afferenzförderung:
- Maßnahmen, wie z. B. Reiben, Bürsten, Klopfen oder auch Eisabreibungen, sind möglich. Diese besitzen jedoch nur eine kurzzeitige Wirkung und können höchstens zur Vorbereitung auf zielgerichtete, alltagsorientierte Aufgaben dienen.
- Vibrationstraining, z. B. mit Vibrationsgeräten im Stehen in Kombination mit gezieltem Gleichgewichtstraining. Nicht nur auf dem Vibrationsgerät stehen, sondern auch gezielt auf dem Vibrationsgerät, wie oben beschrieben, Gleichgewicht trainieren.
- Vibration der oberen Extremität zur Verbesserung von gezieltem Greifen, höchstens kurz zur Vorbereitung anwenden.

Es kann sinnvoll sein, diese Maßnahmen als Vorbereitung durchzuführen, damit der Patient dadurch mit verbesserter Propriozeption auf einem höheren Level trainieren kann. Diese Maßnahmen sollen nie im Mittelpunkt der Behandlung stehen, da sie nur sehr vorbereitende Verbesserungen erzielen. Deshalb muss das anschließende Alltagstraining im Fokus bleiben.

Kompensation

Es gibt viele Kompensationsmöglichkeiten. Diese müssen praktisch erprobt werden, da nicht alle Ataxie-Patienten gleichermaßen davon profitieren.

Auch kann man im Sinne des Shaping von leicht nach schwer zu Beginn in der restaurativen Therapie beliebig viel Kompensation einsetzen und diese Schritt für Schritt reduzieren, oder im Sinne der verbesserten Aktivität und Partizipation belassen.

Kompensationsmöglichkeiten sind:

- gezielter Einsatz des Visus für posturale Kontrolle (Bronstein et al. 1990) oder für das Greifen
- Gewichte (Perlmutter, Gregory 2003), auch Gewichte an den Armen, ein mit Gewichten beschwerter Rollator (▸ Abb. 3.22), Gewichte an den Beinen oder der bewährte Rucksack, schwere Schuhe, Jacken, Gewichtswesten oder auch schwere Alltagsgegenstände, z. B. schwere Tasse. Hier muss genau ausprobiert werden, ob und wenn ja, wie viel Gewicht effektiv ist.
- Bandagen (Okajima et al 1990). *Tipp:* umgearbeitete Taucherwesten (Fa. Carstens, Stuttgart), Kompressionsbandagen wie sie bei Lymphdrainage eingesetzt werden, Bandagen von Spio, GPS-Bandagen oder einfach Stretchbinden.
- Schienen (Michaelis 1993), auch um bestimmte Gelenke, z. B. im Bereich der oberen Extremität, zu fixieren, da eingelenkige Bewegungen leichter zu koordinieren sind.
- Kälteanwendungen sorgen meist nur kurzfristig für Verbesserungen. Jedoch kann der Patient dann auf einem verbesserten Level trainieren und erreicht damit ggf. höhere Ziele. Uhthoff-Phänomen → Kühlung.
- lokale Kälteapplikationen (Dauer: 45–60 s) können eine Reduzierung der Dysmetrie über 45 Minuten erreichen und zeigen Verbesserungen der ADL, z. B. hinsichtlich schreiben, trinken oder bei der Selbstkatheterisierung (Albrecht et al. 1998).
- kühlende Kleidung (Woyciechowska et al. 1994)

5.4.8 Therapie bei Patienten mit Armataxie bzw. Intentionstremor

Die Ursache für eine Armataxie bzw. Intentionstemors liegt in einer Störung der gleichförmigen (koordinierten) Bewegung und von korrigierenden Bewegungen (Beppu et al. 1984).

Den Ablauf einer zielgerichteten Bewegung kann man vereinfacht so darstellen:

- Erst erfolgt eine starke Aktivierung des Hauptbewegers, dies führt nachfolgend zu einer raschen Beschleunigung der Extremität.
- Zeitgleich bremst die Aktivierung des antagonistischen Muskels die Bewegung.
- Damit kein Aufschaukeln passiert, erfolgt als dritte Aktivierung nochmals eine geringe Anspannung des Agonisten.

Bei einer Kleinhirnläsion liegt eine länger anhaltende Agonistenaktivierung vor und außerdem eine verzögert einsetzende Antagonistenentladung, dadurch kommt es zu einem verzögerten Abbremsen.

Beim Intentionstremor kommt es zum Aufschaukeln der korrektiven Agonisten/Antagonisten-Koordination, die kurz vor dem Ziel zunimmt.

Therapeutische Maßnahmen sind:

- zielgerichtet Bewegungen trainieren
- Bewegung bis zum Ziel ausführen lassen – nicht vorher stoppen
- Verbesserung der Auflagefläche bzw. Vergrößerung der Unterstützungsfläche
- Anlehnung des Oberkörpers, der Unterarme, Abstützen etc. (Stoykov et al. 2005)
- Anlegen des Oberarms an den Köper
- Bewegungen langsam ausführen lassen als Steigerung, zu Beginn schnelle Bewegung zulassen
- von eingelenkigen zu mehrgelenkigen Bewegungen steigern
- benachbarte Segmente durch Kokontraktion stabilisieren
- Kompensationsmöglichkeiten gezielt einsetzen

Als Kompensation dieses Defizits kann es zur Dekomposition eines Bewegungsablaufs in Einzelbewegungen kommen, sodass z. B. erst das Schultergelenk in die richtige Lage gebracht, dann der Arm gestreckt und erst danach die Hand bewegt wird, statt das parallel in einem fließenden Ablauf durchzuführen.

Das Ausmaß der Ataxie von zielgerichteten Bewegungen der oberen Extremität hängt von der Anzahl der zu kontrollierenden Gelenke ab, deshalb kann eine Teilung von Bewegungen, z. B. Führen des Löffels zum Mund in 3 abgesetzte Schritte, eine sinnvolle Kompensationsstrategie sein (Gillen 2000).

5.5 Fatigue

Fatigue kann in verschieden starken Ausprägungen bei bis zu 90 % aller MS Patienten vorkommen (Kos et al. 2008, Brañas et al. 2000). Es lässt sich eine motorische Fatigue, die sich in einer Verschlechterung der motorischen Aktivität von einer kognitiven Fatigue differenzieren. Kluger (Kluger et al. 2013) unterscheidet eine dauerhafte subjektive Wahrnehmung von Müdigkeit als *Fatigue* und *Fatigability* als eine im Verlauf einer Belastung zunehmende Erschöpfung, die zudem objektiv messbar ist. Ähnlich unterscheidet Genova (Genova et al. 2013) eine State-Komponente, die vorübergehend und von äußeren Bedingungen abhängig ist, von einer stabilen und überdauernden Trait-Komponente. Müdigkeit oder auch Fatigue ist für viele Patienten ein sehr stark behinderndes Symptom (Comi et al. 2001). Die subjektive Müdigkeit (= Fatigue) hat meist keine erkennbare Ursache und kann schon am Morgen nach alltäglichen Verrichtungen auftreten. Nicht immer können sich die Patienten durch Pausen regenerieren.

Damit ergeben sich 2 Komponenten:

Dauerhaft vorhandenes, subjektives Müdigkeitsgefühl, das sich sowohl auf die geistige als auch auf die körperliche Leistungsfähigkeit auswirken kann (= Fatigue/Trait-Komponente).

Zunehmende Schwäche oder kognitiver Leistungsabfall, der belastungsabhängig oder im Tagesverlauf stärker wird (= Fatigability/State-Komponente) und damit einhergehend das Unvermögen, eine normale kognitive oder motorische Leistung über einen längeren Zeitraum beizubehalten (Flachenecker, Kos 2011).

5.5.1 Pathophysiologie

Es werden mehrere Ursachen diskutiert. Zu beachten ist dabei, dass die Ursachen sicherlich individuell unterschiedlich sein können. Mögliche Gründe für eine „Fatigue" bzw. Fatigability sind:

- gestörter Nachtschlaf, z. B. Nykturie, Spastik etc.
- Medikamente, z. B. Müdigkeit verursachende Antispastika (Kesselring, Fierz 2005)
- inadäquate motorische Rekrutierung der Muskulatur (Sheean et al. 1997) – eher Fatigability?
- immunologische Faktoren, z. B. Zytokine (Kesselring, Fierz 2005)
- beeinträchtigte Muskelfunktion oder neuromuskuläre Übertragung vergleichbar mit Myasthenie (Flachenecker 2003) – eher Fatigability?
- verlangsamte bzw. unterbrochene Erregungsleitung in teilweise demyelisierten Leitungsbahnen (Mertin, Vaney 1999) – eher Fatigability?
- lokale Schädigung in aktivierenden Zentren des Hirnstammes, die zu Störungen des Schlaf-Wach-Rhythmus und damit zu vermehrter Müdigkeit führt (Haupts 2000)
- vermehrter Energiestoffwechsel im Bereich des Frontalhirns (Roeliche 1995)
- als Ausdruck einer Depression
- autonome Funktionsstörungen, z. B. Kreislaufschwäche (Flachenecker 2003)

Gründe, die das Symptom verstärken können, sind (Kesselring, Fierz 2005):

- Hitze
- Ärger
- Stress
- üppige Mahlzeit
- Tabakkonsum

Wobei es hier schwer ist, zu unterscheiden, welche Gewichtung eher Fatigability in Kombination mit dem Uhthoff-Phänomen einnimmt.

5.5.2 „Befundung"

Der Therapeut fragt gezielt nach Müdigkeit und klärt ab, wann und wodurch der Patient müde wird. Von Interesse ist außerdem, ob der Patient eventuell selbst Strategien entwickelt hat, wie er mit dieser Müdigkeit umgeht bzw. wie er sie managt. Voraussetzung, um mit dem Patienten gemeinsam Strategien zu entwickeln, ist, dass der Therapeut dem Patienten sehr genau zuhört.

Unterscheidung zwischen motorischer und kognitiver Fatigue

Motorische Fatigue äußert sich in Ermüdung genau der Bewegung, die gerade ausdauernd gefordert wird. „Unter motorischer Fatigue wird eine Störung eines Bewegungsablaufes verstanden infolge einer abnormen, vorzeitigen, pathologischen Erschöpfbarkeit der Reizleitung." (Dettmers et al. 2009)

Kognitive Fatigue: Stellt sich wahrscheinlich komplexer dar, da kognitive Funktionen eher ganze Systeme betreffen. Aber es gibt Hinweise, dass auch kognitive Fatigue besonders bei ausdauernder kognitiver Leistung auftritt. Fraglich ist, ob sie durch Training verbessert werden kann. Eine Studie (Lerdal et al. 2003) ergab, dass bei Patienten, die einen höheren Bildungstand haben, kognitive Fatigue weniger häufiger auftrat. Das heißt, dass diese Patienten ggf. aufgrund ihrer kognitiven Ressourcen Coping-Strategien anwenden können bzw. einen Puffer ausnutzen können. Deshalb ist die Frage wichtig, ob dies möglicherweise auch trainiert werden kann.

Unterscheidung zwischen motorischer Fatigue und Uhthoff

Motorische Fatigue tritt genau bei der Tätigkeit auf, die im Moment ausdauernd gefordert wird, z. B. beim Gehen, Stifthalten etc.

Fallbeispiele

Fall 1

Ein 17-jähriger MS-Patient mit nur einem Schub, der sich wieder „vollständig" zurückentwickelt hat, zeigt nach 1 Stunde Joggen im Wald, Probleme mit Hängenbleiben der Fußspitze und Stolpern.

Fall 2

Ein 50-jähriger Halbmarathonläufer mit der Diagnose CIS zeigt nach 11 km ein Stolpern und ein Hängenbleiben mit der Fußspitze. Wenn er weiterjoggt, sind Stürze möglich. Jedoch schafft er nach wiederholter kurzer Pause den Halbmarathon.

Uhthoff tritt auf bei Anstrengung, Wärme etc. Dabei treten Symptome auf, die sonst nicht bemerkt werden oder es verstärken sich bestehende Symptome. Dies können vielfältige Symptome sein. Häufig kommt es zu visuellen Problemen, wie z. B. zu Doppelbildern oder auch Sensibilitätsstörungen.

Fallbeispiel

30-jährige, sportliche Patientin mit EDSS 2, keine motorischen Ausfälle. Sie wollte wieder joggen gehen, entwickelte aber nach 15 Minuten Sensibilitätsstörungen an der Wade. Wenn sie trotzdem weiterjoggt, bleiben die Sensibilitätsstörungen erhalten, die jedoch nach dem Joggen wieder abklingen. Kälteanwendungen sind hilfreich, wie z. B. kalt duschen oder kalte Getränke zu sich nehmen.

Fatigue bzw. Fatigability objektiv zu messen, ist kaum möglich. Eine Möglichkeit kann der Fatigue-Index sein (Sehle et al. 2014).

Subjektive Varianten wie Fragebögen sind ebenso schwierig wie Messungen der körperlichen Leistungsfähigkeit, wie z. B. Muskelkontraktions-, Ausdauer- oder Konzentrationstests, zumal nicht zwischen Fatigability und Fatigue unterschieden wird. Im Fatigue-Manager der AMSEL (Aktion MS Erkrankter Landesverband Baden-Württemberg) wird die Fatigue Severity Scale (FSS) aufgeführt. Die Skalierung reicht von 1 (trifft nicht zu) bis 7 (trifft zu). Die Skala hat 9 Items und kann vom Patienten selbst beantwortet werden.

Praxis

Checkliste: Fatigue Severity Scale (FSS)

1. Ich habe weniger Motivation, wenn ich erschöpft bin.
2. Körperliche Betätigung führt zu mehr Erschöpfung.
3. Ich bin schnell erschöpft.
4. Die Erschöpfung beeinflusst meine körperliche Belastbarkeit.
5. Die Erschöpfung verursacht häufige Probleme für mich.
6. Meine Erschöpfung behindert körperliche Betätigung.
7. Meine Erschöpfung behindert mich an der Ausführung bestimmter Aufgaben und Pflichten.
8. Die Erschöpfung gehört zu den drei mich am meisten behindernden Beschwerden.
9. Die Erschöpfung hat Einfluss auf meine Arbeit, meine Familie bzw. mein soziales Leben.

Es gibt weitere Fatigue-Skalen, wie z. B. das WEIMuS (Würzburger Erschöpfungs-Inventar bei Multipler Sklerose).

5.5.3 Medikamentöse Behandlung

Fatigue lässt sich medikamentös nur schwer behandeln. Amantadin (z. B. Symmetrel®), Modafinil (z. B. Vigil®) und Versuche mit 4-Aminopyridin sowie anderen Medikamente werden empfohlen (MSTKG 2004). Neurologen entscheiden individuell, ob und wie sie medikamentös gegen die Müdigkeit vorgehen können. Für Therapeuten ist es wichtig, zu wissen, dass es medikamentöse Ansätze zur Behandlung von Fatigue gibt.

5.5.4 Therapeutische Behandlungsansätze

Bei motorischer Fatigue bzw. Fatigability gibt es Hinweise, dass körperliches Training die Fatigability verbessern kann, ohne dass sich die verursachende Pathologie verändert. Leider führen Fatigue und Fatigability oft dazu, dass die Patienten in der Therapie unterfordert werden. Doch gezieltes Training der zu Fatigability neigenden Funktionen und Muskelgruppen (Kap. 5.3) führt zu guten Erfolgen, medizinische Trainingstherapie und Sport in Form von Ausdauertraining ebenfalls (Romberg et al. 2008, Motl et al. 2009).

> **Merke**
>
> Die motorische Fatigue bzw. Fatigability und das Uhthoff-Phänomen sind der Grund für die völlig falsche und fatale Meinung, dass MS-Patienten nicht gefordert und auf keinen Fall überfordert werden sollten, da dies zu bleibender Verschlechterung führen könne. Dabei wird nur die momentane Verschlechterung gesehen, die sowohl bei motorischer Fatigue/Fatigability als auch durch Uhthoff bei Anstrengung auftreten kann. Dass gezieltes Training langfristig zu funktionellen Verbesserungen, z. B. des Gehens und des Greifens bzw. des Haltens, führen kann, wird oft nicht ausreichend beachtet und ist immer noch eine gravierende Fehleinschätzung von Therapeuten – und verhindert damit einen effektiven Therapieansatz.

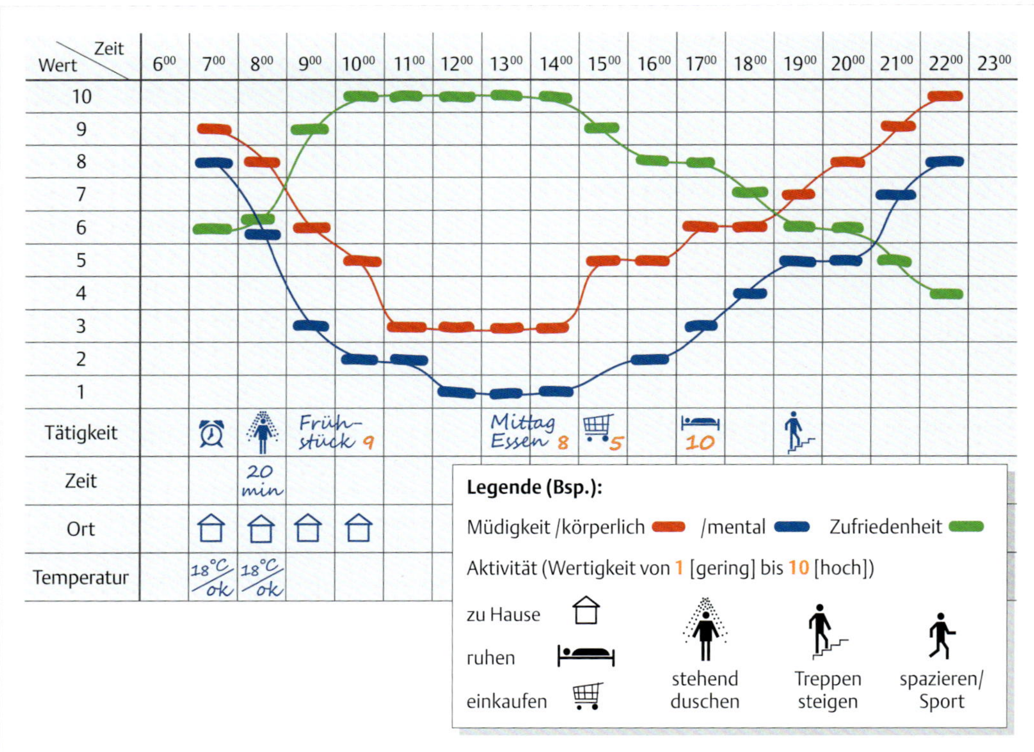

Abb. 5.35 Fatigue-Energie-Kalender.

Therapie bei motorischer Fatigue bzw. Fatigability (Dettmers et al. 2009a, Mostert, Kesselring 2002):

- gezieltes Ausdauertraining im Sinne eines Intervalltrainings der funktionell beeinträchtigen Funktionen unter Berücksichtigung eines wie bei Paresen beschriebenen Muskeltests (Haupts 2000)
- spezifisches Kraftausdauertraining der von der motorischen Fatigue, besser Fatigability /State-Komponente betroffenen Muskulatur; Kraft- und Bewegungstraining (Mertin, Vaney 1999)
- Training gezielt aufbauen und über 3–4 Wochen konsequent durchführen
- Test und Retest, um den Erfolg zu objektivieren und um weiter zu motivieren

Begleitende therapeutische Ansätze sind:

- *Pausenmanagement:* Mit dem Patienten wird besprochen, wann und wie lange Pausen gemacht werden (oft genügen kurze Pausen) und wie die Pausen verbracht werden sollen (idealerweise sitzend). Die Pausengestaltung ist oft entscheidend. „Es bessert sich in Ruhe, weniger im Schlaf" (Kesselring, Fierz 2005, S. 127).
- *Zeitmanagement:* beinhaltet alle Aspekte des Zeitmanagements. Dazu gehören z. B.:
  - Was nimmt man sich vor? – Nicht zu viel!
  - Was ist wichtig? – Nur das Wichtigste!
  - Was muss erledigt werden? – Dringlichkeit beachten!
  - Wie lange braucht man dazu? – Pufferzeiten einrechnen!
- *Energiemanagement:* Die individuelle Energiekurve wird ermittelt. Der Patient ist z. B. morgens am leistungsfähigsten und nach dem Mittagessen sehr müde (▶ Abb. 5.35). Somit können wichtige Aktivitäten in die Phase der besseren Leistungsfähigkeit gelegt werden.

Therapeutische Maßnahmen bei einem Patienten mit Fatigue sind beispielsweise:

- *Hilfsmittelberatung*: z. B. einen Gehwagen mit Sitzbank, um unterwegs auszuruhen. Generell eher mehr Hilfsmittelversorgung, um Mobilität und soziale Integration zu gewährleisten
- *Ergonomieberatung*, z. B. Gestaltung des Büroarbeitsplatzes
- Energie-, Pausen- und Zeitmanagement (s. oben)
- Kühlungsmaßnahmen (MSTKG 2004): Auch bei Fatigue werden kühlende bzw. erfrischende Maßnahmen empfohlen. Dies können kalte Getränke, feuchte Tücher, kühle Dusche, ein feuchtes Handtuch um den Hals und Kühlwesten (▶ Abb. 5.36) und Ähnliches sein.

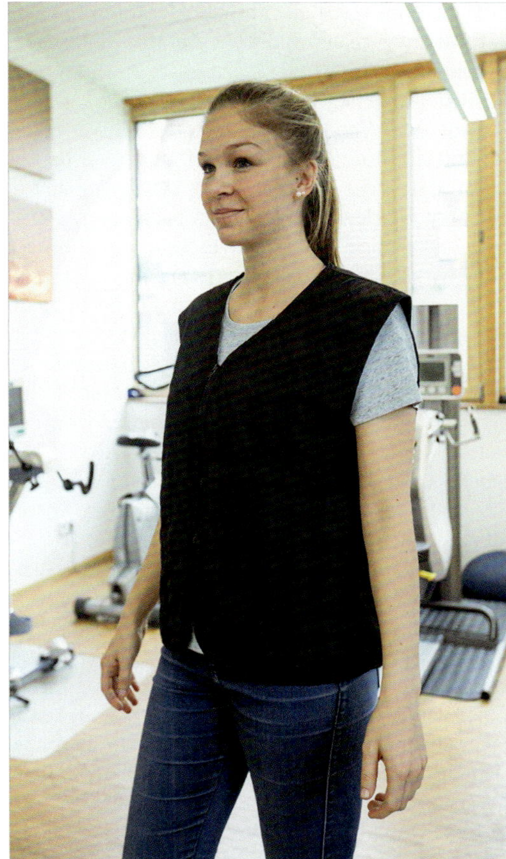

Abb. 5.36 Kühlweste. (Foto: Sabine und Hans Lamprecht)

5.6 Kognition

Studien zeigen eine hohe Prävalenz zwischen 40 und 70 % von kognitiven Problemen bei MS-Patienten (Siepman et al. 2008, Chwastiak, Ehde 2007, Rao et al. 1991a, Rao et al. 1991b).

Die häufigsten kognitiven Probleme sind (Amato et al. 2006, Nocentini et al. 2006, Noseworthy et al. 2000):

- Beeinträchtigung der exekutiven Funktionen (z. B. eingeschränktes Multitasking, eingeschränkte mentale Flexibilität)
- Aufmerksamkeits- und Konzentrationsprobleme, vor allem der Daueraufmerksamkeit
- Verlangsamung der Informationsverarbeitungsgeschwindigkeit: Diese zeigt Zusammenhänge zwischen Depression und Fatigue (Diamond et al. 2008)

5

Als *Red Flag* hat sich die Einbuße der Informationsverarbeitungsgeschwindigkeit herausgestellt, was in unsere Hochleistungsgesellschaft von besonderer Bedeutung ist (Penner 2017).

Neben der Verlangsamung treten Schwierigkeiten mit der Aufmerksamkeit auf, und zwar dahingehend, dass die Aufmerksamkeit nicht anhaltend gehalten werden kann, sondern nach einer gewissen Zeit einbricht. Das eingeschränkte Multitasking wirkt sich zudem negativ auf die Leistungsfähigkeit im Alltag, gerade auch im beruflichen Alltag, aus. Darüber hinaus gibt es Evidenz dafür, dass eine frühzeitig auftretende Hirnatrophie in den ersten beiden Jahren nach Diagnosestellung, als Prädiktor für einen ungünstigen kognitiven Verlauf zu werten ist (Deloire et al. 2011). Mit einem Korrelationskoeffizienten von 0,5 und größer stellt die Hirnatrophie das derzeit beste Korrelat zum kognitiven Status dar (Penner 2017).

Ein empfehlenswertes Instrument, um den kognitiven Status im Rahmen der klinischen Routine zu erfassen, ist die *BICAMS-Screeningbatterie* (Langdon et al. 2012). Sie besteht aus 3 Testverfahren. Die Durchführungszeit für die gesamte Screeningbatterie liegt bei ca. 20 Minuten. Steht dafür nicht ausreichend Zeit zur Verfügung, empfiehlt es sich, zumindest den *SDMT* (Symbol Digit Modalities Test) regelmäßig einmal pro Jahr durchzuführen. Die Durchführung nimmt nur 90 Sekunden in Anspruch, und die Aussagekraft des Tests ist dabei äußerst gut. Vor allem das Defizit in der kognitiven Prozessierungsgeschwindigkeit und im Arbeitsgedächtnis kann mit diesem Verfahren sehr zuverlässig erfasst werden (Penner 2017).

Zur symptomatischen Behandlung der Störungen gibt es keine hinreichende Evidenz für die Wirksamkeit der untersuchten *Medikamente*, zu denen Modafinil, 4-Aminopyridin, Amantadin, L-Amphetamin, Methylphenidat, aber auch Antidementiva wie Donepezil, Rivastigmin und Memantin zählen (Mäurer et al. 2013, Amato et al. 2013).

Moderates Ausdauertraining wirkt sich positiv auf die kognitive Leistungsfähigkeit aus. Eine Studie zur Frage der Intensität hat gezeigt, dass intensives, moderates und leichtes Training sich gleichsam positiv auswirken. Dies bedeutet, dass Patienten sich durchaus auch körperlich fordern können. Wichtig ist, dass überhaupt körperliche Aktivität durchgeführt wird (Sandroff et al. 2015, Sandroff et al. 2016)

Neben sportlicher Aktivität ist auch Hirnleistungstraining eine Maßnahme, von der viele Patienten profitieren (Vogt et al. 2009, Penner et al. 2006). Das Training sollte allerdings spezifisch auf die jeweiligen im Vordergrund stehenden Defizite zugeschnitten sein und nicht einen Rundumschlag darstellen im Sinne von „Viel hilft auch viel".

Fazit

Fazit für die Praxis

- Kognitive Defizite sind ernstzunehmende Symptome der MS mit hoher Relevanz für den Alltag und die Berufsfähigkeit der Betroffenen.
- Das Erheben des kognitiven Status sollte bereits im Rahmen der Diagnosestellung erfolgen, um einen Verlauf über die Zeit und einen Vergleich zu einem Ausgangswert bei deutlicher Verschlechterung dokumentieren zu können.
- Es gibt Evidenz dafür, dass eine frühzeitige Immuntherapie auch als Benefit im Hinblick auf die kognitive Leistungsfähigkeit über die Zeit zu werten ist.
- Eine deutliche kognitive Verschlechterung kann Anzeichen eines Schubes sein (kognitive Schübe sind möglich!).
- Eine deutliche kognitive Verschlechterung (z. B. > 4 Punkte im SDMT) sollte deshalb zusammen mit anderen Befunden (vor allem MRT) Anlass dazu geben, die bestehende Therapie kritisch zu überdenken (Penner 2017).

Wie auch schon in Kap. 4 angemerkt, ist es empfehlenswert, wenn zumindest die Abklärung neurokognitiver Störungen von Neuropsychologen erfolgt. Falls das Nadelöhr der ambulanten Versorgung kein neurokognitives Training durch einen Neuropsychologen zulässt, kann es auch von speziell geschulten Ergotherapeuten übernommen werden –wohlgemerkt gezielt nach neuropsychologischer Diagnostik.

Gerade im kognitiven Bereich gibt es Schnittstellen zur Berufstherapie, Neuropsychologie, Ergotherapie und im sprachlichen Bereich zur Logopädie.

5.7 Psychische Probleme

MS-Patienten entwickeln ganz verschiedene Strategien zur Krankheitsbewältigung. ▶ Abb. 5.37 zeigt 7 verschiedene Stadien der Krankheitsbewältigung (Schuchardt 2002). Dieses Modell beschreibt einen schematisierten Prozess, den die Pa-

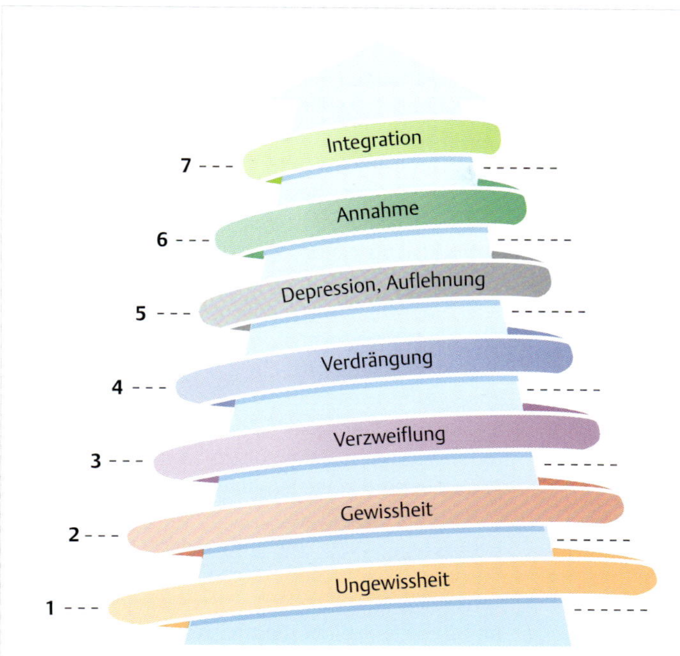

Abb. 5.37 Stadien der Krankheitsbewältigung (nach Schuchardt 2002).

tienten so oder ähnlich durchlaufen können. Die Spirale symbolisiert den Verarbeitungsprozess bei einer chronischen, unberechenbaren Erkrankung. Ein ähnliches Schema existiert nicht nur zur Krankheitsverarbeitung, sondern auch zur Verarbeitung von Schockerlebnissen und Trauer. Zu Beginn einer Krankheit befinden sich die Patienten zunächst in einer Phase der Ungewissheit. Dies bedeutet, dass der Patient bemerkt, dass verschiedene Dinge nicht richtig funktionieren, jedoch fehlt eine klare Ursache bzw. Diagnose. Aus der anfänglichen Ungewissheit wird zunehmend Gewissheit (Diagnosestellung), es folgen Verzweiflung, Verdrängung, Depression und Auflehnung, Annahme der Situation und schließlich die Integration, d. h., die Patienten haben die Erkrankung akzeptiert und richten ihr Leben dementsprechend ein. Die Übergänge zwischen den einzelnen Stadien sind fließend, nicht alle Patienten durchlaufen jede Phase oder erreichen das Stadium der Integration. Um die Patienten angemessen unterstützen zu können, muss der Therapeut erkennen, in welchem Stadium der Krankheitsbewältigung der Patient sich befindet. So möchte der Patient z. B. in der Phase der Verdrängung keine anderen MS-Patienten treffen, oft lehnt er auch Unterstützung von Selbsthilfegruppen oder MS-spezifische Reha-Einrichtungen ab. Der Therapeut sollte dies erkennen und den Patienten in der Phase dann auch nicht ständig mit seiner Erkrankung konfrontieren.

5.7.1 Affektive Störungen

Affektive Störungen treten bei MS-Patienten auch auf. Diese können sein:

- Angststörungen mit einer Lebensprävalenz von 36 % im Vergleich zu 25 % der Normalbevölkerung (Korostil, Feinstein 2007)
- Depression mit einer Lebenszeitprävalenz von 20–50 % (Chwastiak et al. 2002, Patten et al 2003). Daraus ergibt sich eine deutlich erhöhte Suizidneigung (Feinstein 2002). Die Wahrscheinlichkeit für einen Suizid liegt bei MS-Erkrankten um 7,5-mal höher als in der Allgemeinbevölkerung (Sadovnik et al. 1991).

Das Zusätzliche Symptom der Fatigue und früheres Auftreten von MS ist mit depressiven Symptomen assoziiert (Beiske et al. 2008).

Eine direkte Verbindung zwischen Depression und Schwere der Erkrankung wurde nicht gefunden. Studien fanden keinen Zusammenhang zwischen Depression und Höhe des EDSS-Scores (Brajković et al. 2009, Dahl et al. 2009).

Merke

Nonpharmokologische Therapie von Depression

- Erkennen der Depression und ihre Auswirkung auf den Patienten
- Aktivität und Übungen, da sie einen positiven Einfluss auf Depression besitzen (Rietberg et al. 2005)
- Beratung und kognitive Verhaltenstherapie (Thomas et al. 2006)

Trotz dieser vielfältigen nichtpharmakologischen Therapieansätze, sollte die Wichtigkeit der pharmakologischen Therapie, gerade auch begleitend, nicht unterschätzt werden.

5.7.2 Konversionsstörungen bzw. dissoziative Störungen

Ein separater Bereich, den Therapeuten oft nicht kennen, sind Konversionsstörungen – auch dissoziative Störungen genannt (Stone et al. 2010). Diese sind durch den teilweisen oder völligen Verlust der Kontrolle von Bewegungen gekennzeichnet. Sie betreffen nur Störungen der körperlichen Funktionen, die normalerweise unter willkürlicher Kontrolle stehen. Akute Episoden treten mitunter auch nach symptomfreien Intervallen, häufig nach traumatisierenden Lebensereignissen, auf und können bei unlösbaren Konflikten in chronische Verläufe übergehen. Sie sollten von den häufig mit Schmerzen oder vegetativen Symptomen einhergehenden Somatisierungsstörungen (die bei MS-Betroffenen auch auftreten) unterschieden werden. Das bedeutet, dass der Patient Symptome der MS zeigt, ohne dass ein pathologisches Substrat vorliegt, d. h. ohne MS zu haben. Diese Störungen treten nicht nur bei MS, sondern auch bei anderen neurologischen „Erkrankungen" auf. Sie sollten in der „psychotherapeutischen Neurologie" behandelt werden. Häufig treffen Physio- und Ergotherapeuten auf solche Patienten. Da diese Patienten ihre psychischen Probleme mit somatischen Beschwerden äußern, kann und soll der Therapeut diese Patienten und ihre Beschwerden ernstnehmen und auch auf der somatischen Ebene behandeln (Edwards et al. 2012). Eine Komorbidität mit organisch bedingten Störungen ist bei 10–15 % aller Patienten auffällig (Kim et al. 1999). Dies bedeutet, dass solche Störungen auch bei gesicherter MS-Diagnose auftreten, jedoch die Symptome, so wie der Patient diese zeigt, nicht objektivierbar und spezifisch für Multiple Sklerose sind.

Als Risikofaktoren für psychogene Bewegungsstörungen gelten sexueller Missbrauch, chirurgische Eingriffe, Trauma oder Tod von Familienangehörigen (Feinstein et al. 2001).

Therapeutisch wird ein multimodales Therapiekonzept mit Psychotherapie, Verhaltenstherapie und pharmakologischer Therapie und auch gezielter Physiotherapie empfohlen. Wohlgemerkt, diese Patienten sind keine Simulanten!

Da diese Patientengruppen häufig in der therapeutischen Praxis vorstellig werden, sollten wir Therapeuten die Erkrankung erkennen und entsprechend therapieren. In der Arbeit von Espay und Kollegen sehen die meisten Kliniker die Physiotherapie (und sicher auch Ergotherapie [Anm. der Verfasser]) als wichtigen Bestandteil der Behandlung. In einer Befragung von 526 Neurologen haben 79 % eine Physiotherapie als effektiver oder mindestens so effektiv wie eine Psychotherapie allein gesehen (Espay et al. 2009). In einer anderen Umfrage von 702 Neurophysiotherapeuten in Großbritannien, gaben 77 % an, dass sie Patienten mit dissoziativen Störungen gesehen haben und ein Viertel sagte aus, dass sie mehr als 10 % ihrer Zeit mit dieser Patientengruppe verbringen (Edwards et al. 2012).

Weitere Information findet man auch bei Nielsen et al. 2013, Nijenhuis et al. 1999, Nijenhuis et al. 2006 (auf Deutsch).

5.8 Urologie

75–80 % der MS-Patienten leiden unter Blasenfunktionsstörungen (Humburg et al. 2006). Durch Blasenprobleme können sich erhebliche Einschränkungen der Lebensqualität und der Partizipation ergeben. MS-Patienten sollen sich möglichst früh bei Urologen, die auf neurologische Blasenprobleme spezialisiert sind, vorstellen oder besser noch einen Neurourologen aufsuchen. Viele Blasenprobleme sind medikamentös behandelbar, es können sich im Laufe der Zeit aber zusätzliche Schädigungen durch unbehandelte Symptome ergeben.

Bei MS-Patienten unterscheidet man vor allem 2 Blasenfunktionsstörungen:

- Detrusorhyperreflexie (Reflexblase; ▶ Abb. 5.38)
- Detrusor-Sphinkter-Dyssynergie

Eine Detrusorhyperreflexie ist zu Beginn der Erkrankung bei ca. 40–60 % der Patienten anzutreffen (Seidel, Bach 1994). Als Symptom ist ein imperativer Harndrang mit reflektorischer Blasenentleerung und Inkontinenz zu nennen. Störung der Blasenfüllung!

„Die Detrusorhyperreflexie ist zwar lästig, medizinisch aber weitgehend unbedenklich!" (Seidel, Bach 1994, S. 5)

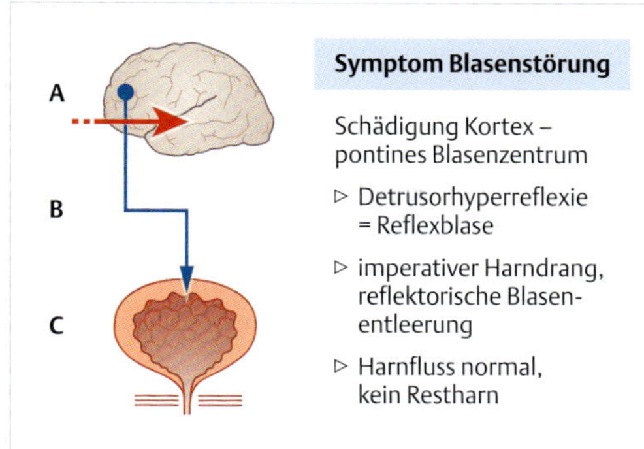

Abb. 5.38 Detrusorhyperreflexie.

Merke

„Blasentraining"
Erhöhung der Trinkmenge auf ca. 2,5 Liter täglich, dann kontinuierliche Verlängerung der Zeit zwischen den Toilettengängen.

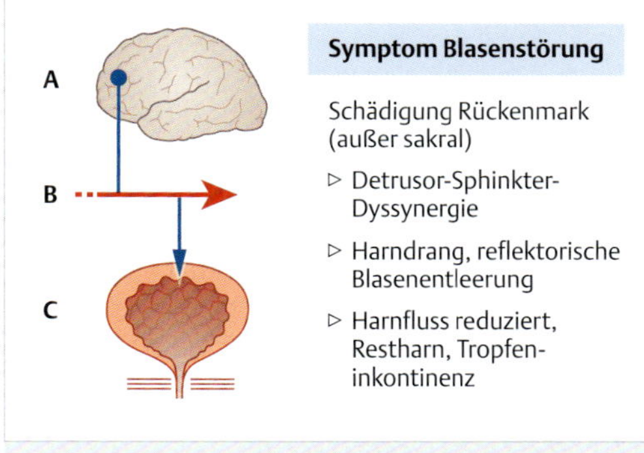

Abb. 5.39 Detrusor-Sphinkter-Dyssynergie.

Bei ca. 20–50 % der MS-Patienten tritt im Verlauf der Erkrankung eine Detrusor-Sphinkter-Dyssynergie auf (Seidel, Bach 1999). Die Dysfunktion dieser Blasenstörung entsteht durch den gleichzeitigen Hypertonus des Sphincter internus und externus. Der Detrusor ist zwar aktiviert, der Sphincter internus verhindert jedoch durch seine Verkrampfung die völlige Entleerung der Blase und erlaubt nur kleine Urinmengen, da Urin nur so lange abgegeben werden kann, solange der Druck der Blasenmuskulatur den Widerstand des angespannten Sphinkters übersteigt.

Folgen der Detrusor-Sphinkter-Dyssynergie (▶ Abb. 5.39) sind:

- imperativer Harndrang
- reflektorische Entleerung der Blase
- kleine Urinportionen
- reduzierter Harnfluss
- Tropfeninkontinenz

Die *Restharnmenge* sollte 100 ml, nach neuen Angaben 50 ml nicht überschreiten.

Das wichtigste Behandlungsziel bei Detrusor-Sphinkter-Dyssynergie ist die Reduzierung des Restharns (Seidel, Bach 1994).

Behandlungsmöglichkeiten der Detrusor-Sphinkter-Dyssynergie sind:

- intermittierendes Selbstkatheterisieren. Dies ist das einfachste und sinnvollste Mittel, um dieses Blasenproblem zu behandeln (Rackley, Appell1999, Fernández 2002).
- Blasentraining mit festen Entleerungszeiten

Neben vielen anderen medikamentösen Möglichkeiten können die Patienten auch ein Nasenspray (Desmopressin) zur Verminderung der Urinproduktion einsetzen (Fernández 2002), insbesondere nachts oder bei Ausflügen etc. Wichtig ist dabei die Kontrolle der Elektrolyte. Durch medikamentöse Dämpfung der Detrusoraktivität kann es zur Restharnbildung kommen. Regelmäßige Ultraschalluntersuchungen zur Restharnüberprüfung sind somit notwendig (Seidel, Bach 1994). Dabei können mobile Ultraschallköpfe dem Patienten bei der regelmäßigen Selbstkontrolle helfen.

▶ **Blasentraining.** Das Kombinieren von regelmäßigen, ausreichenden Trinkmengen mit möglichst immer zeitgleicher Miktion. Der Zeitpunkt der Flüssigkeitszufuhr kann genau festgelegt sein. Das Blasentraining kommt ursprünglich aus der Behandlung von Patienten mit Querschnittlähmungen. Da diesen Miktionsstörungen jedoch eine andere Schädigung zugrunde liegt (meist eine Detrusorhyporeflexie), ist das Blasentraining, speziell auch das Triggern der Blase, bei MS-Patienten oft weniger erfolgreich als bei Patienten mit Querschnittläsionen. Dies muss bei der Behandlung von MS-Patienten beachtet werden.

Empfehlungen:

- kein Credé-Handgriff (Stöhrer 1999), da hier die Gefahr sehr groß ist, Urin nach oben in die Niere zu drücken
- Spülprophylaxe als Infektionsprophylaxe, d. h., dass der Patient mindestens 2 Liter täglich trinken muss
- Ansäuerung des Urins als Infektionsprophylaxe durch saure Säfte (Preiselbeersaft, Cranberrysaft) oder Vitamin C (Kesselring, Fierz 2005)

Merke

Neurologische Blasenprobleme sollten frühzeitig medikamentös behandelt werden. Das klassische Beckenbodentraining kann nur bei einer Detrusohyperreflexie und höchstens geringfügig Erfolge bringen, um beim imperativen Harndrang einen Urinabgang durch das willkürliche Anspannen des M. sphincter externus zu erreichen und damit ein Abgang von Urin zu vermeiden, bis eine Toilette aufgesucht werden kann.

Selbstkatheterisierung wird häufig bei der Detrusor-Sphinkter-Dyssynergie erfolgreich angewandt.

5.9 Messverfahren und Dokumentation

Tests und Assessments sind heute in der Therapie von Patienten nicht mehr wegzudenken. In Rehabilitationskliniken werden sie flächendeckend angewandt. In ambulanten Praxen werden spezifische und validierte Tests und Assessments immer noch sehr selten durchgeführt.

Merke

Unterschied zwischen Tests und Assessments für Befund oder Verlaufskontrolle

Einige Tests eignen sich eher zur Befundaufnahme, z. B. der Romberg-Test für Stand- und Rumpfataxie oder die Ashworth- oder Tardieu-Skala für Spastikerfassung.

Viele Assessments eignen sich zur Verlaufsdokumentation und zur Dokumentation von Funktionsverbesserungen bzw. Verbesserungen der Aktivität oder Partizipation. Es gibt für jeden ICF-Bereich spezifische Assessments.

Warum sollten unbedingt Tests und Assessments eingesetzt werden:

- Die Kommunikation mit Ärzten und Angehörigen anderer Gesundheitsberufe wird vereinfacht, klarer und objektiviert.
- Wirksamkeitsnachweise, auch gegenüber den Krankenkassen, werden möglich und sind valide.
- Messungen können außerdem zur Qualitätssicherung genutzt werden.
- Die Möglichkeit für praktisch arbeitende Therapeuten, evidenzbasierte Nachweise zu erbringen oder Einzelfallbeschreibungen zu veröffentlichen, wird erleichtert.
- Therapieverläufe können objektiviert, dokumentiert werden.
- Patienten können durch objektive Darstellung von Verbesserungen motiviert werden.

Die bei Patienten mit MS üblicherweise eingesetzte Kurtzke-Skala (EDSS) zeigte sich zur Messung von Rehabilitationserfolgen weniger aussagekräftig als der Ambulation-Index und der Rivermead Mobility Index (Vaney et al. 1996). Die EDSS identifiziert bei nur 7,5 % der Patienten Verbesserungen, der Rivermead Mobility Index bei 39 % und der Ambulation-Index bei 16 % der Patienten. Die Wirksamkeit von ambulanter Therapie konnte mit dem Rivermead Mobility Index nachgewiesen werden (Wiles et al. 2001).

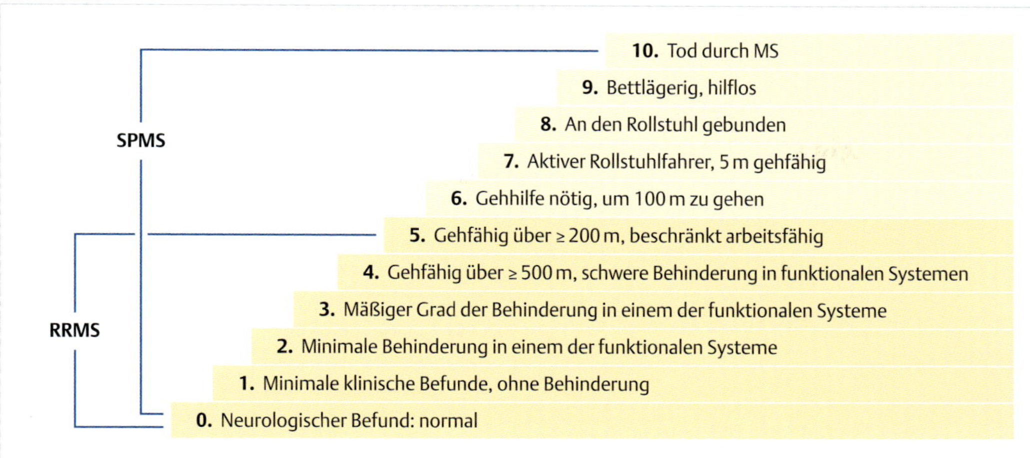

Abb. 5.40 Checkliste: EDSS (expanded disability status scale): SPMS (sekundär progrediente MS), RRMS (schubförmig verlaufende MS, engl. relaping remitting MS).

Merke

- *Validität:* Aussagekraft und Genauigkeit eines Tests
- *Reliabilität:* gleiche Ergebnisse bei Wiederholung des Tests (Zuverlässigkeit des Tests)
- *Sensitivität:* Empfindlichkeit eines Tests, Fähigkeit des Tests auch genau die gewünschte Funktion zu messen.

5.9.1 EDSS

Die EDSS (Kurtzke Expanded Disability Status Scale) bewertet neurologische Defizite. Mittels der Skala wird der MS-Schweregrad ermittelt. Die Durchführung der EDSS dauert ungefähr 25 Minuten (Masur, Papke 2000), sie wird jedoch nur in spezialisierten Kliniken von Ärzten durchgeführt. Die Skala reicht von 0 (keine Symptome) bis 10 (Tod durch MS). Von 4 bis 7,5 ist sie charakterisiert durch die Gehfähigkeit. Es wird der EDSS auch vorgeworfen, dass sie ab einem Wert von 4 vor allem die Gehfähigkeit beschreibt.

Ob diese Skala therapeutische und damit oft auch funktionelle Verbesserungen zeigt, ist fraglich (Vaney et al. 1996).

Die EDSS ist die am häufigsten verwendete Skala zur Einschätzung des MS-Schweregrades und international bekannt.

Praxis

Checkliste: EDSS
(▶ Abb. 5.40)

5.9.2 ADL-Scores

Assessment of Disability für MS nach Tourtellotte

Das Assessment of Disability für MS nach Tourtellotte (1965) dauert ungefähr 15 Minuten (Masur, Papke 2000). Der Ergebnisbereich liegt zwischen 6 und 36 Punkten: 6 Punkte = unbeeinträchtigt, 36 Punkte = maximal beeinträchtigt. Beurteilt werden:

- Gehen
- Anziehen
- Hygiene
- Essen
- Kauen und Schlucken
- Sprache

Rivermead-ADL-Skala

Die Rivermead-ADL-Skala (Whithin, Lincoln 1980) testet Alltagsfunktionen nach Schlaganfall und anderen neurologische Erkrankungen. Die Durchführung des sehr guten und umfassenden Scores dauert 15 Minuten (Masur, Papke 2000). Leider wird

Inkontinenz nicht erfasst (im Unterschied zum Barthel-Index). Der Score ist valide und reliabel. Wahrscheinlich ist er auch ausreichend sensibel. Er beinhaltet den Aspekt Selbstständigkeit und Haushalt.

Das Scoring erfolgt nach 3 Kriterien:

- 3 = unabhängig
- 2 = nur verbale Hilfe erforderlich
- 1 = abhängig

Messung der Mobilität – Rivermead Mobility Index

Der Rivermead Mobility Index (Collen et al. 1991) kann verwendet werden, um Alltagsfunktionen zu messen, insbesondere die Mobilität. Die Patienten beurteilen sich selbst, die Durchführung dauert 10–15 Minuten (Masur, Papke 2000).

Die Bewertung unterscheidet nur in „möglich" (1 Punkt) und „nicht möglich" (0 Punkte). Daher ist es wahrscheinlich schwierig, graduelle Veränderungen (Verlaufsuntersuchungen) zu erfassen. Die Arbeiten von Vaney et al. (1996) und Wiles et al. (2001) zeigen jedoch, dass dieser Test zur Beurteilung von Rehabilitationserfolgen und Physiotherapie geeignet ist.

Praxis

Checkliste: Rivermead Mobility Index

- Drehen im Bett ohne Hilfe
- vom Liegen zum Sitzen kommen ohne Hilfe
- Sitzen an der Bettkante 10 Sekunden lang
- vom Sitzen zum Stehen in 15 Sekunden und 15 Sekunden stehen, auch mit Hilfe
- Stehen ohne Hilfe 10 Sekunden lang
- Transfer vom Bett zum Stuhl und zurück ohne Hilfe
- im Haus gehen 10 Meter mit Hilfe, wenn notwendig, jedoch ohne ständige Hilfe
- Treppensteigen ohne Hilfe
- Gehen im Außenbereich auf ebenem Untergrund, z. B. betonierter Weg
- Gehen im Haus ohne Hilfe
- Dinge aufheben etwas fallen lassen, 5 m gehen, es aufheben und zurückgehen
- Gehen im Außenbereich auf unebenem Untergrund, z. B. auf Schnee, Eis, Gras
- Baden ins Bad ein- und aussteigen
- Treppensteigen 4 Treppenstufen hoch- und runtergehen ohne Hilfe
- Laufen/Rennen 10 m ohne zu humpeln, schnelles Gehen wird akzeptiert

Functional Ambulation Categories

Die Functional Ambulation Categories (FAC; Holden et al. 1984) beurteilen Gangstörungen bei neurologischen Erkrankungen. Die Durchführung dauert 10 Minuten (Masur, Papke 2000).

Es gibt 6 Stufen von Stufe 1 (Gehen nicht oder nur mit 2 Hilfspersonen möglich) bis Stufe 6 (keine Beeinträchtigung beim Gehen auf ebenem, unebenem Boden, Bergauf- und Bergabgehen und Treppensteigen möglich). Die Einteilung in die 6 Stufen erfolgt nach exakten Kriterien (klare Definition von Stufen, z. B. Bodenbeschaffenheit, Steigung). Jedes Hilfsmittel ist erlaubt (außer Gehbarren).

Die Einteilung in ▶ Tab. 5.6 beschreibt das Ausmaß an Hilfe, welche Patienten beim Gehen benötigen (Wade 1992). Leider werden Hilfsmittel dabei nicht berücksichtigt. Deshalb ist diese Einteilung für MS-Patienten im Alltag nur wenig aussagekräftig.

Time-Walking-Test

Der Time-Walking-Test (Butland et al. 1982) gliedert sich in 2 Teile, er testet Geschwindigkeit und Ausdauer. Qualitative Kriterien werden nicht be-

Tab. 5.6 Functional Ambulation Categories (FAC).

FAC-Wert	Gehfähigkeit
0	Der Patient kann nicht gehen oder benötigt die Hilfe von zwei oder mehr Therapeuten.
1	Der Patient ist auf dauerhafte Hilfe einer Person angewiesen, welche unterstützt, das Gewicht zu tragen und das Gleichgewicht zu halten.
2	Der Patient ist auf andauernde oder intermittierende Hilfe einer Person zur Sicherung des Gleichgewichts und der Koordination angewiesen.
3	Der Patient ist auf verbale Unterstützung oder Begleitung einer Person angewiesen, unmittelbare physische Hilfe ist jedoch ausgeschlossen.
4	Der Patient geht selbstständig in der Ebene, es ist nur noch geringe Hilfe, z. B. beim Treppensteigen oder auf schwierigen Bodenverhältnissen oder Untergründen erforderlich.
5	Der Patient ist in allen Belangen selbstständig gehfähig.

obachtet. Hilfsmittel können beliebig benutzt, müssen jedoch dokumentiert werden. Er ist sehr einfach zu handhaben und dauert ungefähr 15 Minuten.

Beim Geschwindigkeitstest wird der Patient aufgefordert, 5, 10 und 20 m in seiner Geschwindigkeit zu gehen. Die Zeit wird notiert. Die normale Gehgeschwindigkeit beträgt durchschnittlich 80 m/min (Pott 2005). Meist wird nur der 10-%privat_ZE;Meter-Gehtest verwendet.

Beim Ausdauertest soll der Patient 2, 6 oder 12 Minuten eine fixe Distanz (normal 20 m) auf und ab gehen. Dabei wird die Zeit angesagt. Bei Ermüdung kann der Patient pausieren. Zeit und Distanz werden festgehalten (Masur, Papke 2000). Geht der Patient im 6-Minuten-Gehtest weniger als 300 m, muss unbedingt die Gangausdauer im Sinne eines Intervalltrainings beübt werden. Insgesamt hat sich der 6-Minuten-Gehtest durchgesetzt. Dieser eignet sich hervorragend dazu, die Gehgeschwindigkeit in km/h hochzurechnen.

Beispiel: Geht der Patient 300 m in 6 Minuten. Dann wird er in einer Stunde 3000 m gehen, was 3 km/h entspricht. Dies ist deshalb sehr wichtig, da es von der Gangrehabilitation von Schlaganfallpatienten Prädiktoren für inner- und außerhäusliches Gehen gibt und diese sowohl von der Gehgeschwindigkeit als auch von der Gangausdauer abhängen. Diese Aussagen können sehr gut auch auf MS-Patienten übertragen werden.

Prädiktor für innerhäusliche Gehfähigkeit (nach Schlaganfall) ist:

- Gehgeschwindigkeit 1,4 km/h

Prädiktoren für außerhäusliche Gehfähigkeit nach Schlaganfall sind:

- Gehgeschwindigkeit 2,8 km/h (Cut-off-Wert von 2,3 km/h)
- Ausdauer von 300 m
- Gehen mit Blickwendung (nach links/rechts schauen)
- Stufe von 14 cm Höhe

Timed-up-and-go-Test

Der Timed-up-and-go-Test nach Posiadlo, Richardson (1991) ist eigentlich ein geriatrischer Test für die Beurteilung der Mobilität bezüglich einfacher Transfers. Obwohl er eher ein Test für die Geriatrie ist, kann er aber bezüglich Mobilität auch auf Menschen mit multipler Sklerose (PwMS) übertragen werden.

► **Durchführung.** Der Test ist sehr einfach und schnell durchführbar. Der Patient steht aus einem Stuhl (Sitzhöhe 46 cm) mit Armlehnen auf, geht eine Strecke von 3 m, dreht um, geht zum Stuhl zurück und setzt sich hin. Die benötigte Zeit wird in Sekunden gemessen. Hilfsmittel sind erlaubt und werden dokumentiert.

Merke

Referenzwerte

- ≤ 10 Sekunden → uneingeschränkte Alltagsmobilität
- 11–19 Sekunden → geringe Mobilitätseinschränkung, in der Regel noch ohne Alltagsrelevanz
- 20–29 Sekunden → abklärungsbedürftige, funktionell relevante Mobilitätseinschränkung
- ≥ 30 Sekunden → ausgeprägte Mobilitätseinschränkung, in der Regel Interventions-/Hilfsmittelbedarf

Hilfsmittel und Hilfen können zusätzlich dokumentiert werden, um auch rehabilitative Fortschritte durch weniger Hilfsmittel zu beschreiben.

Multiple Sclerosis Functional Composite

Der Multiple Sclerosis Functional Composite (MSFC) ist ein international üblicher Test. Er beinhaltet verschiedene Teiltests:

- Timed 25 Foot Test = 7,62 Meter. Der Proband soll bei diesem Test 7,62 Meter so schnell wie möglich gehen. Anschließend wird die Zeit in Sekunden ermittelt. Mit diesem Test lässt sich die Gehgeschwindigkeit ermitteln. Es gibt Korrelationen mit der Gehgeschwindigkeit und der Arbeitsfähigkeit. Bei einem Ergebnis von 6 Sekunden oder weniger ist die Wahrscheinlichkeit einer Berufstätigkeit eher gegeben als bei über 6 Sekunden.
  Der Timed 25 Foot Walk ist der erste Teil des MSFC. Er weist eine hohe Interrater- und Test-Retest-Reliabilität auf und zeigt eine gleichzeitig gute Validität.
- Nine Hole Peg Test: Er dient der Untersuchung der Feinmotorik (S. 116).
- PASAT-Test (Paced Auditory Serial Addition Test): Dies ist ein Test für die kognitiven Teilleistungen, wie z. B. geteilte Aufmerksamkeit, kogni-

5

tives Dualtask, Konzentration und Arbeitsgedächtnis – allerdings wird für kognitive Teilleistungen heute eher die BICAMS-Testbatterie (Brief International Cognitive Assessment for Multiple Sclerosis) empfohlen (Penner 2017).

Mit dem MSFC kann in kurzer Zeit die Gehfähigkeit, Feinmotorik und Kognition überprüft werden. Der Test wird in DMSG(Deutsche MS Ge sellschaft)-zertifizierten Kliniken routinemäßig durchgeführt.

▸ **Durchführung des Timed 25 Foot Walk Test.** Siehe 10-Meter-Gehtest (S. 114).

Da der Test international bei MS-Betroffenen verwendet wird, ist er speziell bei PwMS dem 10-Meter-Gehtest vorzuziehen (Schwid et al. 1997, Wade 1992).

Merke

Referenzwerte

Bei einem Ergebnis von 6 Sekunden oder weniger ist die Wahrscheinlichkeit einer Berufstätigkeit eher gegeben als bei über 6 Sekunden.

Armfunktionstest: Nine Hole Peg Test

Der Nine Hole Peg Test (NHPT, Mathiowetz et al. 1985) wird vor allem bei Patienten mit Schlaganfall benutzt, kann aber auch bei MS-Patienten angewendet werden. Getestet wird anhand eines hölzernen Hilfsmittels. Er beurteilt Geschicklichkeit und Geschwindigkeit des Armes und der Hand.

Der Patient soll 9 Holzstäbchen in 9 Löcher platzieren. Gemessen wird die dazu benötige Zeit. Gesunde brauchen 18 Sekunden (Mathiowetz et al. 1985, Sunderland et al. 1989). Der Test hat eine hohe Reliabilität und Validität. Außerdem ist er sehr einfach und schnell anwendbar (0,5–10 Minuten). Es gibt altersabhängige Normdaten, die geschlechtsspezifisch etwas variieren, z. B. liegen die Normwerte bei einem 70-jährigen Mann bei 20 Sekunden für die Durchführung des Nine Hole Peg Tests und bei einer 70-jährigen Frau bei 22 Sekunden.

Obwohl der Test hauptsächlich bei Patienten mit Schlaganfall benutzt wurde, kann das funktionelle Problem des Intentionstremors damit sicherlich auch erfasst werden. Jedoch kann er nur dann angewandt werden, wenn die Behinderung der oberen Extremität nicht zu ausgeprägt ist (Masur, Papke 2000).

Box and Block Test

Beim Box and Block Test (BBT) wird erfasst, wie viele Klötzchen von je 2,5 cm der Patient in einer Minute von einer Seite der Kiste mit Trennwand zur anderen bringt. Dieser Test kann auch bei schwerer betroffenen Patienten Anwendung finden, allerding sollte der Patient greifen können (Mathiowetz et al. 1985).

Das standardisierte Messverfahren nutzen Therapeuten hauptsächlich in der neurologischen Rehabilitation, z. B. bei Krankheitsbildern wie Zerebralparese, Schlaganfall, Schädel-Hirn-Trauma und Multiple Sklerose. In der aktuellen Leitlinie „Motorische Therapien für die obere Extremität zur Behandlung des Schlaganfalls“ der Deutschen Gesellschaft für Neurologische Rehabilitation ist unter anderem auch der BBT angeführt, um Armaktivitäten zu messen. Nach Ansicht von Virgil Mathiowetz können Klienten mit eingeschränkter bzw. geminderter Intelligenz und/oder eingeschränkter allgemeiner Geschicklichkeit den Test ebenfalls durchführen.

Es gibt altersabhängige Normdaten die ungefähr zwischen 60 und 70 Klötzchen liegen.

5.9.3 Tests für das Sturzrisiko

Um das Sturzrisiko bei Patienten mit MS zu objektivieren, eignen sich am besten der MiniBest. Bekannter sind der Tinetti-Score und die Berg Balance Scale.

MiniBest nach Horak

Beim MiniBest (Horak et al. 2009) werden insgesamt 14 Items in 4 Kategorien getestet. Der Maximalscore beträgt 28 Punkte.

Die 4 Kategorien sind:

- antizipatorische posturale Anpassungen
- reaktive posturale Kontrolle
- sensorische Orientierung
- dynamisches Gehen

Tinetti-Score

Der Tinetti-Score (Tinetti 1986) ist eigentlich ein geriatrischer Score, der aber die Sturzgefahr in typischen Alltagssituationen erfasst. Auch hier ist die Dauer von 5–10 Minuten ein zusätzlicher Vorteil. Zwei Punkte pro Item entsprechen einer sicheren Ausführung ohne Hilfestellung. Wird eine Aufgabe adaptiert oder mit Hilfestellung/Hilfsmittel ausgeführt, entspricht dies einem Punkt. Maximal können 28 Punkte erreicht werden. Bei unter 20 Punkten besteht ein erhöhtes Sturzrisiko (Barth, Hüter-Becker 2005).

Praxis

Checkliste: Items des Tinetti-Score

- Sitzbalance auf einem Stuhl
- Aufstehen
- Versuche, aufzustehen
- unmittelbare Stehbalance (erste 5 Sekunden)
- Stehbalance beim Versuch, die Füße beieinander zu halten
- Stoß
- Augen geschlossen
- Drehung gegen das Brustbein um 360°
- Beginn des Gangs
- Schrittlänge und „Schritthöhe“
- Gangsymmetrie
- Schrittkontinuität
- Wegabweichung (beobachtet über Distanz von ca. 3 m)
- Rumpfstabilität
- Schrittbreite
- Hinsetzen

Sicherlich wird die Sturzgefahr durch Nervosität und Stresssituationen noch erhöht, dennoch bietet der Score eine gute Möglichkeit, den klinischen Eindruck zu objektivieren.

Merke

Eine Verminderung des Sturzrisikos kann durchaus als Argument für eine physiotherapeutische Behandlung gegenüber Kostenträgern, Ärzten und Angehörigen dienen.

Berg Balance Scale

Eine ähnliche Skala für Gleichgewicht/Sturzprophylaxe ist die Berg Balance Scale (Berg et al. 1992). Sie wird häufig im geriatrischen Bereich verwendet. Alle Items werden auf einer Skala von 0–4 beurteilt. Dabei werden die Hilfestellung bzw. die Hilfsmittel berücksichtigt. Das höchste Ergebnis liegt bei 56 Punkten. Bei weniger als 36 Punkten wird ein Sturz sehr wahrscheinlich (Shumway-Cook et al. 1997).

Die Berg Balance Scale zeigt in der Literatur eine bessere Reliabilität als der Tinetti-Test. Der Tinetti-Test hat gegenüber der Berg Balance Scale den Vorteil, dass der Zeitaufwand etwas geringer ist und der Gang kein Bestandteil des Tests ist.

Eine Möglichkeit wäre daher, den Tinetti-Test als Screening bzw. Schnelltest zu verwenden und zur genaueren Untersuchung des Gleichgewichts die Berg Balance Scale einzusetzen.

Merke

Es gibt 2 sehr gute ausführliche Bücher zu Assessments, Skalen und Scores:

- „Skalen und Scores in der Neurologie“ von Harald Masur und Karsten Papke, Thieme Verlag Stuttgart, 2000, 2. Aufl.
- „Assessments in der Neurorehabilitation“ von Stefan Schädler et al., Huber Verlag Bern, 2009.

5.9.4 Kognitive Tests

Für kognitive Tests eignet sich der kognitive Testteil der *Multiple Sclerosis Impairment Scale*. Sicherlich ersetzt dieser Test keine umfassende neuropsychologische Testung. Jedoch weist der Gesamtscore eine hohe Interrater-Reliabilität und eine hohe Sensitivität auf, außerdem ist er sehr benutzerfreundlich.

Praxis

Checkliste: Kognitiver Testteil der Multiple Sclerosis Impairment Scale

A) Tiere in 1 Minute
B) S-Wörter in 1 Minute
C) kontinuierliches Subtrahieren der Zahl 7 ausgehend von 100

Scoring: Die Therapeutin misst bei A und B die Zahl der Wörter (ohne Wiederholungen und Fehler). Bei C kann der Patient 10 Punkte erreichen für die richtige Lösung innerhalb von 60 Sekunden oder weniger. Für jede falsche Antwort und für jede 10 Sekunden, die länger benötigt werden, wird ein Punkt abgezogen.

Nach Iris Penner (Penner 2017) wird die BICAMS-Testbatterie (Brief International Cognitive Assessment for Multiple Sclerosis) empfohlen. Sie setzt sich zusammen aus der BICAMS-Screening-batterie, die aus 3 Testverfahren besteht:

- dem SDMT (Symbol Digit Modalities Test),
- dem VLMT (verbaler Lern- und Merkfähigkeitstest) und dem
- BVMT-R (Brief Visual Memory Test Revised).

Zusammenfassung

- Hauptsymptome der MS sind Sensibilitätsstörungen, Spastizität, Paresen, Ataxie und Fatigue. Wobei funktionell die Paresen sehr bedeutsam sind.
- Sensibilitätsstörungen: Sie beginnen meistens distal an den Extremitäten und breiten sich im Krankheitsverlauf nach proximal aus. Therapeuten testen das Berührungs-, Temperatur-, Vibrations-, Bewegungs- und Lageempfinden. Die Therapie von Sensibilitätsstörungen ist meist nicht alltagsrelevant.
- Spastizität: Man unterscheidet zwischen zerebraler und spinaler Spastik, bei MS-Patienten tritt insbesondere letztere häufig auf. Bestandteile der therapeutischen Untersuchung sind unter anderem der Klonustest und die funktionelle Befundung der Spastik mit geschwindigkeitsabhängiger Reaktion auf passive Bewegung. Die Ashword- und die Tardieu-Skala messen das Ausmaß der Spastik. Spastik sollte funktionell unter der Berücksichtigung der Zusammenhänge zwischen Minus- und Plussymptomatik des UMNS mit Aktivierung bzw. Training behandelt werden. Nur wenn schmerzreduzierende oder pflegerische Ziele im Vordergrund stehen, können spastikreduzierende Maßnahmen angewendet werden.
- Paresen: Häufigstes Symptom; es handelt sich um zentrale Paresen im Sinne der Minussymptomatik des UMNS. Untersucht werden jeweils Muskelgruppen (Muskelfunktionstest). Modifiziert werden sollte die MFT bei MS auf Ausdauer und in der Neurologie auf funktionelle Ausgangsstellungen und Funktion der entsprechenden Muskulatur im Alltagskontext. Paresen werden gezielt und alltagsrelevant gekräftigt. Es hat sich ein Training an der Leistungsgrenze im Sinne eines Intervalltrainings bewährt.
- Ataxie: Läsionen im Kleinhirn und in dessen Bahnen verursachen ataktische Störungen. Je nach Störung sollte spezifisch mit oder ohne Visus geübt werden. Kompensationsstrategien können bei Ataxie Alltagsaktivitäten verbessern und erleichtern.
- Fatigue: Motorische Fatigue (Fatigability bzw. Trait-Komponente) lässt sich gut mit Ausdauer und Krafttraining behandeln. Auch bei kognitiver Fatigue gibt es Nachweise, dass Ausdauertraining zu Verbesserungen führen kann. Motorische Fatigue bzw. Fatigabiliy muss zu Uhthoff abgegrenzt werden.
- Für Patienten mit MS und die Dokumentation des Therapieverlaufs eignen sich außerdem folgende Instrumente:
    - EDSS (Expanded Disability Status Scale)
    - ADL-Scores (Assessment of Disability, Rivermead-ADL-Skala, Rivermead Mobility Index, Functional ambulation Categories
    - Gangtests wie Untertests des Time-Walking-Test, Timed-up-and-go-Test)
    - MSFC (MS Functional Composite): besteht aus 3 Teilen, dem Timed 25-Foot Walk Test, Nine Hole Peg Test und einem Teiltest des PASAT-Tests (Paced Auditory Serial Addition Test)
    - Armfunktionstests (Nine Hole Peg Test)
    - kognitive Tests (kognitiver Teil der MS Impairment Scale, besser BICAMS)
    - Sturzrisiko (MiniBest oder auch Tinetti-Score, Berg Balance Scale)

5.10 Literatur

Albrecht H, Schwecht M, Pöllmann W et al. Lokale Eisapplikation in der Therapie der gliedkinetischen Ataxie Klinischer Nachweis positiver Behandlungseffekte bei Patienten mit multipler Sklerose. Klinischer Nachweis positiver Behandlungseffekte bei Patienten mit multipler Sklerose. Nervenarzt 1998: 69; 1066–1073

Amato MP, Zipoli V, Portaccio E. Multiple sclerosis-related cognitive changes. A review of cross-sectional and longitudinal studies. J Neurol Sci 2006; 245: 41–46

Amato MP, Langdon D, Montalban X et al., Treatment of cognitive impairment in multiple sclerosis. Position paper. J Neurol 2013; 260: 1452–1468

Barth CA, Hüter-Becker A. Bewegungsentwicklung und Bewegungskontrolle. Bd. 2. Stuttgart: Thieme; 2005

Beenakker EA, Oparina TI, Hartgring A et al., Cooling garment treatment in MS. Clinical improvement and decrease in leukocyte NO production. Neurology 2001; 57: 892–894

Beiske AG, Svensson E, Sandanger I et al. Depression and anxiety amongst multiple sclerosis patients. Eur J Neurol 2008; 15: 239–245

Ben Smail D, Peskine A, Roche N et al., Intrathecal baclofen for treatment of spasticity of multiple sclerosis patients. Mult Scler 2006; 12: 101–103

Benecke R, Conrad B, Meineck HM. Neue Erkenntnisse zur Pathophysiologie der Spastizität. In: Conrad B, Benecke R, Bauer HJ, Hrsg. Die klinische Wertung der Spastizität. Stuttgart: Schattauer; 1984

Beppu H, Suda M, Tanaka R. Analysis of cerebellar motor disorders by visually guided elbow tracking movement. Brain 1984; 107: 787–809

Berg KO, Maki BE, Williams JI et al. Clinical and laboratory measures of postural balance in an elderly population. In: Archives of physical medicine and rehabilitation 1992; 73: 1073–1080

Bohannon RW, Smith MB. Interrater reliability of a modified Ashworth scale of muscle spasticity. In: Phys Ther 1987; 67: 206–207

Boswell S, Gusowski K, Kaiser A et al. Hippotherapie bei Multipler Sklerose – eine prospektive, kontrollierte, randomisierte und einfachblinde Studie. Akt Neurol 2009; 36 – P537

Brajković L, Bras M, Milunović V et al. The connection between coping mechanisms, depression, anxiety and fatigue in multiple sclerosis. Coll Antropol 2009; 33: 135–140

Brañas P, Jordan R, Fry-Smith A et al., Treatments for fatigue in multiple sclerosis. A rapid and systematic review. Health Technol Assess 2000; 4: 1–61

Bronstein AM, Hood JD, Gresty MA et al. Visual control of balance in cerebellar and parkinsonian syndromes. Brain 1990; 113: 767–779

Brötz D, Burkard S, Schöls L et al. Koordination im Mittelpunkt. physiopraxis 2012; 5: 26–29

Bütefisch C, Hummelsheim H, Denzler P et al. Repetitive training of isolated movements improves the outcome of motor rehabilitation of the centrally paretic hand. I J Neurol Sci 1995; 130: 59–68

Butland RJ, Pang J, Gross ER et al. Two-, six-, and 12-minute walking tests in respiratory disease. Brit Med J 1982; 284: 1607–1608

Butler DS. Mobilisation des Nervensystems. 2. Aufl. Berlin: Springer; 1998

Carr JH, Shepherd RB. A motor relearning programme for stroke. 2nd ed. London: Heinemann; 1998

Carr JH, Shepherd RB. Stroke rehabilitation. Science- and evidence-based exercise and training guidelines. Oxford: Butterworth-Heinemann; 2002

Chwastiak LA, Ehde DM, Gibbons LE et al. Depressive symptoms and severity of illness in multiple sclerosis. Epidemiologic study of a large community sample. Am J Psych 2002; 159: 1862–1868

Chwastiak LA, Ehde DM. Psychiatric issues in multiple sclerosis. Psychiatr Clin North Am 2007; 30: 803–817

Collen FM, Wade DT, Robb, GF et al. The Rivermead Mobility Index. A further development of the Rivermead Motor Assessment. International disability Studies 1991; 13: 50–54

Comi G, Leocani L, Rossi P et al., Physiopathology and treatment of fatigue in multiple sclerosis. J Neurol 2001; 248: 174–179

Compston A. Aids to the investigation of peripheral nerve injuries. Medical Research Council: Nerve Injuries Research Committee. His Majesty's Stationery Office: 1942; pp. 48 (iii) and 74 figures and 7 diagrams; with aids to the examination of the peripheral nervous system. By Michael O'Brien for the Guarantors of Brain. Saunders Elsevier: 2010; pp. [8] 64 and 94 Figures. Brain 2010; 133: 2838–2844

Dahl O-P, Stordal E, Lydersen S et al. Anxiety and depression in multiple sclerosis. A comparative population-based study in Nord-Trøndelag County, Norway. Mult scler 2009; 15: 1495–1501

Deloire MSA, Ruet A, Hamel D et al. MRI predictors of cognitive outcome in early multiple sclerosis. Neurology 2011; 76: 1161–1167

Dettmers C, Sulzmann M, Güttler R et al. Motorische Fatigue bei Multipler Sklerose. In: Penner I-K, Hrsg. Fatigue bei Multipler Sklerose. Grundlagen, Klinik, Diagnostik, Therapie. Bad Honnef: Hippocampus; 2009a

Dettmers C, Sulzmann M, Ruchay-Plössl A et al., Endurance exercise improves walking distance in MS patients with fatigue. Acta Neurol Scand 2009b; 120: 251–257

Diamond BJ, Johnson SK, Kaufman M et al., Relationships between information processing, depression, fatigue and cognition in multiple sclerosis. Arch Clin Neuropsychol 2008; 23: 189–199

Dietz V. Role of peripheral afferents and spinal reflexes in normal and impaired human locomotion. In: Rev Neurol (Paris) 1987; 143: 241–254

Dietz V, Sinkjaer T. Spastic movement disorder. Impaired reflex function and altered muscle mechanics. Lancet 2007; 6: 725–733

Dietz V. Klinik der Spastik – spastische Bewegungsstörung. Der Nervenarzt 2013; 84: 1508–1511

Durner J, Neumann C, Haase I. Reduktion der Spastik durch Bewegungstrainer. Neurol Rehabil 2001; 7: 68–70

Edwards MJ, Stone J, Nielsen G. Physiotherapists and patients with functional (psychogenic) motor symptoms. A survey of attitudes and interest. J Neurol Neurosurg Psychiatry 2012; 83: 655–658

Elvey RL. hysical evaluation of the peripheral nervous system in disorders of pain and dysfunction. J Hand Ther 1997; 10: 122–129

Espay AJ, Goldenhar LM, Voon V et al., Opinions and clinical practices related to diagnosing and managing patients with psychogenic movement disorders. An international survey of movement disorder society members. Mov Disord 2009; 24: 1366–1374

Feinstein A, Stergiopoulos V, Fine J, et al. Psychiatric outcome in patients with a psychogenic movement disorder. A prospective study. Neuropsychiatry Neuropsychol Behav Neurol 2001; 14: 169–176

Feinstein A. An examination of suicidal intent in patients with multiple sclerosis. Neurology 2002; 59: 674–678

Fernández O. Mechanisms and current treatments of urogenital dysfunction in multiple sclerosis. J Neurol 2002; 249: 1–8

Flachenecker P. Ständig schwach und matt. DMSG Aktiv 2003; 199: 13–16

Flachenecker P, Kos D. Fatigue. In: Henze T, Hrsg. Recommendations on rehabilitation services for persons with multiple sclerosis in Europe. Brüsse: Rehabilitation in Multiple Sclerosis (RIMS); 2011

Franchignoni F, Horak F, Godi M et al. Using psychometric techniques to improve the Balance Evaluation Systems Test. The mini-BESTest. J Rehab Med 2010; 42: 323–331

Fries W, Freivogel S. Motorische Rehabilitation. In: Frommelt P, Lösslein H, Hrsg. Neurorehabilitation. Ein Praxisbuch für interdisziplinäre Teams. Berlin: Springer; 2010

Fuhrmann E, Langner K. Krankengymnastik bei multipler Sklerose. Z Krankengymn 1987; 39: 4–13

Genova HM, Rajagopalan V, DeLuca J et al. Examination of cognitive fatigue in multiple sclerosis using functional magnetic resonance imaging and diffusion tensor imaging. PloS one 2013; 8: e78811

Gillen G. Improving activities of daily living performance in an adult with ataxia. Am J Occup Ther 2000; 54: 89–96

Giovannelli M, Borriello G, Castri P et al. Early physiotherapy after injection of botulinum toxin increases the beneficial effects on spasticity in patients with multiple sclerosis. Clin Rehab 2007; 21: 331–337

Goodman AD, Brown TR, Krupp LB et al. Sustained-release oral fampridine in multiple sclerosis. A randomised, double-blind, controlled trial. Lancet 2009; 373: 732–738

Haupts M. Abnorme Ermüdbarkeit bei MS. DMSG Aktiv 2000; 188: 15–17

Heisel J. Neurologische Differenzialdiagnostik. Stuttgart: Thieme; 2007

Henze T, Albrecht H, Hrsg. Symptomatische Therapie der Multiplen Sklerose. Stuttgart: Thieme; 2005

Hinderer SR, Gupta S. Functional outcome measures to assess interventions for spasticity. Arch Phys Med Rehabil 1996; 77: 1083–1089

Hobart JC, Riazi A, Thompson AJ et al. Getting the measure of spasticity in multiple sclerosis. The Multiple Sclerosis Spasticity Scale (MSSS-88). Brain 2006; 129: 224–234

Holden MK, Gill KM, Magliozzi MR et al. Clinical gait assessment in the neurologically impaired. Reliability and meaningfulness. Physical Therapy 1984; 64: 35–40

Horak FB, Wrisley DM, Frank J. The Balance Evaluation Systems Test (BESTest) to differentiate balance deficits. Physical Ther 2009; 89: 484–498

Humburg J, Holzgreve W, Wight E. Blasenfunktionsstörungen bei Multipler Sklerose – was ist praxisrelevant? Swiss Arch Neurol Psychiatr 2006; 157: 42–45

Hyman N, Barnes M, Bhakta B et al., Botulinum toxin (Dysport(R)) treatment of hip adductor spasticity in multiple sclerosis. A prospective, randomised, double blind, placebo controlled, dose ranging study. In: J Neurol Neurosurg Psychiatry 2000; 68: 707–712

Jackson JH. On The Anatomical & Physiological Localisation Of Movements In The Brain. Lancet 1873; 101: 162–164

Kesselring J, Fierz W. Multiple Sklerose. 4., überarb. und erw. Aufl. Stuttgart: Kohlhammer; 2005

Kim YJ, Pakiam AS, Lang AE. Historical and clinical features of psychogenic tremor. A review of 70 cases. The Can J Neurol Sci 1999; 26: 190–195

Klockgether T, Schroth G, Diener HC et al. Idiopathic cerebellar ataxia of late onset. Natural history and MRI morphology. J Neurol Neurosurg Psychiatry 1990; 53: 297–305

Kluger BM, Krupp LB, Enoka RM. Fatigue and fatigability in neurologic illnesses. Proposal for a unified taxonomy. Neurology 2013; 80: 409–416

Korostil M, Feinstein A. Anxiety disorders and their clinical correlates in multiple sclerosis patients. Mult Scler 2007; 13: 67–72

Kos D, Kerckhofs E, Nagels G et al. Origin of fatigue in multiple sclerosis. Review of the literature. Neurorehabil Neural Repair 2008; 22: 91–100

Langdon DW, Amato MP, Boringa J et al., Recommendations for a Brief International Cognitive Assessment for Multiple Sclerosis (BICAMS). Mult Scler 2012; 18: 891–898

Lerdal A, Celius EG, Moum T. Fatigue and its association with sociodemographic variables among multiple sclerosis patients. Mult Scler 2003; 9: 509–514

Lhermitte J, Bollak, Nicholas M. Les douleurs a type de decharge electrique consecutives a la Flexion cephalique dans la sclerose en plaques. Un cas de forme sensitive de la sclerose multiple. Rev Neurol 1924; 2: 56–62

Lotze M, Braun C, Birbaumer N et al. Motor learning elicited by voluntary drive. Brain 2003; 126: 866–872

Masur H, Papke K, Hrsg. Skalen und Scores in der Neurologie. Quantifizierung neurologischer Defizite in Forschung und Praxis. Stuttgart: Thieme; 2000

Mathiowetz V, Volland G, Kashman N et al. Adult norms for the box and block test of manual dexterity. Am J Occup Ther 1985; 39: 386–391

Mattle H, Mumenthaler M. Neurologie. Stuttgart: Thieme; 2013

Mäurer M, Ortler S, Baier M et al. Randomised multicentre trial on safety and efficacy of rivastigmine in cognitively impaired multiple sclerosis patients. Mult Scler 2013; 19: 631–638

McAlpine D, Acheson D, Lumsden CE. Multiple sclerosis. A reappraisal [by] Douglas McAlpine, Charles E. Lumsden [and] E.D. Acheson. London: Churchill Livingstone; 1972

Mertin J, Vaney C. Rehabilitation bei Multipler Sklerose. In: Frommelt P, Hrsg. Neurorehabilitation. Grundlagen, Praxis, Dokumentation. Berlin, Wien: Blackwell; 1999

Michaelis J. Mechanical methods of controlling ataxia. Baillieres Clin Neurol 1993; 2: 121–139

Mills RJ, Yap L, Young CA. Treatment for ataxia in multiple sclerosis. Cochrane Data Syst Rev 2007; (1): CD005029

Mostert S, Kesselring J. Effects of a short-term exercise training program on aerobic fitness, fatigue, health perception and activity level of subjects with multiple sclerosis. Mult Scler 2002; 8: 161–168

Motl RW, McAuley E, Snook EM et al. Physical activity and quality of life in multiple sclerosis. Intermediary roles of disability, fatigue, mood, pain, self-efficacy and social support. Psychol Health Med 2009; 14: 111–124

MSTKG (Multiple Sklerose Therapie Konsensus Gruppe). Von Depression über Fatigue bis Spastik: Symptome der MS optimal behandeln. DMSG Aktiv 2004; 204: 5–14

Nielsen G, Stone J, Edwards MJ. Physiotherapy for functional (psychogenic) motor symptoms. A systematic review. J Psychosom Res 2013; 75: 93–102

Nijenhuis ERS. Somatoform dissociation. Phenomena, measurement, and theoretical issues. Assen: Van Gorcum; 1999

Nijenhuis ERS. Somatoforme Dissoziation. Phänomene, Messung und theoretische Aspekte. Paderborn: Junfermann; 2006

Nocentini U, Pasqualetti P, Bonavita S et al., Cognitive dysfunction in patients with relapsing-remitting multiple sclerosis. Mult Scler 2006; 12: 77–87

Noseworthy JH, Lucchinetti C, Rodriguez M et al., Multiple sclerosis. NEJM 2000; 343: 938–952

Oertel WH, Deuschl G, Poewe W, Hrsg. Parkinson-Syndrome und andere Bewegungsstörungen. Stuttgart: Thieme; 2012

Okajima Y, Chino N, Noda Y et al. Accelerometric evaluation of ataxic gait. Therapeutic uses of weighting and elastic bandage. Intl Disabil Stud 1990; 12: 165–168

Pandyan AD, Gregoric M, Barnes MP et al. Spasticity. Clinical perceptions, neurological realities and meaningful measurement. Disabil Rehab 2009; 27: 2–6

Patrick E, Ada L. The Tardieu Scale differentiates contracture from spasticity whereas the Ashworth Scale is confounded by it. Clin Rehabil 2006; 20: 173–182

Patten SB, Beck CA, Williams JVA et al. Major depression in multiple sclerosis. A population-based perspective. Neurology 2003; 61: 1524–1527

Paulig M. Sensomotorische Störungen. In: Prosiegel M. Klinische Hirnanatomie. Funktion und Störung zentralnervöser Strukturen. München: Pflaum; 2002

Penner I-K, Kappos L, Rausch M et al. Therapy-induced plasticity of cognitive functions in MS patients. Insights from fMRI. J Physiol (Paris) 2006; 99: 455–462

Penner I-K. Multiple Sklerose: Kognitive Defizite haben hohe Relevanz für den Alltag. Supplement: Perspektiven der Neurologie. Dtsch Arztebl 2017; 114: 12

Perlmutter E, Gregory PC. Rehabilitation treatment options for a patient with paraneoplastic cerebellar degeneration. Am J Phys Med Rehabil 2003; 82: 158–162

Perry J, Oster W, Wiedenhöfer B, Berweck S, Hrsg. Ganganalyse. Norm und Pathologie des Gehens. 1. Aufl. München: Urban & Fischer; 2003

Platz T, Winter T, Müller N et al. Armfähigkeits-Training für Schlaganfall-Patienten und Schädel-Hirn-Trauma-Patienten mit leicht- bis mittelgradiger Armparese. Eine randomisierte kontrollierte Studie. Neurol Rehabil 2000; 6: 245–250

Podsiadlo D, Richardson S. The Timed "Up & Go". A Test of Basic Functional Mobility for Frail Elderly Persons. J Am Geriatr Soc 1991; 39: 142–148

Poeck K, Hacke W. Neurologie. Berlin, Heidelberg: Springer; 2006

Poser S, Ritter G. Multiple Sklerose in Forschung, Klinik und Praxis. Stuttgart: Schattauer; 1980

Pott C. Lokomotionsfähigkeit. In: Barth CA, Hüter-Becker A. Bewegungsentwicklung und Bewegungskontrolle. Bd. 2. Stuttgart: Thieme; 2005

Rackley RR, Appell RA. Evaluation and Management of Lower Urinary Tract Disorders in Women with Multiple Sclerosis. Int Urogynecol J 1999; 10: 139–143

Rao SM, Leo GJ, Bernardin L et al., Cognitive dysfunction in multiple sclerosis. I. Frequency, patterns, and prediction. Neurology 1991a; 41: 685–691

Rao SM, Leo GJ, Ellington L et al., Cognitive dysfunction in multiple sclerosis. II. Impact on employment and social functioning. Neurology 1991b; 41: 692–696

Rietberg MB, Brooks D, Uitdehaag BMJ et al. Exercise therapy for multiple sclerosis. In: The Cochrane Data Syst Rev 2005; (1): CD003980

Roeliche V. Energiestoffwechsel des Gehirns bei chronischer Ermüdung. Beitrag in AMSEL Veranstaltungen 10; 1995

Rösche J, Paulus C, Maisch U et al. The effects of therapy on spasticity utilizing a motorized exercise-cycle. Spinal Cord 1997; 35: 176–178

Romberg A, Ruutiainen J, Puukka P et al., Fatigue in multiple sclerosis patients during inpatient rehabilitation. Disabil Rehabil 2008; 30: 1480–1485

Sadovnick AD, Eisen K, Ebers GC et al. Cause of death in patients attending multiple sclerosis clinics. Neurology 1991; 41: 1193–1196

Sandroff BM, Hillman CH, Benedict RHB et al. Acute effects of walking, cycling, and yoga exercise on cognition in persons with relapsing-remitting multiple sclerosis without impaired cognitive processing speed. J Clin Exp Neuropsychol 2015; 37: 209–219

Sandroff BM, Hillman CH, Benedict RHB et al. Acute effects of varying intensities of treadmill walking exercise on inhibitory control in persons with multiple sclerosis. A pilot investigation. Physiol Behav; 2016; 154: 20–27

Schädler S, Aviv H. Neurologie. Bern: Huber; 2009

Schmitz-Hübsch T, Du Montcel ST, Baliko L et al. Scale for the assessment and rating of ataxia. Development of a new clinical scale. Neurology 2006; 66: 1717–1720

Schuchardt E. Warum gerade ich …? Leben lernen in Krisen – Leiden und Glaube. Fazit aus Lebensgeschichten eines Jahrhunderts. Göttingen: Vandenhoeck & Ruprecht; 2002

Schuurman PR, Bosch DA, Bossuyt PM et al. A comparison of continuous thalamic stimulation and thalamotomy for suppression of severe tremor. NEJM 2000; 342: 461–468

Schweizerische Multiple Sklerose Gesellschaft. Im Internet: www.multiplesklerose.ch/de/das-schweizer-ms-register/; Stand: 11.01.2018

Sehle A, Vieten M, Sailer S et al., Objective assessment of motor fatigue in multiple sclerosis: the Fatigue index Kliniken Schmieder (FKS). J Neurol 2014; 261: 1752–1762

Seidel D, Bach D. Störungen des autonomen Systems bei Multipler Sklerose. Medizinische Information. Deutsche Multiple Sklerose Gesellschaft 1994: 1–12

Seidel D, Bach D. Störungen des autonomen Systems bei Multipler Sklerose. Hannover: DMSG; 1999

Sheean GL, Murray NM, Rothwell JC et al. An electrophysiological study of the mechanism of fatigue in multiple sclerosis. Brain 1997; 120: 299–315

Shumway-Cook A, Baldwin M, Polissar NL et al. Predicting the probability for falls in community-dwelling older adults. Physical Ther 1997; 77: 812–819

Siepman TAM, Janssens ACJW, Koning I de et al. The role of disability and depression in cognitive functioning within 2 years after multiple sclerosis diagnosis. J Neurol 2008; 255: 910–916

Smith CR. Cerebellar tremor and ataxia. In: Lazar, Richard B. Principles of neurologic rehabilitation. New York: McGraw-Hill; 1998: 357–366

Soehnle A, Lamprecht S. Hippotherapie. Befunderhebung – Bewegungsanalyse – Therapie. Norderstedt: Books on Demand; 2012

Steinlin Egli R, Kappos L. Physiotherapie bei Multipler Sklerose. Funktionelles, bewegungsanalytisches Behandlungskonzept. Stuttgart: Thieme; 1998

Stöhrer M. Neurogene Blasenfunktionsstörungen. In: Frommelt P, Grötzbach H, Hrsg. NeuroRehabilitation. Berlin: Blackwell; 1999

Stone J, Carson A, Duncan R et al. Who is referred to neurology clinics? – the diagnoses made in 3781 new patients. Clin Neurol Neurosurg 2010; 112: 747–751

Stoykov ME, Stojakovich M, Stevens JA. Beneficial effects of postural intervention on prehensile action for an individual with ataxia resulting from brainstem stroke. NeuroRehabil 2005; 20: 85–89

Sunderland A, Tinson DJ, Bradley EL et al. Enhanced physical therapy improves recovery of arm function after stroke. A randomised controlled trial. J of NeurolNeurosurg Psychiatry 1992; 55: 530–535

Tinetti ME. Performance-oriented assessment of mobility problems in elderly patients. J Am Geriatr Soc 1986; 34: 119–126

Thilmann A. Spastik: Messungen und Management. In: Frommelt P, Hrsg. Neurorehabilitation. Grundlagen, Praxis, Dokumentation. Berlin, Wien: Blackwell; 1999

Thomas PW, Thomas S, Hillier C et al., Psychological interventions for multiple sclerosis. Cochrane Data Syst Rev 2006; (1): CD004431

Tourtellotte WW, Haerer AF, Simpson JF et al. Quantitative clinical neurological testing. i. a study of a battery of tests designed to evaluate in part the neurological function of patients with multiple sclerosis and its use in a therapeutic trial. Ann N Y Acad Sci 1965; 122: 480–505

Trepel M. Neuroanatomie. Struktur und Funktion. 6. Aufl. München: Elsevier Urban & Fischer; 2015

Vaney C, Blaurock H, Gattlen B et al., Assessing mobility in multiple sclerosis using the Rivermead Mobility Index and gait speed. Clin Rehab 2016; 10: 216–226

Vogt A, Kappos L, Calabrese P et al., Working memory training in patients with multiple sclerosis – comparison of two different training schedules. Restor Neurol Neurosci 2009; 27: 225–235

Wade DT. Measurement in neurological rehabilitation. Curr Opin Neurol Neurosurg 1992; 5: 682–686

Ward AB. A summary of spasticity management – a treatment algorithm. Eur J Neurol 2002; 9: 48–52; discussion 53–61

Whiting S, Lincoln N. An A.D.L. Assessment for Stroke Patients. Brit J Occupat Ther 1980; 43: 44–46

Wiles CM, Newcombe RG, Fuller KJ et al. Controlled randomised crossover trial of the effects of physiotherapy on mobility in chronic multiple sclerosis. J Neurol Neurosurg Psychiatry 2001; 70: 174–179

Wilkins A. Cerebellar Dysfunction in Multiple Sclerosis. Front Neurol 2017; 8: 312

Woyciechowska J, Israel D, Hoffmann R et al. Effects of body cooling on functional and cardiovascular capacities of multiple sclerosis patients. J Neurol Rehab 1994; 8: 83

Wulf G. Bewegungen erlernen und automatisieren. Worauf ist die Aufmerksamkeit zu richten? Neuroreha 2011; 3: 18–23

Kapitel 6

Schwer betroffene Patienten

6

6 Schwer betroffene Patienten

Wann spricht man von schwer betroffenen MS-Patienten? Diese Frage ist schwierig zu beantworten, denn aus Patientensicht ist dies sicherlich sehr subjektiv. Nimmt man den EDSS als Grundlage, kann man davon ausgehen, dass eine Person mit einem EDSS von 7,5, z. B. ein Rollstuhlfahrer, der nicht mehr gehfähig ist, schwer betroffen ist. Aber sicherlich hängt diese Einteilung auch noch von anderen Faktoren ab, die sich eher auf Partizipationsebene definieren lassen.

Bei schwer betroffenen MS-Patienten ergeben sich in der Therapie teilweise zusätzliche bzw. andere Zielsetzungen. Schwer betroffene Patienten können eines oder meist mehrere der folgenden Symptome zeigen:

- Kontrakturen
- dominante Spastik
- extreme Schwäche/Paresen
- Atmungsprobleme
- Schluckprobleme
- Sprechschwierigkeiten
- Schmerzen
- Blasen-/Mastdarmprobleme
- Dekubitus

Häufig stellt sich bei sehr schwer betroffenen MS-Patienten die Frage, ob die Behandlung primär palliative Ziele wie Schmerztherapie, Atemtherapie, schmerzfreie Lagerung bzw. Positionierung im Rollstuhl etc. verfolgen soll. Insgesamt ist es auch bei schwer betroffenen Patienten wichtig, Alltagsziele zu üben, um Alltagsaktivitäten so weit wie möglich zu erhalten bzw. möglicherweise auch zu verbessern. Hilfsmittel spielen bei schwer betroffenen Patienten zur Erleichterung des Alltags eine entscheidende Rolle.

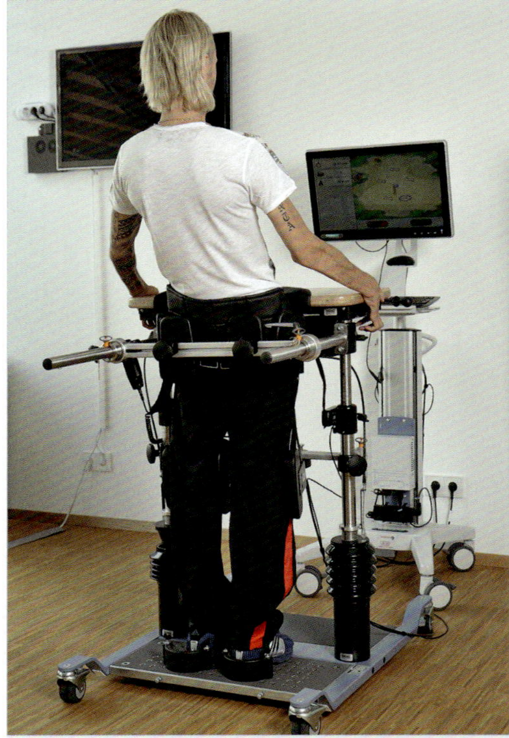

Abb. 6.1 Training im Stehtrainer zur Kontrakturenprophylaxe. (Quelle: Lamprecht S, Lamprecht H. Training in der Neuroreha. Stuttgart: Thieme; 2016)

6.1 Kontrakturen

Wird ein Patient während des gesamten Krankheitsverlaufs adäquat und intensiv genug behandelt und betreut, dürften kaum schwerwiegenden Kontrakturen entstehen. Kontrakturen der unteren Extremität können sehr einfach und wirkungsvoll durch ausreichend häufiges und langes Stehen im Stehtrainer vermieden werden (▸ Abb. 6.1). Der Patient sollte mindestens 1 Stunde am Tag stehen. Dies erfordert einen Stehtrainer für zuhause bzw. in der Einrichtung (Pflegeheim etc.). Außerdem sollte auch in der Therapie das Stehen bzw. Aktivitäten im Stehen geübt werden.

Ein Stehgerät („Standing“) kann verschrieben werden und wird in der Regel von den Krankenkassen auch genehmigt. Sinnvoll kann auch ein Stehgerät sein, bei dem der Patient auch ein Gleichgewichtstraining in einer gesicherten Position durchführen kann (BALO von der Firma THERA-Trainer, ▸ Abb. 6.1). Ein Bewegungstrainer (TIGO oder MOTOmed) (▸ Abb. 6.2) kann unterstützend eingesetzt werden, um Kontrakturen zu vermeiden, die Muskulatur zu lockern bzw. besser zu aktivieren. Bewegungstrainer und Standing sollten möglichst vom Patienten selbst, von Angehörigen oder eventuell vom Pflegepersonal eingesetzt werden können. Es ist empfehlenswert, bei der Anschaffung eines Bewegungstrainers gleich einen für Arm- und Beinfunktion zu beantragen, da, wie oben schon angesprochen, bei schwerer betroffenen Patienten die Hand-Arm-Funktionen (zusammen mit der Oberschenkelfunktion für die Transfers) für Alltagsaktivitäten essenziell sind.

Dehnungen im Sinne der Neurotension können, um Kontrakturen zu vermeiden, flankierend eingesetzt werden, ebenso Weichteiltechniken oder Gelenktechniken der Manuellen Therapie.

Bei sehr schwer betroffenen, bettlägerigen und meist therapeutisch nicht adäquat betreuten Patienten können auch starke Kontrakturen der Adduktoren der Hüftgelenke auftreten. Die fehlende bzw. eingeschränkte Abduktionsmöglichkeit im Hüftgelenk ist vom pflegerischen Gesichtspunkt her sehr problematisch und kann deshalb auch bei einzelnen Patienten im Vordergrund der Behandlung stehen. Bei bettlägerigen Patienten mit diesen Kontrakturen hilft oft nur manuelles Bewegen mit Dehnungen und Techniken aus der Manuellen Therapie. Falls es noch nicht zu einem bindegewebigen Umbau gekommen ist, kann auch bei MS-Patienten gegen die muskuläre Verspannung (Spastik) Botulinumtoxin eingesetzt werden (Hyman 2000).

Merke

Der Einsatz von Botulinumtoxin ist nur bei muskulär bedingten Kontrakturen und klar definierter Zielsetzung (Spastiktest Tardieu-Skala (S. 80)) sinnvoll. Wenn pflegerische Ziele oder eine Schmerzreduktion im Vordergrund stehen, kann Botulinumtoxin effektiv sein. Bei der Zielsetzung, eine Verbesserung einer Funktion zu erreichen, muss beachtet werden, dass auch bei schwer betroffenen Patienten die Paresen die Limitierung der Funktionen verursachen.

Spitzfußkontrakturen (▸ Abb. 6.3) werden am besten durch häufiges Stehen behandelt. Notwendig ist außerdem eine Schienenversorgung, eventuell eine dynamische Redressionsschiene, die auch für Kniekontrakturen eingesetzt werden kann. Dieses „Aufdehnen“ mit einer dynamischen Redressionsschiene kann die Beweglichkeit auch bei nicht muskulären Kontrakturen wiederherstellen. Dies ist jedoch eine oft monatelange Prozedur und bedarf einer klaren Zielsetzung.

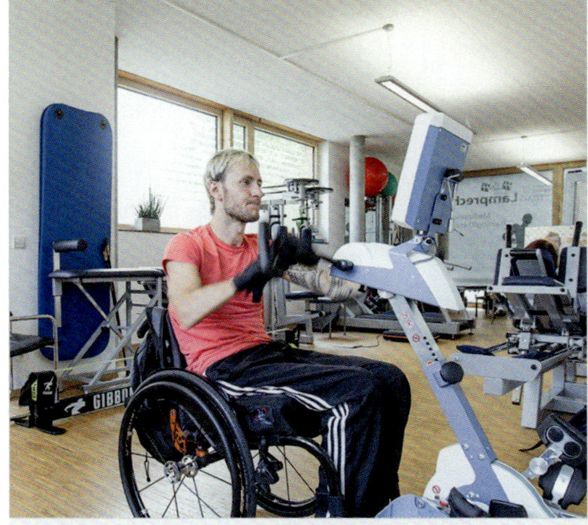

Abb. 6.2 Training mit dem Bewegungstrainer. (Foto: Sabine und Hans Lamprecht)

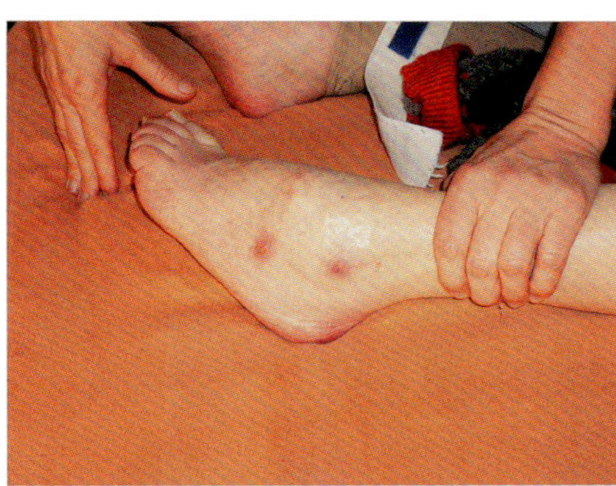

Abb. 6.3 Spitzfußkontaktur. (Foto: Sabine und Hans Lamprecht)

6.2 Dominante Spastik

Schwer betroffene Patienten können unter einer besonders ausgeprägten und gelegentlich auch schmerzhaften Spastizität leiden. Ist das Ziel nur die Spastikreduktion, um Schmerzen zu reduzieren oder pflegerische Ziel zu erreichen, dann können unterschiedliche Maßnahmen versucht werden:

- *Passives Durchbewegen:* Dabei kann reziprokes passives Bewegen durch 2 Therapeuten sehr effektiv sein. Ebenso kann passives Bewegen in einem Bewegungstrainer (▸ Abb. 6.4) sehr sinnvoll sein, da der Patient dies regelmäßig ggf. selbstständig durchführen kann.

- *Dehnen:* auch im Sinne der Neurotension, also ganze Muskelketten bzw. Nervenbahnmobilisation
- *Desensibilisieren:* bei Adduktorenspastik, z. B. die Adduktoren; oder auch die Fußsohle mit mechanischen Reize, z. B. Igelball, Vibrax etc.

Vorsicht

Alle passiven Therapieansätze sollten genau auf ihre Sinnhaftigkeit in Bezug auf eine klare Zielsetzung geprüft werden.

6

Auch bei schwer betroffenen Patienten ist es therapeutisch oft sinnvoller, soweit dies möglich ist, die Maßnahmen zur Spastiksenkung mit Aktivität zu kombinieren:

- Aufstehen: aus dem Stuhl/Rollstuhl, auch wenn es nur ansatzweise möglich ist
- Bewegungen, die im Rollstuhl möglich sind, wie z. B.:
  - Vorwärtsbewegen des Rollstuhls mit den Armen oder Beinen
  - Aktivitäten des Oberkörpers oder der Arme
  - zu den Füßen / Fußstützen fassen
  - Oberkörper drehen
  - Abstützen mit den Armen an den Armlehnen im Rollstuhl oder Stuhl

Aufstehen, auch Hochziehen, funktioniert gut an einer Kletterwand, Sprossenwand oder auch zuhause am Bettende, im Badezimmer (Griffe) oder an einem Geländer (Balkon-, Treppengeländer). Dies muss hochrepetitiv geübt werden und steht im Vordergrund, da das Beherrschen der Transfers für Schwerbetroffene und deren Angehörigen bzw. der Pflege grundlegend ist.

Stehen und Aktivitäten im Stehen sind für Patienten grundlegend. Auch in der Ergotherapie oder der Logopädie kann die Therapie im Stehen erfolgen und ist oft im Stehen sogar effektiver und sinnvoller.

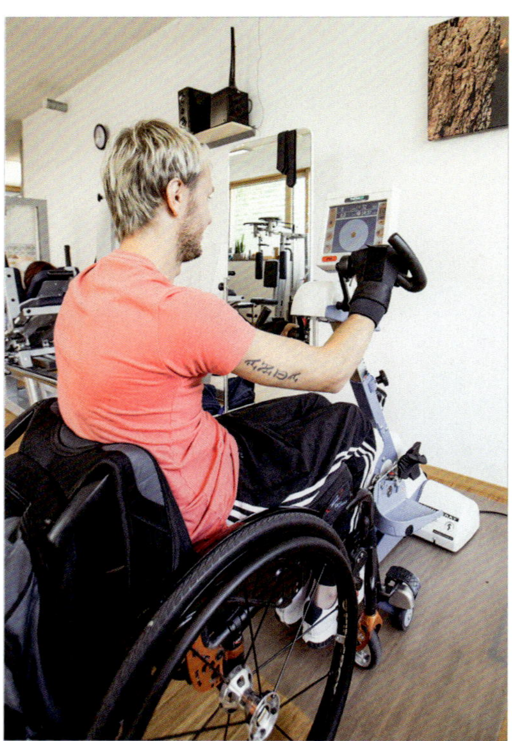

Abb. 6.4 Passives Bewegungstraining mit dem Bewegungstrainer. (Foto: Sabine und Hans Lamprecht)

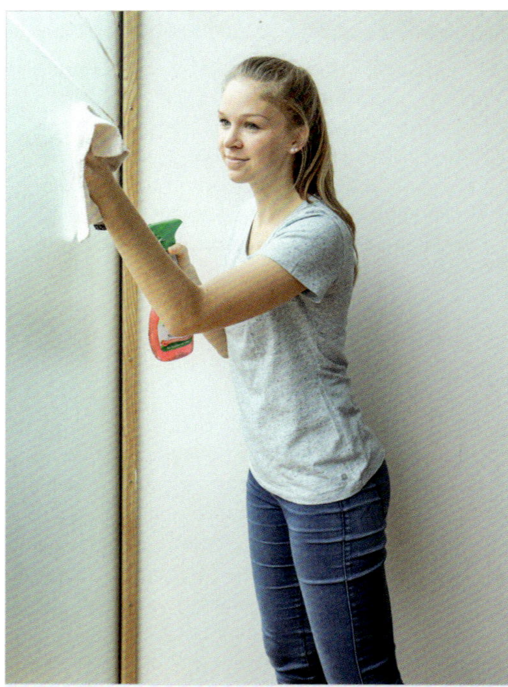

Abb. 6.5 Armaktivitäten im Stehen bei schwer betroffenen Patienten. (Foto: Sabine und Hans Lamprecht)

6.3 Extreme Schwäche/Paresen

Patienten, bei denen Paresen stark ausgeprägt sind, sollten viele alltagsorientierte funktionelle Aktivitäten üben, wie z. B. Drehen im Bett, Aufstehen, Stehen, Gehen – oft auch sehr gut auf dem Laufband (ggf. mit Gewichtsentlastung) durchführbar, Gehen im hohen Rollator (▸ Abb. 6.6) etc.

Gehen ist Ganzkörpertraining. Patienten mit ausgeprägten Paresen können im Alltag schnell viele Funktionen verlieren, mehr als Patienten mit einer ausgeprägten Spastik. Auch hier ist das Stehen, selbst bei bettlägerigen Patienten, eine sehr wichtige Therapieoption, die geprüft werden muss.

Praxis

Checkliste: Vorteile des Stehens

- Aktivierung des gesamten Körpers
- Aktivierung vieler Muskelketten
- mentale Aufmerksamkeit: im Vergleich zum Liegen und Sitzen deutlich erhöht
- fazio-orale Funktion: deutlich verbessert, leichteres Schlucken und Sprechen
- Pneumonieprophylaxe
- Thromboseprophylaxe
- Kontrakturenprophylaxe
- Osteoporoseprophylaxe
- Herz-/Kreislauftraining
- physiologischer Druck auf Beckenboden, Blase und Mastdarm: unter anderem auch durch Streckung der Bauchmuskulatur, des Bauchraums

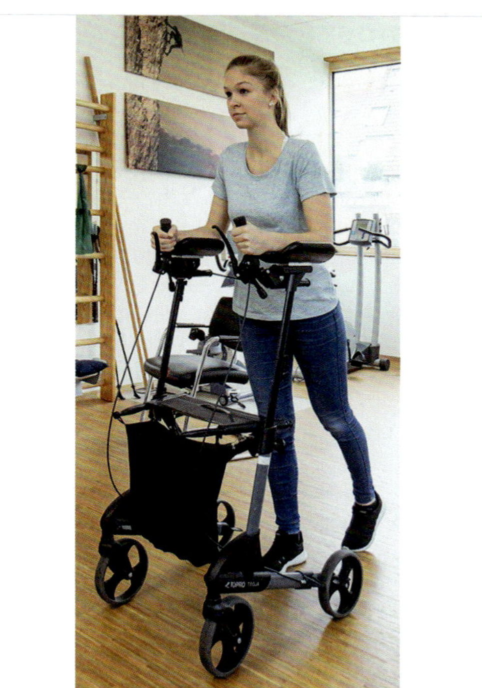

Abb. 6.6 Hoher Rollator. (Foto: Sabine und Hans Lamprecht)

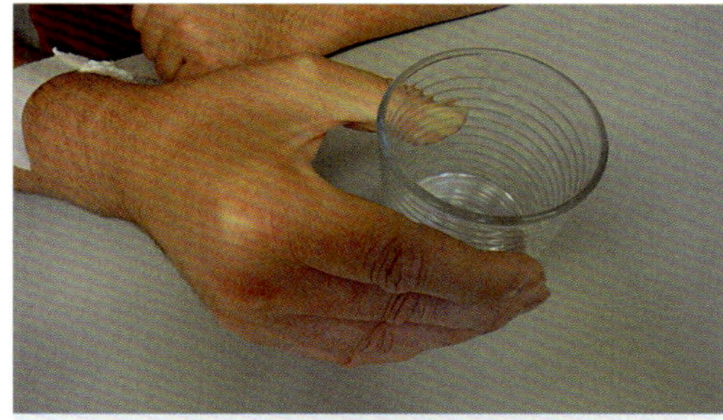

Abb. 6.7 Greifen nach einem Wasserglas. (Quelle: Kerzendörfer, M, Gratzl, C, Weinig, C, Hrsg. Ergotherapie bei Multipler Sklerose. Stuttgart: Thieme; 2013)

6.3.1 Parese der oberen Extremität

Eine Schwäche oder Parese im Bereich des Schultergürtels (M. deltoideus für Armhebung), aber auch der Handfunktion, sollte von Therapeuten spezifisch trainiert werden. Der Schultergürtel und die Handfunktion ist für viele Funktionen sehr wichtig, z. B. für alle Umsetztechniken, für Alltagsbewegungen, wie z. B. als bettlägeriger Patient selbstständig zu essen oder auch nur zum Trinkbecher zu greifen (▸ Abb. 6.7).

Bei sehr schwer betroffenen Patienten kann schon die Möglichkeit, eine „Klingel“ zu bedienen, eine äußerst wichtige Funktion sein. Es zeigt sich immer wieder, dass Hände, die öfter benutzt bzw. aktiviert werden, Funktionen oder Restfunktionen länger behalten.

Gerade bei Schwerbetroffenen gehört die Beratung zu Alltagshilfsmitteln zum essenziellen Therapieangebot (Kap. 6.10).

6.4 Atmungsprobleme

Schwer betroffene Patienten leiden sehr oft unter Problemen der Atmung und verminderter Lungenkapazität. Pneumonie ist die häufigste Todesursache von sehr schwer betroffenen MS-Patienten. Hier spielt jedoch sicher auch die Dysphagie eine große Rolle. Es ist wichtig, die Atmung möglichst früh in die therapeutische Behandlung mit einzubeziehen. Auch das frühzeitige Einbeziehen von Logopäden in das Behandlungsziel ist sehr wichtig. Dabei sollte Folgendes beachtet werden:

- *Ausgangsstellungen und Maßnahmen:*
  - Umlagern, Raussetzen in den Rollstuhl oder Stuhl und auch wieder das Stehen sind sehr wichtig.
  - Beweglichkeit der Arme und des Schultergürtels fördern, Dehnung des M. pectoralis über die Arme.
  - Aufrichtung und Beweglichkeit der Brustwirbelsäule und Rippen sollten beachtet werden. Dies kann auch wieder mit Dehnungen und Techniken der Manuellen Therapie erreicht werden.
- *Atemtherapie* :
  - Alle Techniken aus der Atemtherapie können in die Behandlung mit einfließen, wie z. B. Ausstreichen, Abreibungen mit Franzbranntwein, Klopfungen, Vibrationen etc.
  - Bei der Atemtherapie muss der Schwerpunkt auf die Aktivierung der Ausatmung gelegt werden!
- *Atemübungen:*
  - Kontaktatmung auch der dorsalen und lateralen Thoraxbereiche
  - Ausatmen auf „fff ... ",
  - Lippenbremse
  - Luftballon aufblasen
  - Wattebällchen wegblasen
  - Singen
  - laut und viel sprechen
  - Therapieansätze für die Inspiration sind deshalb untergeordnet zu sehen:
    - Kontaktatmung auch der dorsalen und lateralen Thoraxbereiche
    - Einatmen durch die Nase
    - Totraumvergrößerung durch Röhrchen etc.

Eigenübungen und das Anleiten des Patienten sind sehr wichtig. Jede Form der *Aktivierung* bringt eine Verbesserung der Atmung.

6.5 Schluckschwierigkeiten – Dysphagien

Bei MS-Patienten kommt es auch zu Schluckschwierigkeiten. Nach Angaben von Prosiegel et al. (2003) kommt es sogar bei 30–40 % der MS-Patienten zu Schluckproblemen. Schluckprobleme können schon sehr früh zu „stillen Aspirationen" (Aspiration, ohne zu husten) führen. Diese stillen Aspirationen wiederum können schwere Pneumonien zur Folge haben.

Normalerweise schluckt der Mensch tagsüber zwischen 700- und 2000-mal. 50 Muskelpaare sind bei der Nahrungsaufnahme aktiv. Es werden 4 Phasen des Schluckaktes unterschieden (Bartolome et al. 2014):

- präorale Phase
- orale Phase
- pharyngeale Phase
- ösophageale Phase

Voraussetzung für das Schlucken ist die richtige Ausgangsstellung. Das Schlucken ist insgesamt ein aktiver, muskulär gesteuerter Vorgang. Die Funktion der Muskulatur, die Stellung des Kopfes und des Halses sind entscheidend. Aufrechtes Sitzen auf einem Stuhl ist die optimale Ausgangsstellung. Auch im Stehen ist das Schlucken sehr viel leichter als im Liegen.

Schluckschwierigkeiten kann man anhand verschiedener Symptome schon sehr früh erkennen:

- gurgelnde Stimme
- brodelndes Atemgeräusch
- Husten, Räuspern während oder nach dem Schlucken von Speichel bzw. Nahrung
- mehrmaliges Nachschlucken
- Speichelstau
- Herausfließen von Speichel
- Herausfließen von Speiseresten
- Speisereste in den Wangentaschen
- verlängerter Transport im Mund
- Steckenbleiben im Hals
- gestörtes Kauen (Herren 2006)

Merke

Die größte Gefahr bei Schluckstörungen ist die Aspiration, die zu einer Pneumonie führen kann. Viele Aspirationen werden nicht erkannt, da sie „stille Aspirationen" sind, das heißt, der Patient aspiriert, ohne zu husten.

6.5.1 Therapeutische Maßnahmen

Die Therapie der Dysphagie sollte von einer speziell ausgebildeten Logopädin erfolgen, wobei auch die Zusammenarbeit zwischen Logopäden, Physio- und Ergotherapeuten und die Einbeziehung von Pflegepersonal und Familienangehörigen sehr wichtig ist.

6.6 Sprechprobleme

Viele schwer betroffene Patienten haben Sprechprobleme. Diese müssen in Zusammenhang mit den oben aufgeführten fazio-oralen Problemen und den Atemproblemen gesehen werden. Zusätzlich können auch motorische und koordinative Schwierigkeiten (Dysarthrophonie bei Kleinhirndefekten) das Sprechen erschweren. Bei MS-Patienten sollte frühzeitig mit Logopädie begonnen werden.

Das Verhalten des Therapeuten ist bei Patienten mit Sprachproblemen wichtig. Der Therapeut sollte sich dem Gesicht des Patienten nähern, um ihn besser verstehen zu können. Ist der Patient durch das Sprechen schnell ermüdet, sollte in angemessenem Rahmen weiter Konversation gemacht, jedoch darauf geachtet werden, dass nur geschlossene Fragen (Fragen, bei denen mit Ja oder Nein geantwortet werden kann) gestellt werden.

Bei Patienten, die sehr schlecht zu verstehen sind, muss durch geschlossene Fragen versucht werden, zu ergründen, was gemeint ist. Es sollte nicht weniger mit den Patienten geredet werden. Die Ansprache sollte sehr natürlich und nicht herablassend oder lauter erfolgen. Letzteres passiert manchmal, da man die Sprachstörung unbewusst mit einer Hörstörung verbindet.

6.7 Schmerzen

Schmerzen bei MS-Patienten lassen sich unterteilen in:
- Schmerzen, die unmittelbar auf die Erkrankung zurückgehen
- Schmerzen als indirekte Folge von MS-Symptomen
- Schmerzen infolge der Behinderung
- medikamentös induzierte Schmerzen

▶ **Durch die Erkrankung verursachte Schmerzen.** Durch MS können folgende Störungen verursacht werden:
- Optikusneuritis: Die Augenbewegungen können schmerzhaft sein.
- Trigeminusneuralgie: verursacht die stärksten und am meisten gefürchteten Schmerzen.
- Einschießende Spastik ist nur in Verbindung mit Kontrakturen schmerzhaft.
- Dys- und Parästhesien: chronisch schmerzhafte Läsion in den Hintersträngen
- Oft wird auch das Lhermitte-Zeichen als schmerzhaft empfunden (Kap. 5.1).

▶ **Schmerzen als indirekte Folge von MS-Symptomen.** Im Verlauf der Erkrankung können folgende Symptome und Krankheitsfolgen Schmerzen verursachen:
- starke, einschießende Spasmen
- Babinski mit Druck auf den Zehennagel, wenn Schuhe getragen werden
- Obstipation
- Blasenentzündung

▶ **Schmerzen infolge der Behinderung.** Aufgrund der Behinderung können Schmerzen entstehen durch:
- Fehlhaltungen/Fehlfunktionen (Rückenschmerzen, Kiefergelenkschmerzen etc.)
- Muskelabbau (z. B. Schulterschmerzen)
- Dekubitus

▶ **Schmerzen durch Medikamente.** Medikamente können bei MS-Patienten zu folgenden Nebenwirkungen führen:
- Gelenk- und grippeähnliche Schmerzen bei Interferonen
- akutes Herzrasen und Atemnot bei Glatirameracetat

Schmerzen können mit der visuellen Analogskala (VAS, ▶ Abb. 6.8) oder der numerischen Schmerzskala (NSS) erfasst werden.

Schmerzen sollten frühzeitig ernst genommen werden und ärztlich bzw. therapeutisch behandelt werden. Die Gefahr bei Schmerzen besteht in der Chronifizierung des Schmerzes durch das Schmerzgedächtnis mit einer zentralen Sensibilisierung, unter anderem auf der Ebene des Hinterhorns (Henze, Albrecht 2005).

Durch rasches therapeutisches Vorgehen kann Folgendes erreicht werden:
- Vermeidung schmerzbedingter Immobilität
- Verringerung der Fehl- und Schonhaltung

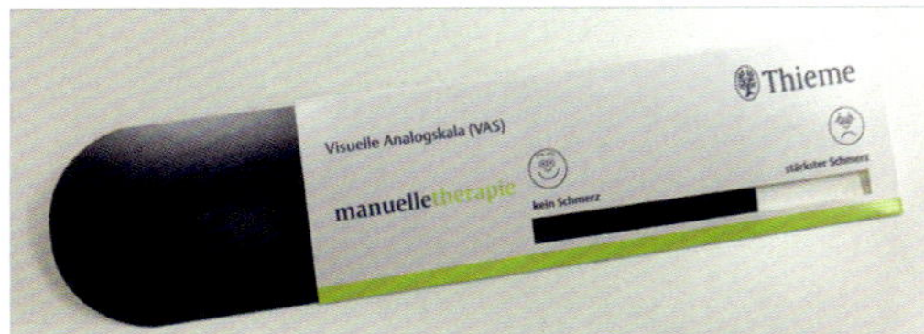

Abb. 6.8 Visuelle Analogskala. (Foto: Martin Teichmann/Thieme Gruppe)

- Vermeidung der durch den Schmerz bedingten psychischen Belastung
- Verbesserung der Lebensqualität
- Erhalt von sozialen Aktivitäten und Beziehungen

6

6.7.1 Therapie

Um eine Chronifizierung der Schmerzen zu verhindern, sind Maßnahmen ausfolgenden Bereichen geeignet:

- operative Therapie
- medikamentöse Therapie (Henze, Albrecht 2005)
- Physiotherapie, Ergotherapie
- physikalische Therapie (Massagen, Elektrotherapie, Kältetherapie, Bäder)
- psychologische Betreuung (Schmerzbewältigungsstrategien)
- Hilfsmittelversorgung (z. B. individuell angepasster Schalenrollstuhl)

6.8 Blasen- und Mastdarmprobleme

Bei Patienten mit schweren MS-Verläufen treten häufig Blasen- und Mastdarmprobleme auf:

- *Blasenentzündungen:* Sie können nicht nur zu Schmerzen, sondern auch die sehr behindernde Beugespastizität fördern. Bei plötzlich auftretender Beugespastik sollte deshalb an eine Blasenentzündung (oder andere Schmerzen, z. B. einen Dekubitus) gedacht werden. Eine urodynamische Abklärung sollte schon frühzeitig in spezialisierten neurourologischen Zentren erfolgen. Auch bei schwer betroffenen Patienten ist es wichtig, die Blasenproblematik fundiert zu behandeln. Dies ist auch für die Nieren wichtig, die durch Blasendruck nachhaltig geschädigt werden können. Wenn Einmalkatheterisieren nicht mehr möglich ist, kann ein suprapubischer Katheter eine Möglichkeit sein, jedoch sollte er so spät wie möglich und so früh wie nötig gesetzt werden. Die Infektionsgefahr bei suprapubischen Kathetern ist gering, jedoch vorhanden. Ein großer Nachteil des suprapubischen Katheters ist, dass der Urinbeutel die Patienten beim Gehen, Umsetzen, Aufstehen etc. erheblich behindert. Deshalb sollte ein Katheter möglichst nur bei gehunfähigen Patienten in Betracht gezogen werden.
- *Obstipationen:* Sie können für Patienten ein sehr großes Problem darstellen. Obstipationen führen zu vermehrter Spastik und können zu Schmerzen, Unwohlsein und starken Beeinträchtigungen führen. Das soziale Leben kann besonders an Abführtagen erheblich beeinträchtigt sein.
- *Nahrung, Trinkmenge, Stehen:* Bei Obstipationen sollte nicht nur auf die richtige ballaststoffreiche Ernährung, sondern vor allem auch auf genügende Trinkmengen geachtet werden. Ein sehr erfolgreiches Mittel kann sein, eine halbe bis eine Viertelstunde vor den Mahlzeiten viel warmes Wasser zu trinken. Wichtig ist selbstverständlich auch jede Art der Bewegung und wieder das Stehen.

6.9 Dekubitus

Dekubiti treten gehäuft am Kreuzbein, Sitzbein oder bei bettlägerigen Patienten an den Fersen auf. Angehörige und Pflegepersonal müssen diese Stellen ggf. ständig kontrollieren. Auch Therapeuten sollten bei Schmerzangaben sofort an einen Dekubitus denken und die Pflege oder die Angehörigen darauf ansprechen oder die Haut des Patienten selbst kontrollieren.

Dekubiti können überall am Körper auftreten, an der Ferse, der Fußsohle, den Zehen, sogar an der Ohrmuschel. Deshalb ist es wichtig, dass Therapeuten bei der Behandlung des Fußes auch immer wieder die Strümpfe ausziehen und den Fuß, die Fußsohle, Knöchel und Zehen kontrollieren, besonders wenn der Patient über Schmerzen klagt.

Bei bestehendem Dekubitus sollte sofort an eine entsprechende Hilfsmittelversorgung gedacht werden:

- Wechseldruckmatratze
- Rollstuhlkissen, z. B. auch luftgepolstert
- Schalenrollstuhl
- Einlagen
- Schienen
- und vieles mehr

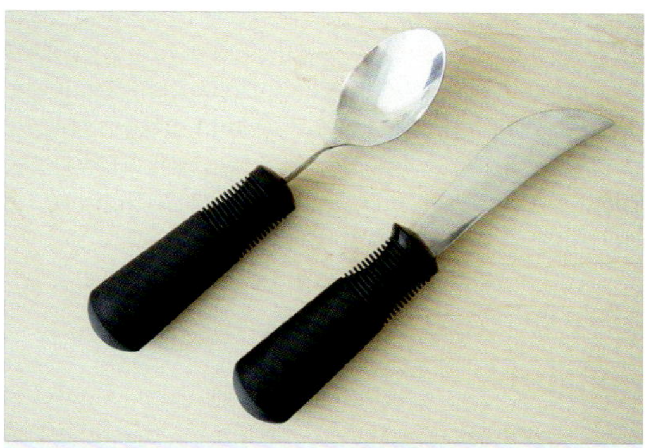

Abb. 6.9 Esshilfen. (Foto: Kirsten Oborny/Thieme Gruppe)

Weiterhin muss neben der genauen Ursachenforschung konsequent der Druck auf die entsprechende Stelle vermieden werden. Pflegerische und physikalische Maßnahmen (Lymphdrainage und durchblutungsfördernde Maßnahmen) sollten erfolgen.

6.10 Hilfsmittel für Schwerbetroffene

Hilfsmittel für schwer betroffene Patienten sind:

- Rollstuhl:
  - Emotion (Restkraftverstärkung)
  - Verlängerung für die Bremshebel des Rollstuhls
  - Einhänderbremse
  - Elektro-Rollstuhl
  - Rollstuhl mit Schalenversorgung
- Alltagshilfsmittel
  - Esshilfen: Griffverdickung, Self-feed-Systeme, Antirutschfolie, spezielle Bestecke und Teller, Tassen (▸ Abb. 6.9)
  - Kommunikationshilfsmittel: z. B. Sprachcomputer, Umfeldkontrollgerät (▸ Abb. 6.10)
  - Klingel: z. B. verschiedene Klingelsystem, mit Kopfbetätigung, Buttons etc.
  - Transferhilfsmittel: z. B. Rutschbrett, Griffe, höhenverstellbares Bett
  - Hilfsmittel, um vom Boden hochkommen: z. B. Stuhl von U. Thiel (▸ Abb. 6.11)
  - Hobby: z. B. BerkelBike (▸ Abb. 3.10), ggf. mit FES, Trike etc., z. B. Fa. Alb-Store (www.Alb-store.de)

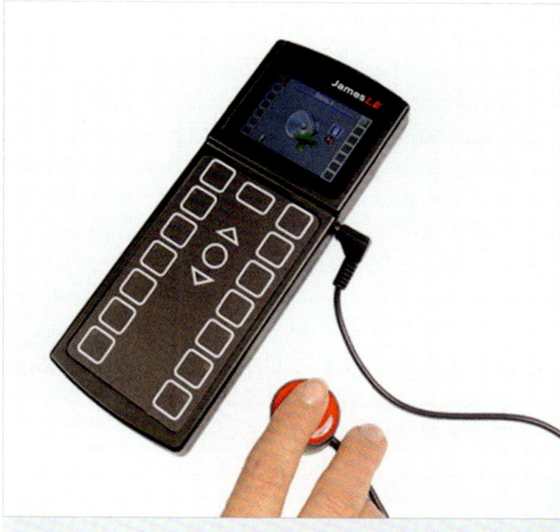

Abb. 6.10 Umfeldkontrollsystem. (Foto: CSS MicroSystems GmbH, Weinsberg)

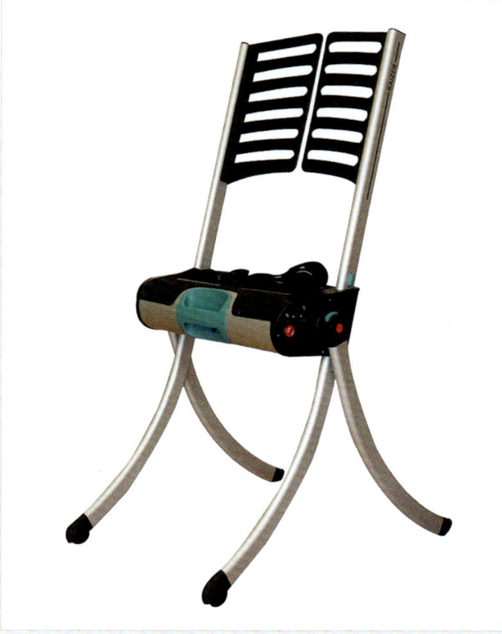

Abb. 6.11 Aufstehstuhl. (Foto: Firma Liftup, Leipzig)

6.11 Umsetztechniken

Aufstehen, Umsetzen und das Zurückrutschen im Rollstuhl sind Techniken, die Therapeuten in der Therapie von schwer betroffenen MS-Patienten häufig einsetzen müssen.

6.11.1 Aufstehen

Die Füße des Patienten sollen hinter den Knien stehen. Der Oberkörper muss möglichst weit nach vorne gebracht werden, sodass die Schultern vor den Füßen positioniert sind. Der Therapeut fixiert von ventral beide Knie des Patienten. Sollte der Patient groß sein und der Therapeut klein, dann fixiert er eher die Schienbeine des Patienten. Generell haben es Therapeuten mit geringerer Körpergröße in Bezug auf die Hebelverhältnisse eher leichter. Der Therapeut hält, entsprechend der eigenen Armlänge, den Patienten am Becken oder Rumpf (▸ Abb. 6.12).

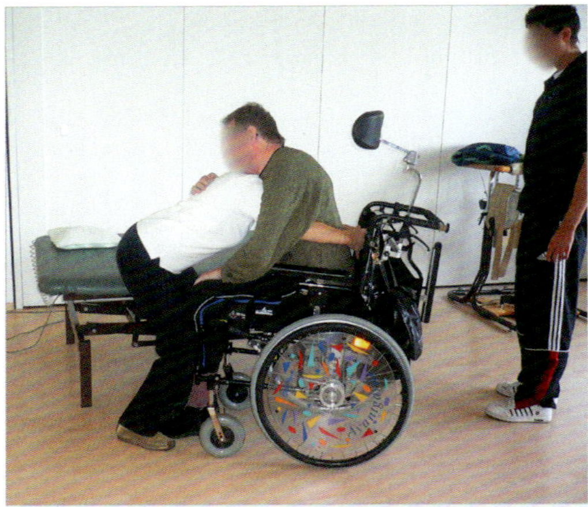

Abb. 6.12 Aufstehen mit Patient. (Foto: Sabine und Hans Lamprecht)

6.11.2 Umsetzen

Wie oben beschrieben, jedoch muss der Therapeut nicht zwingend mit dem Patienten zum Stehen kommen. Er kann auch in halber Höhe umsetzen. Meist ist das Umsetzen ohne Drehscheibe einfacher (▸ Abb. 6.13).

6.11.3 Zurückrutschen im Rollstuhl

Entweder steht die Therapeutin kurz mit dem Patienten auf und setzt ihn korrigiert in den Rollstuhl. Oder die Therapeutin greift von hinten im Rautek-Griff beide Unterarme des Patienten (wichtig beide Daumen der Therapeutin sind vorn, um eine Kompression zu vermeiden).

Dann bringt sie den Oberkörper des Patienten nach vorne und zieht den unteren Rumpf und damit das Becken nach hinten (▸ Abb. 6.14).

Therapeuten, die mit schwerer betroffenen neurologischen Patienten arbeiten, müssen Umsetztechniken perfekt beherrschen. Das Umsetzen und das „Handling" von Patienten sind von der richtigen und gekonnten Technik abhängig und viel weniger von der Kraft oder Statur der Therapeuten. Auch das Gewicht eines Patienten spielt bei der richtigen Vorgehensweise nur eine untergeordnete Rolle. Rückenschmerzen treten bei Therapeuten vor allem bei falschem „Handling" und falschen Umsetztechniken auf.

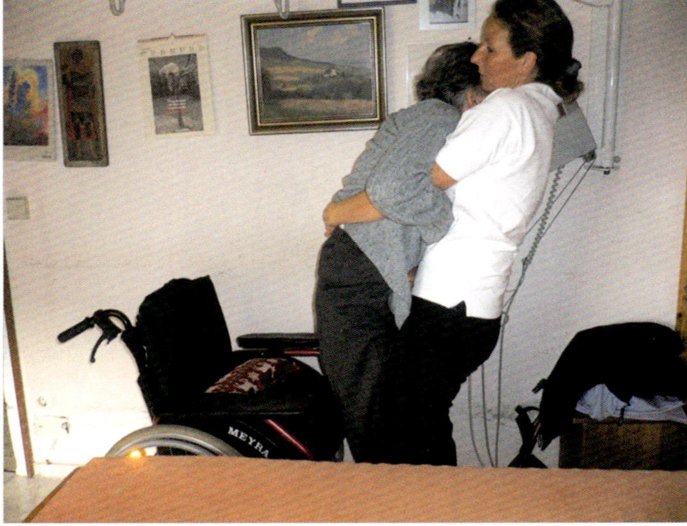

Abb. 6.13 Umsetzen. (Foto: Sabine und Hans Lamprecht)

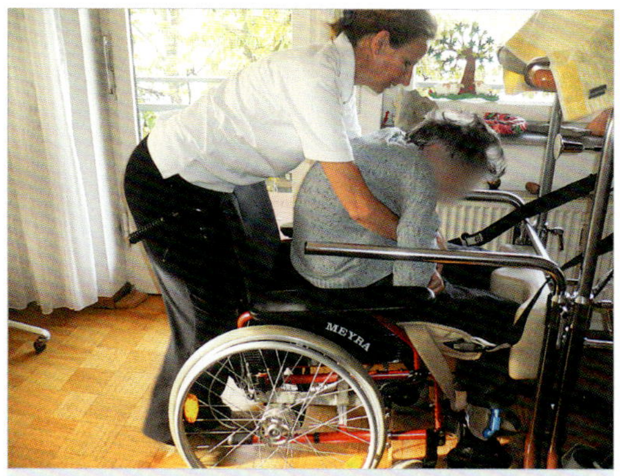

Abb. 6.14 Zurückrutschen im Rollstuhl. (Foto: Sabine und Hans Lamprecht)

6.12 Fallbeispiele

Die Fallbeispiele verdeutlichen, dass bei ausreichender Therapie nicht die Schädigung (Impairment) entscheidend ist, sondern die Behinderung (Disability), die auch bei schweren Beeinträchtigungen entsprechend geringer ausfallen kann.

Außer der Sicherstellung einer intensiven Therapie sind auch Eigeninitiative und Motivation des Patienten sowie das soziale Umfeld entscheidende Einflussfaktoren für die Ausprägung, den Rehabilitationserfolg und somit für den Verlauf der Krankheit.

6

Fallbeispiel

Fallbeispiel Frau M.

Frau M., 65 Jahre, seit 15 Jahren MS. Primäres Symptombild der Paresen. EDSS 9,0 (hilflose Patientin im Bett; kann essen und kommunizieren) (EDSS, Kap. 5.9.1).

Frau M. saß ab und zu mittags im Rollstuhl. Sie hatte Restfunktionen im rechten Arm und in der rechten Hand, konnte jedoch nicht zum Trinkbecher greifen und nicht selbstständig essen. Sie hatte keine Essprobleme und nur ein, durch eine zu geringe Vitalkapazität verursachtes Sprechproblem mit kurzatmiger und leiser Sprache. Frau M. war inkontinent und mit einem suprapubischen Blasenkatheter versorgt. Sie hatte große Stuhlgangprobleme und sprach manchmal über nichts anderes mehr. Die Pflegekraft gab ihr regelmäßig ein Mikrogliss und räumte den Darm auch manuell aus. Frau M. bekam 2-mal wöchentlich Physiotherapie und 1-mal in der Woche Ergotherapie.

Physiotherapie

- Atemtherapie mit Ausstreichungen, Vibrationen, Abreibungen und Kontaktatmung etc. auch im Sitzen
- Stehen vor dem Bett mit dem Therapeuten
- passives Bewegen, vor allem der Beine, auch aus pflegerischen Gründen
- Spitzfußprophylaxe durch Stehen
- Dehnung des oberen Plexus im Sinne der Neurotension
- Kolonmassage
- Eigenübungen
  - Hochziehen am Bettgalgen
  - Handaktivität – Greifübungen und Loslassen (Streckung)
  - selbstständige Atemübungen tagsüber

Ergotherapie

Das wichtigste Therapieziel war, dass Frau M. zur Schnabeltasse greifen konnte, um selbstständig zu trinken, damit sie ihren Flüssigkeitsbedarf decken konnte. Damit erhoffte man sich auch eine Verbesserung der starken Obstipation.

Gleichzeitig verbesserte eine entsprechende Restfunktion der Hand ihre Lebensqualität (trinken, kratzen, Fliege abwehren).

- Arm- und Handaktivität
- Mentastim-Gerät für die Hände
- Pneumonieprophylaxe

Verlauf

Frau M. war eine Patientin, die während eines Rehabilitationsaufenthaltes schon früh einen Rollstuhl empfohlen bekommen hat. Diesen benutzte sie in kürzester Zeit auch im Haus, obwohl sie damals innerhalb des Hauses noch ohne Hilfsmittel gehfähig war. Sie hatte eine Haushaltshilfe, sodass sie keine Alltagstätigkeiten erledigen musste.

Als Unternehmerwitwe, deren Kinder die Firma übernommen hatten, stempelte sie noch lange mit der rechten Hand Rechnungen. Dies war ihre einzige regelmäßige motorische Tätigkeit. Ansonsten verbrachte sie ihre Zeit vor dem Fernseher und bekam häufig Besuche, die sie auch mal im Rollstuhl mit nach draußen nahmen.

Ihr Hausarzt verordnete ihr schon recht früh Hausbesuche für Physio- und Ergotherapie, sodass sie die Therapeuten nur noch im Rollstuhl empfing und selten bereit war, zu gehen oder Stehen zu üben, da sie die Notwendigkeit nicht sah. Innerhalb weniger Jahre hatte die Patientin den oben beschriebenen EDSS-Wert 9,0 erreicht. Im Haus wohnte eine Pflegerin, die sie rund um die Uhr betreute. Als die Pflegerin eine Erkältung hatte, bekam die Patientin die gleiche Erkältung, der eine Pneumonie folgte. An dieser Pneumonie verstarb dann die Patientin.

Fallbeispiel

Fallbeispiel Herr S.

Spastisch-paretisches Symptombild mit einem EDSS von 8,5 (weitgehend ans Bett gebundener Patient, auch während des Tages; z. T. nützlicher Gebrauch der Arme, teilweise Selbstpflege möglich) bis 9,5 (gänzlich hilfloser Patient; unfähig zu essen, zu schlucken oder zu kommunizieren).

Herr S. kam im Rollstuhl in die Praxis, war aber (eventuell durch Antispastika) sehr somnolent und schlief immer wieder ein. Er konnte kaum und nur sehr mühevoll kommunizieren, essen war möglich.

Funktionen unterhalb des Halses (C 5) waren nicht vorhanden.

Herr S. hatte keine einschießenden Spasmen, aber eine deutliche Plussymptomatik/Spastik. Herr S. war inkontinent und mit einem Blasenkatheter versorgt. Er bekam damals 3-mal wöchentlich Physiotherapie (keine Ergotherapie und keine Logopädie).

Physiotherapie

- Stehen mit dem Therapeuten
- nach der Therapieeinheit: Stehen im „Standing“ (30–40 Minuten)
- Gehen im Gangtrainer
- Atemtherapie

Verlauf

Herr S. lebte noch lange mit Betreuung seiner Mutter und Unterstützung der Aktion Multipler Sklerose Erkrankter (AMSEL, Landesverband Baden-Württemberg) selbstständig in seiner Wohnung bei gleichbleibender körperlicher Verfassung. Nach Jahren zog er in ein Heim. Dort verbrachte er noch 3 Jahre und verstarb dann an einer Lungenentzündung.

Fallbeispiel

Fallbeispiel Herr T.

Herr T. mit spastisch-paretischem Symptombild und einem EDSS-Wert von 9,5 (gänzlich hilfloser Patient; unfähig zu essen, zu schlucken oder zu kommunizieren).

Herr T. konnte noch mit großen Schwierigkeiten essen. Er saß kurzzeitig ab und zu im Rollstuhl. Er war stuhl- und harninkontinent. Er hatte damals 3-mal wöchentlich Physiotherapie als Hausbesuch. Keine Ergotherapie, keine Logopädie.

Physiotherapie

- Stehen mit dem Therapeuten, soweit es möglich war
- Atemtherapie

Verlauf

Herr T. lebte mit seiner Familie in schwierigen sozialen Verhältnissen. Er wurde damals durch einen Zivildienstleistenden der Aktion Multipler Sklerose Erkrankter (AMSEL) ganztägig betreut. Er hatte beim Erstkontakt schon Kontrakturen der Beine, sodass das Umsetzen sehr schwierig war. Zu Hause hatte er kein Standing (keine Genehmigung durch die Krankenkasse). Wie seine frühere physiotherapeutische Behandlung aussah, ist nicht bekannt.

Herr T. war schon in einem sehr reduzierten Allgemeinzustand und verstarb nach wenigen Jahren an einer Lungenentzündung.

Fallbeispiel

Fallbeispiel Herr D.

Herr D. hatte ein primär spastisches Symptombild mit stark einschießender Spastik der Beine und Paresen des Schultergürtels und des Rumpfes, links deutlich mehr als rechts. Sein EDSS-Wert betrug 8,0 (weitgehend ans Bett oder Rollstuhl gebunden, pflegt sich weitgehend selbstständig; meist guter Gebrauch der Arme).

Herr D. verbrachte den ganzen Tag im Rollstuhl. Er konnte mit wenig Hilfe selbstständig umsetzen. Er pflegte sich weitgehend selbst.

Sein größtes Problem waren seine einschießenden Spasmen, die sehr oft auftraten und zeitweise sehr schmerzhaft waren, auch traten immer wieder starke Rückenschmerzen auf. Durch die Rückenschmerzen verstärkten sich die einschießenden Spasmen noch.

Herr D. bekam täglich oder 4-mal wöchentlich Physiotherapie und 1-mal Hippotherapie. Zusätzlich ging er noch in die Medizinische Trainingstherapie.

Physiotherapie

- Gehen am Gehbarren, wobei der Therapeut half, die Beine jeweils nach vorne zu bringen
- Gehen auf dem Laufband, teilweise mit Gewichtsentlastung
- Kletterwand
- Stehen am Gehbarren
- ggf. auch Desensibilisieren der Fußsohle und der Adduktoren

Eigenübungen

- Bewegungstrainer (hatte er zu Hause)
- Übungen im Rollstuhl
- häufiges Abstützen mit den Armen im Sitz bzw. im Rollstuhl
- Aufstehübungen
- Aufrichten und Aufrechtstehen beim Umsetzen, z. B. auf die Toilette

Medizinische Trainingstherapie

- Laufband mit Gewichtsentlastungssystem – diese Therapie stand im Vordergrund
- Kletterwand
- Vibrationstraining im Stehen
- Zugapparat im Rollstuhl – als zusätzliches untergeordnetes Training
- Armergometer
- Armtrainer, z. B. Pull-down oder Butterfly Reverse

Verlauf

Herr D. war schon seit einigen Jahren bei uns in Therapie, damals noch im Beruf und gehfähig ohne Hilfe. Sein Krankheitsverlauf war sehr progredient, sodass er nach wenigen Jahren im Rollstuhl saß und berentet war. Er konnte jedoch noch wenige Schritte mit Hilfe gehen. Damals zeigte er etwas Spastizität in den Beinen, aber kaum einschießende Spasmen. Dieser Zustand blieb 7 Jahre lang stabil.

Er baute ein neues, rollstuhlgerechtes Haus, in das er mit seiner Familie zog. Da das Haus ungefähr 25 km entfernt lag, suchte er sich dort in der Nähe eine Physiotherapeutin, die auch Hippotherapie anbot. Nach 3 Jahren rief er wieder bei uns an. Er war sehr verzweifelt, da er mit seiner sehr starken einschießenden Spastik nicht mehr zurechtkam. Er habe die Physiotherapie nur kurz gemacht, da ihm diese nichts gebracht hätte. Auch die Hippotherapie wurde nie durchgeführt. Der Arzt einer neurologischen Klinik empfahl ihm eine Baclofen-Pumpe (Kap. 5.2.6).

Danach behandelten wir ihn wieder wie oben beschrieben mit dem Ergebnis, dass sich sein Zustand ohne Baclofen-Pumpe stabilisierte. Auch seine immer wieder aufgetretenen Rückenschmerzen haben sich zurückgebildet.

Sein körperliches Befinden war stark davon abhängig, wie viel er trainierte und selbst bereit war, zu üben. Außerdem saß er immer wieder stundenlang am Computer ohne Bewegung. Danach waren seine einschießenden Spasmen wieder sehr stark ausgeprägt.

Auch seine äußerst schwierige private Situation beeinflusste sehr stark sein körperliches Befinden und seine Spastizität. Erst nachdem privat Ruhe eingekehrt war und eine ausgezeichnete Pflegerin ihn betreute, besserte sich sein Allgemeinzustand erheblich. Seitdem ist sein Zustand stabil. Nach vielen Jahren entwickelte er einen Prostatatumor, an dem er dann verstarb, aber auch auf der Palliativstation bestand er auf sein Stehgerät und das Stehen.

6

Fallbeispiel

Fallbeispiel Frau R.

Frau R. hatte ein primär paretisches Symptombild, das sich aber im Laufe der Erkrankung zu einem spastisch-paretischen Symptombild entwickelte. Ihr EDSS-Wert betrug 8,5 (weitgehend ans Bett gebunden auch während des Tages; zum Teil nützlicher Gebrauch der Arme).

Frau R. saß tagsüber im Rollstuhl und hatte nur noch Restfunktionen in den Armen und Händen. Rechts waren ihre Funktionen besser als links. Frau R. war inkontinent und hatte einen Blasenkatheter. Sie konnte nur passiv umgesetzt werden. Ihre Hauptprobleme waren ihre einschießende Spastik und ihre Kontrakturen, auch im Schultergürtel. Frau R. zeigt eine beginnende Beugespastik! Durch die Beugespastik, die sich im Wegziehen besonders des rechten Beines und fehlender Streckung der Kniegelenke und des Beckens zeigt, war das Umsetzen schwierig. Die Arme konnte sie beim Umsetzen ebenfalls nicht einsetzen. Außerdem hatte sie Schmerzen im Rücken und im linken Schultergürtel.

Frau R. bekam 2-mal wöchentlich Physiotherapie und 1-mal wöchentlich Ergotherapie.

Physiotherapie

- wiederholtes Aufstehen mit Forcieren der Streckung der Beine und Aufrichtung des Rumpfes (dies war nur schwer möglich)
- Dehnung der Arme und Hände auch im Sinne von Neurotension
- Dehnung der unteren Extremität (Neurotension)
- Standing – leider wurde lange Zeit versäumt, das Standing einzusetzen

Wichtiges Ziel bei Frau R. war jedoch das Stehen:

- Vermeiden der Beugespastik
- Kontrakturprophylaxe
- Herz-/Kreislaufprophylaxe und alle anderen Prophylaxen

Beim ersten Mal im Standing ging es sehr gut. Bei den folgenden Malen dekompensierte ihr Kreislauf, sodass wieder zeitlich reduziert werden musste. Frau R. sollte kurz vor dem Standing kreislaufunterstützende Medikamente zu sich nehmen. Daraufhin stand Frau R. immer bis zu 30 Minuten im Standing.

Ergotherapie

Bei der Ergotherapie stand die Funktion der Hände und des Schultergürtels im Vordergrund. Fokus war hier das Aktivieren und Fördern der Alltagsfunktionen.

Verlauf

Der gesamte Zustand von Frau R. verbesserte sich, als das Stehen beim Umsetzen und im Standing in der Therapie intensiviert wurde.

Nach interdisziplinären Absprachen hätte die Ergotherapie auch vermehrt im Standing erfolgen können. Allerdings bekam Frau R. für die Ergotherapie Hausbesuche verordnet.

Da sie alleine in ihrer Wohnung wohnte und damals von Zivildienstleistenden versorgt wurde, musste sie in ein spezielles MS-Heim umziehen. Dort bekam sie Physio- und Ergotherapie als Hausbesuch. Mit der Umstellung auf den Heimalltag hatte Frau R. erhebliche Probleme, besonders mit der dort üblichen Vorgehensweise, die Bewohner aus organisatorischen Gründen schon um 19 Uhr ins Bett zu bringen.

Fallbeispiel

Fallbeispiel Frau L.

Frau L. zeigte ein rein paretisches Symptombild mit einem EDSS-Wert von 8,0 (weitgehend an den Rollstuhl gebunden, pflegt sich weitgehend selbstständig; meist guter Gebrauch der Arme).

Sie saß tagsüber im Rollstuhl, musste sich aber mittags hinlegen. Sie hatte Restfunktionen der Arme und Hände und konnte nur passiv umgesetzt werden. Frau L. zeigte keine Kontrakturen, sondern war eher hypermobil.

Frau L. war weitgehend inkontinent und trug Einlagen, ihr Mann pflegte sie. Die meiste Zeit des Jahres lebte sie in der Türkei oder auf Gran Canaria, da es ihr dort im gleichmäßigen Klima besserging. Sie übte selbst mit Hanteln. Ihr Ziel war es, wieder ein paar Schritte gehen zu können. Sie kam für 2 Behandlungsserien (je 10-mal) zur Physiotherapie.

Physiotherapie

- umsetzen analysiert und mit möglichst viel Eigenaktivität angeleitet, sodass Frau L. dies selbstständiger und mit mehr Eigenaktivität ausführen konnte
- Eigenübung Aufstehen vom Stuhl
- ansatzweises Stützen mit Armen und Beinen im Rollstuhl oder Stuhl besprochen
- Laufband mit Gewichtsentlastungssystem (für sie die wichtigste, motivierendste und effektivste Therapie, da sie ihrem Ziel näherkam, wieder ein paar Schritte gehen zu können)
- Gleichgewichtsgeräte im Stehen
- Eine Hippotherapie wäre als Rumpftraining und als Becken-Bein-Training ideal gewesen, die Patientin war jedoch nicht bereit, die Kosten zu übernehmen.

Verlauf

Der Schwerpunkt der Behandlung lag auf der Anleitung der Patientin und des Ehemanns, ihre Alltagstätigkeiten möglichst selbstständig und mit entsprechenden Aktivitäten auszuführen. Frau L. konnte nach den beiden Behandlungsserien deutlich besser umsetzen und stehen.

Fallbeispiel

Fallbeispiel Herr B.

Herr B. zeigt ein ataktisches-paretisches-spastisches Symptombild mit einem EDSS-Wert von 7,0, eigentlich 7,5 (unfähig, mehr als ein paar Schritte zu gehen. An den Rollstuhl gebunden. Benötigt Hilfe für Transfer. Bewegt Rollstuhl selbst, aber vermag nicht den ganzen Tag im Rollstuhl zu verbringen. Benötigt eventuell elektrischen Rollstuhl).

Herr B. hat keinen Rollstuhl, sondern geht mithilfe seiner Frau, jedoch maximal 5 Meter ohne Pause. Er kann nicht ohne Hilfe umsetzen und wenn er einen Rollstuhl hätte, könnte er sich mit ihm nicht selbstständig fortbewegen.

Herr B. hat eine starke Ataxie der Arme, rechts mehr als links. Er zeigt außerdem eine leichte Ataxie des Rumpfs und des Beckens. Er hat Paresen der Flexoren des Hüftgelenks, links mehr als rechts. Er zeigt einschießende Spastik in den Beinen, rechts deutlich mehr als links.

Herr B. bekommt 2-mal wöchentlich Physiotherapie und 1-mal in der Woche Hippotherapie (als Selbstzahler). Er hat 1-mal wöchentlich Gerätetraining und 1-mal Ergotherapie, außerdem bekommt er noch Lymphdrainage gegen die Wassereinlagerung in den Beinen verordnet. Herr B. ist kein Privatpatient.

Beachte

Wassereinlagerungen in den Beinen: Da die Muskelvenenpumpe durch die fehlende Abrollbewegung bei MS-Patienten nicht funktioniert, kommt es oft zu Ödemen im Bereich der Füße und Knöchel.

Physiotherapie

- Umsetztraining
- Aufstehtraining

Medizinische Trainingstherapie

- Laufband
- Kletterwand
- Gleichgewichtsgeräte im Stehen

Ergotherapie

Die Ergotherapie unterstützt in interdisziplinärer Absprache das allgemeine Ziel der Verbesserung der Greifaktivitäten. Die Armfunktion wird dann in Alltagsfunktionen eingebunden.

Verlauf

Herr B. kommt zur Physiotherapie, seitdem die Diagnose gestellt wurde. Damals war er noch arbeitsfähig und musste als Manager viel Reisen. Diese anstrengende und anspruchsvolle Arbeit konnte er sehr schnell nicht mehr ausführen. Er zeigte sehr schnell Anfänge einer skandierenden Sprache sowie neurokognitive Symptome im Sinne eines dysexekutiven Syndroms.

Auch Autofahren war bald nicht mehr möglich. (Er hatte einen Totalschaden am Auto nach einem Unfall, bei dem er angab, er habe Grün gehabt. Dies war jedoch nur eine Fußgängerampel, die kurz vor der Kreuzung lag). Ein anderes Mal fand er die Hippotherapie nicht, obwohl er schon einige Male dort war und an Pferden, anderen Patienten und Therapeuten vorbeifuhr, ohne diese zu bemerken.

Er weigert sich die ganze Zeit, einen Rollator oder gar einen Rollstuhl zu benutzen. Jedoch ging er regelmäßig spazieren, und solange es noch möglich war, trainierte er 2- bis 3-mal wöchentlich in der Medizinischen Trainingstherapie.

Hippotherapie erhält er schon seit Beginn seiner Erkrankung absolut regelmäßig. Herr B. ist trotz erheblicher Defizite noch am Arm seiner Frau gehfähig. Er geht immer noch Treppen (3 Stockwerke zur Therapie trotz Aufzug). Dies ist (neben seiner Eigeninitiative) sicherlich auch Ergebnis einer ausreichend dosierten, intensiven Therapie.

Fallbeispiel

Fallbeispiel Frau N.

Patientin mit schmerzhaftem Babinski-Reflex durch Hyperästhesien der Fußsohle. Frau N. hat ein spastisch-paretisches Symptombild mit einem EDSS-Wert von 9,0 (hilfloser Patient im Bett, kann essen und kommunizieren).

Frau N. sitzt im Rollstuhl, zeigt aber unterhalb des Kopfes keine Aktivität. Seitdem sie vor Jahren eine so starke Spastik hatte, dass hohe Gaben Antispastika und täglich 1 Stunde Physiotherapie keine bzw. nur kurzfristige Erleichterung brachten, wurde ihr eine Baclofen-Pumpe implantiert.

Seitdem ist sie eher hypoton, paretisch ohne Spastik. Es muss darauf geachtet werde, dass sie genug Baclofen erhält, um ihre Spastik zu reduzieren, jedoch nicht zu viel, damit die schwache Muskulatur nicht zu funktioneller Verschlechterung führt. Sonst können die Kopfkontrolle, die Atmung und das Schlucken und Sprechen darunter leiden. Sie zeigt beginnende Kontrakturen, besonders im linken Sprunggelenk und in den Gelenken des rechten Armes.

Frau N. lebt alleine in ihrem Haus. Unten in ihrer Einliegerwohnung wohnt die Pflegerin (Witwe mit ihren Kindern). Frau N. wird außerdem noch von einem ambulanten Pflegedienst 2-mal täglich versorgt. Sie hat einen suprapubischen Blasenkatheter.

Frau N. bekommt täglich Physiotherapie und 1-mal wöchentlich Ergotherapie, beides als Hausbesuch. Sie hat keine Sprachprobleme. Frau N. ist Beihilfepatientin.

Merke: Baclofen-Pumpe/intrathekale Baclofen-Pumpe: Eine unter die Haut implantierte mechanische „Pumpe“, die über viele Tage (ungefähr 4 Wochen) gleichbleibende kleine Mengen des Medikaments direkt in den Rückenmarkkanal abgibt.

Physiotherapie

- Mobilisation der Halswirbelsäule und Korrektur der Kopfhaltung in Streckung und nach dorsal (Anteflexionshaltung in den Kopfgelenken korrigieren)
- Streckung der Brustwirbelsäule – Aufrichtung zur Atemverbesserung
- Dehnen der Arme und Hände im Sinne der Neurotension als Kontrakturprophylaxe
- Mobilisieren der unteren Extremität, besonders des Sprunggelenks
- Nach der Therapie des Fußes Tragen einer speziell angepassten Schiene im Standing
- Standing: Frau N. steht fast täglich 1 Stunde (seit sie im Rollstuhl sitzt)
- Atemtherapie

Ergotherapie

Leider keine interdisziplinäre Absprache. Meist passiv geführte Seidenmalerei.

Verlauf

Frau N. absolviert seit 20 Jahren konsequent Physiotherapie, zu Beginn 3-mal wöchentlich, später täglich. Zunächst ging sie mit einer Gehhilfe.

Sie lebte lange Zeit mit ihrem Lebensgefährten zusammen, der jedoch zusehends schwächer wurde und deshalb großen Wert darauflegte, dass Frau N. immer am oberen Limit mit ihrem Antispastikum war. Pflegerisch (auch anziehen) war es für ihn leichter, wenn bei Frau N. die Minussymptomatik dominierte.

Selbst nach dem Tod ihres Lebensgefährten organisierte Frau N. und deren Angehörige den Alltag so, dass Frau N. weiterhin alleine in ihrem Haus leben konnte. Es kam 2-mal täglich die Diakonie. Eine Untermieterin reichte ihr das Essen und war zur Not rufbereit. Frau N. hatte ein Umfeldkontrollgerät und war in ihrem Elektro-Rollstuhl mithilfe von Freunden und Bekannten oft in der Stadt unterwegs und hatte trotz erheblicher Behinderung durchaus eine gute Lebensqualität.

Frau N. ging 1-mal wöchentlich regelmäßig zur Hippotherapie (Beihilfe bezahlt die Hippotherapie auf Kulanz). Erst seitdem sie zusätzlich zur Baclofen-Pumpe einen Blasenkatheter bekam und die Muskulatur des Oberkörpers sehr schwach war, war Hippotherapie leider nicht mehr möglich.

Nach ihren Angaben haben, seitdem sie keine Hippotherapie mehr bekommt, die Kontrakturen zugenommen, die Muskulatur des Oberkörpers sei noch schwächer geworden, der Stuhlgang sei schlechter, ihre Kopfkontrolle sei mühsamer und sie habe schneller Probleme mit der Atmung.

Frau N. verstarb mit über 80 Jahren an den Komplikationen einer Dünndarmthrombose.

Zusammenfassung

- Patienten mit schweren Verlaufsformen weisen häufig folgende Symptome auf: Kontrakturen, starke Spastik und Paresen, Atmungs- und Schluckprobleme, Sprechschwierigkeiten, Schmerzen, Blasen- und Mastdarmprobleme, Dekubiti.
- Kontrakturen: Stehen ist die effektivste Maßnahme bei Kontrakturen der unteren Extremität. Bei bettlägerigen Patienten können auch schnell Adduktorenkontrakturen und Spitzfüße entwickeln.
- Spastik: Als spastikreduzierende Maßnahmen sollten, soweit wie möglich, funktionelle Bewegungen und Aktivitäten mit den Patienten geübt werden.
- Paresen: Stehen und Aktivieren möglichst ganzer Muskelketten durch funktionelle Alltagsbewegungen. Paresen der oberen Extremität berücksichtigen, da die Hand-/Armfunktion für alle schwer betroffenen Patienten von Bedeutung ist (Transfers, selbstständig essen, klingeln).
- Atemprobleme: Jegliche Aktivierung verbessert die Atmungssituation. Die Verbesserung der Ausatmung muss im Vordergrund stehen. Bei Atmung und Stimme bzw. Sprechen ist ein interdisziplinäres Vorgehen mit Logopädie und Physiotherapie, ggf. auch Ergotherapie, gefragt.
- Schluckprobleme: Hauptziel einer fazio-oralen Behandlung ist die Aspirationsprophylaxe, um eine Pneumonie zu vermeiden und das Essen/Schlucken zu erhalten. Auch hier müssen Logopädie, Physio- und Ergotherapie, aber auch Angehörige und Pflegepersonal gezielt zusammenarbeiten.
- Sprechschwierigkeiten: Therapeuten stellen sich mit ihren Verhaltensweisen auf das Handicap des Patienten ein (Fragestellungen, Gesprächsführung).
- Schmerzen: Bei schweren Verläufen sind die Schmerzursachen vielfältig, d. h., Schmerzen können durch die Erkrankung, als indirekte Folge der Symptome, infolge der Behinderung und/oder durch Medikamente ausgelöst werden.
- Blasen-/Mastdarmprobleme: Sie können zu Schmerzen führen und die Spastik verstärken. Patienten mit Obstipation hilft regelmäßiges Stehen, z. B. im Standing viel Bewegung und ausreichende Flüssigkeitszufuhr.
- Dekubitus: Zur Prophylaxe sind regelmäßige Kontrollen notwendig. Bei bettlägerigen Patienten: z. B. Strümpfe ausziehen sowie Fersen und Steiß kontrollieren. Lymphdrainage und durchblutungsfördernde Maßnahmen sind bei Dekubitus indiziert, wobei die Prophylaxe wie spezielle Rollstuhlkissen, Wechseldruckmatratzen etc. im Vordergrund stehen.
- Das Beherrschen von Umsetztechniken ist für Therapeuten von Patienten mit schweren MS-Verläufen essenziell.
- Neben einer gezielten interdisziplinären Therapie sind Motivation, Eigenaktivitäten und soziales Umfeld der Betroffenen entscheidend.

6.13 Literatur

Bartolome G, Schröter-Morasch H, Buchholz D et al, Hrsg. Schluckstörungen. Diagnostik und Rehabilitation. München: Elsevier Urban & Fischer; 2014

Henze T, Albrecht H, Hrsg. Symptomatische Therapie der Multiplen Sklerose. Stuttgart: Thieme; 2005

Herren K. Dysphagie. Bern: Fortbildung Inselspital; 2006

Hyman N. Botulinum toxin (Dysport(R)) treatment of hip adductor spasticity in multiple sclerosis. A prospective, randomised, double blind, placebo controlled, dose ranging study. J Neurol Neurosurg Psychiatry 2000; 68: 707–712

Prosiegel M (federführend). Qualitätskriterien und Standards für die Diagnostik und Therapie von Patienten mit neurologischen Schluckstörungen. Neurogene Dysphagien – Leitlinien 2003 der DGNKN. Neurol Rehabil 2003; 9: 157–181

Kapitel 7

Komplementäre Therapien

7 Komplementäre Therapien

Kapitel 7 stellt die Bedingungen vor, damit an MS erkrankte Patienten von Angeboten im Sport und in der Medizinischen Trainingstherapie profitieren können. Für die Patienten ergeben sich in beiden Bereichen viele Möglichkeiten, wie sie neben der Physio- und Ergotherapie ihre Gesundheit durch Bewegung fördern können.

7.1 MS-Patienten und Sport

Durch die Möglichkeit der frühen Diagnosestellung sind die Patienten über ihre Krankheit informiert, obwohl keine oder kaum behindernde Symptome auftreten. Diese Patienten sind oft sehr verunsichert, inwieweit sie sich belasten dürfen. Es gibt 2 Gründe, wieso MS-Patienten und leider oft auch Therapeuten verunsichert sind, ob MS-Patienten sich beanspruchen bzw. inwieweit sie sich fordern dürfen.

Der eine Grund ist die motorische Fatigue, die dazu führt, dass Patienten bei der motorischen Tätigkeit, die sie momentan ausführen, immer mehr Probleme mit der motorischen Ausführung bekommen.

Diverse Studien (Rasova et al. 2005, Rampello et al. 2007, van den Berg et al. 2006, Bjarnadottir et al. 2007, Newman et al. 2007) zeigen, dass ein angepasstes physisches Training keine anhaltende Verschlechterung der Symptomatik bewirkt. Dies wurde in einer prospektiven Studie von Smith und Mitarbeitern bestätigt (Smith et al. 2006). Unter einem angepassten leichten bis moderaten Training kann es zwar vorübergehend zu einer Verstärkung sensibler Symptome kommen, diese besserten sich jedoch binnen Stunden. Dies ist häufig durch das Uhthoff-Phänomen verursacht. Unmittelbar nach dem Training zeigte sich (erwartungsgemäß) eine vorübergehende Verstärkung der Müdigkeit, wovon sich die Patienten jedoch ebenfalls innerhalb von 24 Stunden erholten (Beer 2009).

Der zweite Grund ist das Uhthoff-Phänomen, das bei körperlicher Betätigung auftreten kann. Dabei kommt es zu einer Zunahme bestehender neurologischer Symptome bei Erhöhung der Körpertemperatur durch körperliche Betätigung (Uhthoff 1890).

Unterscheiden lässt sich das Uhthoff-Phänomen von der motorischen Fatigue dadurch, dass bei der motorischen Fatigue die beanspruchte Muskulatur ermüdet und bei Uhthoff andere Symptome auftreten können, wie häufig Sensibilitätsstörungen oder auch Visusstörungen. Beides, die motorische Fatigue und das Uhthoff-Phänomen, führen nur zu einer kurzzeitigen Verschlechterung von Symptomen und schädigen nicht. Im Gegenteil: Durch gezieltes Kraftausdauertraining kann die motorische Fatigue verbessert werden. Patienten mit einem Uhthoff-Phänomen sollten ggf. mit Kühlkleidung bzw. Kühlwesten etc. oder in klimatisierten Räumen trainieren.

So ist Sport und gezielte Aktivierung durchaus auch für Patienten mit deutlicher MS-Symptomatik (> EDSS 6) geeignet (Filipi et al. 2011).

7.1.1 Vorteile von Sport und Bewegung – nicht nur für MS-Betroffene

Die Checkliste zeigt die allgemeingültigen Vorteile sportlicher Betätigung. Aufgrund ihrer Erkrankung bewegen sich MS-Patienten meist weniger als die normale Bevölkerung (Tallner u. Pfeifer 2013, Motl et al. 2005, Doerksen et al. 2007).

Sport und körperliche Aktivität haben viele allgemein gesundheitsfördernde Aspekte (die kursiv gesetzten sind für MS-Patienten jedoch besonders relevant):

- Gewichtsreduzierung
- Senkung des Cholesterin- und Blutzuckerspiegels
- Verringerung des Arteriosklerose- und Osteoporoserisikos
- Normalisierung des Blutdrucks
- Verringerung des Krebsrisikos
- *Verhinderung bzw. Verringerung depressiver Störungen*
- *Stabilisierung des Immunsystems*

Sport und körperliche Aktivität verbessern:

- *Kognition*
- Körpergefühl
- Lebenszufriedenheit
- *Lebensqualität*
- Lebenserwartung
- *Reduzierung der motorischen Fatigue*

7.1.2 Borg-Skala

Die Borg-Skala (▶ Abb. 7.1) ist eine Selbstbewertungsskala von 6–20 (Borg 1982). Früher wurden für MS-Patienten Belastungen zwischen 10 und 13 empfohlen, heute kann nach gezieltem Aufbau durchaus auch im Bereich von 18 trainiert werden, ohne negative Auswirkungen befürchten zu müssen. Beispiele sind: Rad statt Rollstuhl (www.rad-statt-rollstuhl.de) und Extremmarathonläufer, der MS hat (www.imdb.com/title/tt1869359/).

6	
7	sehr, sehr leicht
8	
9	sehr leicht
10	
11	ziemlich leicht
12	
13	etwas anstrengend
14	
15	anstrengend
16	
17	sehr anstrengend
18	
19	sehr, sehr anstrengend
20	

Abb. 7.1 Borg-Skala. (Quelle: Lamprecht S, Lamprecht H. Training in der Neuroreha. Stuttgart: Thieme; 2016)

7.2 Geeignete Sportarten und ihr spezieller Nutzen für MS-Betroffene

Die hier genannten Sportarten sind Beispiele und werden unter rein therapeutischen Gesichtspunkten in Bezug auf das Krankheitsbild Multiple Sklerose analysiert.

7.2.1 Fahrradfahren

Fahrräder, die an die jeweilige Behinderung angepasst sind, können die Partizipation auch schwerer betroffener Patienten fördern (▶ Abb. 7.2).

Vorteile des Fahrradfahrens sind:

kräftigt die Muskulatur der unteren Extremität, sodass gezielt schwache Muskeln in diesem Bereich trainiert werden können, wie z. B. Fußheber, Hüftbeuger, Waden-und Oberschenkelmuskulatur.

verbessert die Ausdauer und ist deshalb sehr gut geeignet bei Fatigue

7.2.2 Yoga

Yoga (▶ Abb. 7.3) beinhaltet verschiedene Aspekte:

- Dehnung: hilft, die Beweglichkeit zu erhalten
- Bewegung: führt zu einer Reduzierung der Plussymptomatik durch Förderung der Minussymptomatik (UMNS)
- Kräftigung: hilft bei Paresen und Ataxie und nachhaltig bei Spastik
- Verbesserung der Koordination: wichtig bei Ataxie

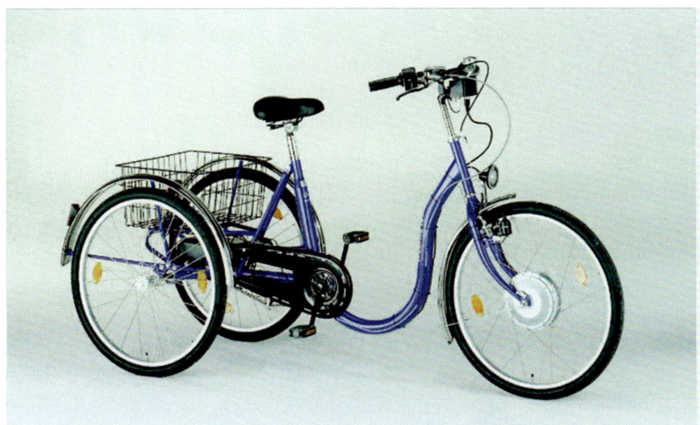

Abb. 7.2 Fahrradfahren. (Foto: Firma Wulfhorst GmbH, Gütersloh)

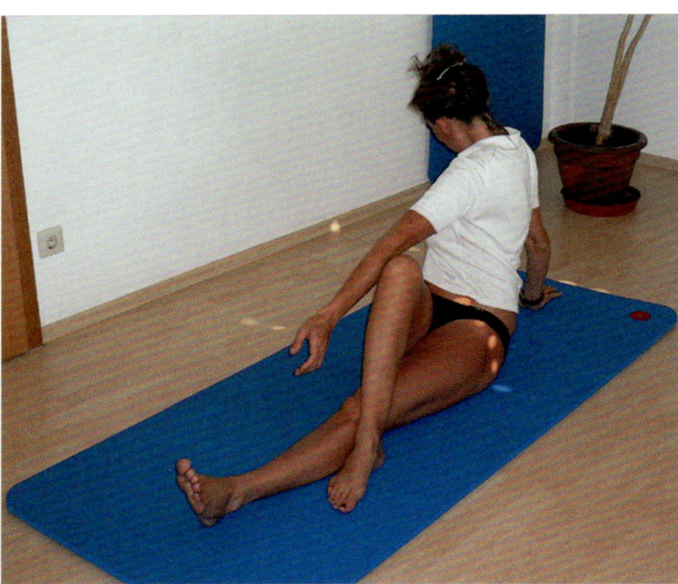

Abb. 7.3 Yoga. (Foto: Sabine und Hans Lamprecht)

- Gleichgewichtsverbesserung: hilfreich bei Ataxie, aktiviert Muskulatur bei Paresen und reduziert Spastik
- Atemübungen
- Entspannungsübungen: wirken gegen Stress und dessen negative Einflüsse auf Immunsystem und Krankheitsverlauf (Cerqueira et al. 2007). „ […] so konnte gezeigt werden, dass stressassoziierte Prozesse [...] wie zum Beispiel die Freisetzung von Stesshormonen [...] einen direkten Einfluss auf die Neurogenese sowie die Neurodegeneration [...] ausüben." (Kern, Ziemssen 2009)
- verringert bei MS-Patienten Fatigue (Oken et al. 2004)

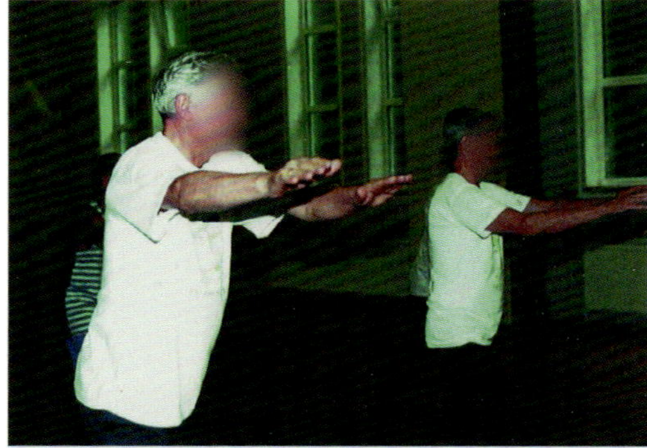

Abb. 7.4 Tai-Chi. (Foto: Deutscher Thai-Chi-Bund)

7.2.3 Tai-Chi

Im Tai-Chi gibt es, ähnlich wie im Yoga, sehr verschiedene Arten der Ausübung. Normalerweise wird Tai-Chi mit sehr langsamen, bewusst geführten Bewegungen der Arme und Beine, mit langsamer Gewichtsverlagerung ausgeübt (▸ Abb. 7.4).

Wirkung:

- Gleichgewichtstraining: hilfreich bei Ataxie (Wolf et al. 1996) und anderen Gleichgewichtsproblemen
- Koordinationstraining: wirkt gezielt auf ataktische Symptome

7.2.4 Schwimmen

Der Auftrieb des Wassers kann bei Spastik zu einer Erhöhung der Plussymptomatik führen, sodass Schwimmbewegungen dann oft nicht mehr möglich sind. Aber gerade durch die Verringerung des Körpergewichts im Wasser werden Gehen oder andere Bewegungen manchmal erst möglich. Die Wassertemperatur spielt wahrscheinlich eine entscheidende Rolle, wie gut das Schwimmen (oder auch Wassertherapie) vertragen wird. Es werden Wassertemperaturen von 28–30 °C empfohlen (Weber-Witt 1994). Allerdings kann auch in wärmerem Wasser Schwimmen geübt werden, selbst wenn Uhthoff auftritt, verursacht dieser keine Schädigung, sondern der Patient kann anschließend kalt duschen und somit das Uhthoff-Phänomen wieder zum Abklingen bringen.

Schwimmen hat Einfluss auf die:

- Koordination und verbessert dadurch spezifisch Ataxie
- Ausdauer: wirkt positiv auf die Fatigue
- Kraft, gerade auch Arm- und Rumpfmuskulatur: deshalb sinnvoll bei Paresen und Ataxie
- Bewegung: reduziert Spastik
- Lungenfunktion: Verbesserung der Atmung

Es gibt natürlich noch viele weitere Aktivitäten im Wasser, wie z. B. Aquajogging, was für MS-Patienten wegen der Aktvierung des Gehens auch sehr empfehlenswert ist. Allerdings ersetzt es kein Gehen auf dem Boden. Gerade Ataxie-Patienten empfinden Bewegungen im Wasser als sehr angenehm, da der Wasserwiderstand sich positiv auf die Bewegungskoordination auswirken kann.

7.2.5 Klettern

Therapeutisches Klettern bedeutet, an einer ungefähr 2,50 m hohen Therapiekletterwand einzelne Bewegungsabläufe zu trainieren (▶ Abb. 7.5). Es gibt auch Kletterwände, die wie senkrechte Laufbänder funktionieren, d. h. in dem Ausmaß, in dem der Patient hochklettert, wird die Wand Richtung Boden gezogen, sodass er sich immer nur wenige Zentimeter über dem Boden befindet (Sauerland-Klinik Hachen: Treatwall-Klettersimulator).

Auch sportliches Klettern kann für Patienten mit Sicherung in entsprechendem Umfeld zum Einsatz kommen (MS on the Rocks München) (Kern 2017).

Wirkungen des Kletterns:

- Koordination von Arm und Bein: verbessert spezifisch Ataxie
- Kräftigung des gesamten Körpers – die Arme können den Beinen helfen: Verbesserung von Parese, Ataxie, Fatigue, Reduzierung der Plussymptomatik durch Aktivierung bzw. Kräftigung
- Ausdauer: verbessert Fatigue

7.2.6 Tauchen

Es gibt interessante Berichte von Patienten, die getaucht sind (Wenninger 2011). Patienten berichten von Spastikreduzierung und Stabilisierung der Rumpfmuskulatur. Dadurch sollen wiederum die Ataxie der Arme und der Intentionstremor positiv beeinflusst werden (▶ Abb. 7.6).

Auf Gran Canaria gibt es für MS-Patienten spezialisierte Urlaubsdomizile, die Tauchen für MS-Patienten anbieten. Das Tauchen erfolgt nach den Richtlinien der Handicapped Scuba Association (HSA).

7.2.7 Golf

Der Golfsport erfreut sich immer größeren Zulaufs (▶ Abb. 7.7). In England, Spanien und Skandinavien ist Golf weit verbreitet. Der große Vorteil des Golfsports ist das ausdauernde Gehen ohne Zeitdruck. Bei Gehschwierigkeiten kann das Golf-Car eine

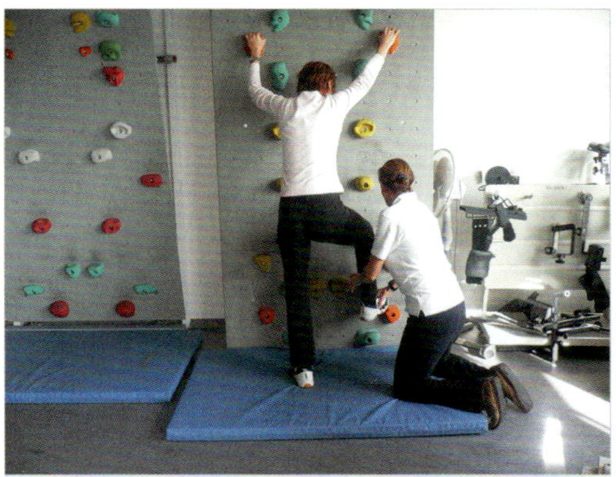

Abb. 7.5 Klettern. (Foto: Sabine und Hans Lamprecht)

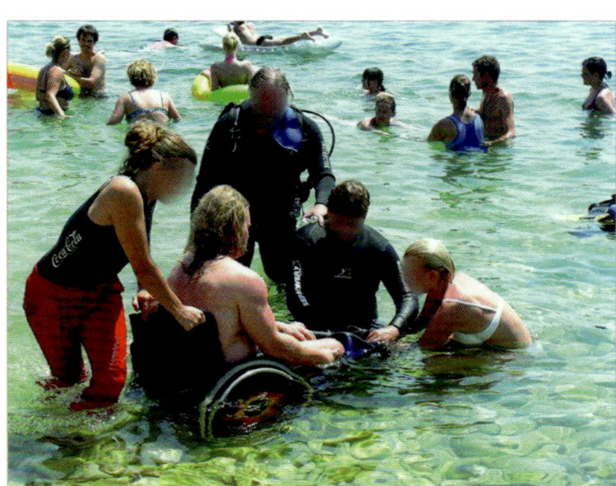

Abb. 7.6 Tauchen. (Foto: Institut für SGWBA-Neuro Rehabilitation, Wien)

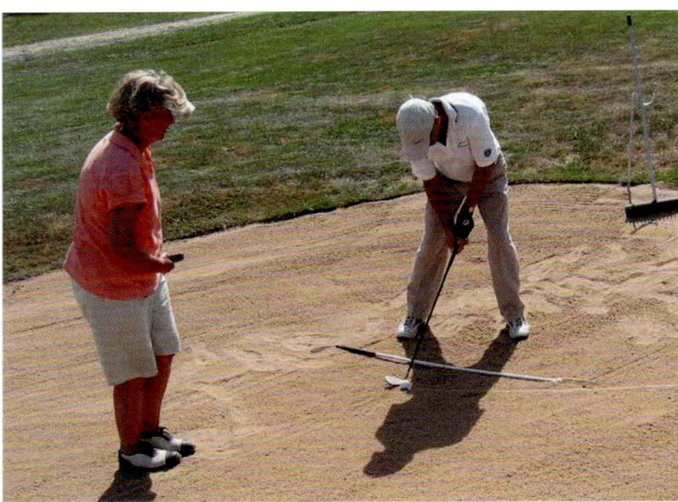

Abb. 7.7 Golf. (Foto: Sabine und Hans Lamprecht)

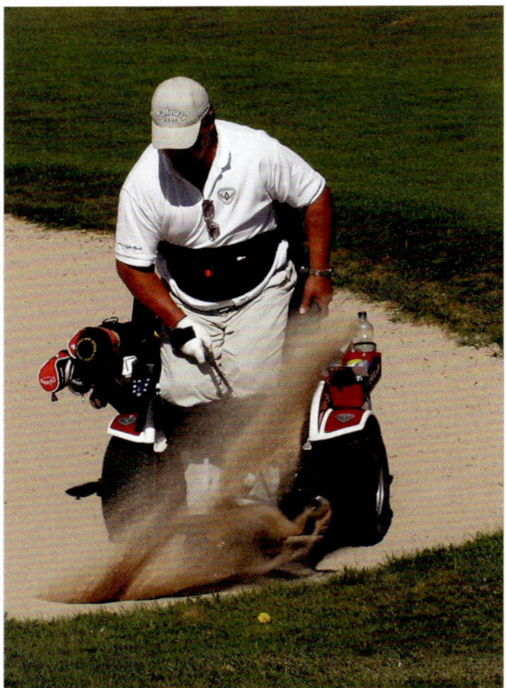

Abb. 7.8 Golf-Car (Foto: Ch. Nachtweg, Behinderten Golf Club Deutschland e. V.)

sehr sinnvolle Unterstützung sein (▸ Abb. 7.8). Golfspielen bietet folgende Vorteile:

- Ausdauer: verbessert Paresen und Fatigue
- Hand-Augen-Koordination: hilfreich bei ataktischen Problemen
- Koordination des gesamten Körpers während des Bewegungsablaufes: Ataxie
- Training von Muskulatur, speziell Armmuskulatur: Muskelkräftigung bei Paresen und Ataxie, reduziert Spastik
- Konzentration: kann positiv auf kognitive Probleme wirken
- Gehen: verbessert Spastik, Paresen, Ataxie

7.2.8 Nordic Walking

Nordic Walking ist ein ideales Herz-Kreislauf- und Ausdauertraining, das 90 % der Körpermuskulatur aktiviert (▸ Abb. 7.9). Für MS-Patienten besonders von Vorteil sind:

- Ausdauertraining: wirkt sich positiv auf Fatigue und Paresen aus
- Gehen: reduziert Spastik, verbessert Paresen, trainiert die Koordination bei Ataxie
- Kräftigung der Arm- und Rumpfmuskulatur: ideal bei Paresen und Ataxie
- Koordination: verbessert ataktische Symptome

Nordic Walking hilft, die Gehausdauer zu trainieren. Die Arme können den Beinen helfen. Der aktive Stockeinsatz verbessert den Fußabdruck beim Gehen und steigert das Gangtempo reaktiv.

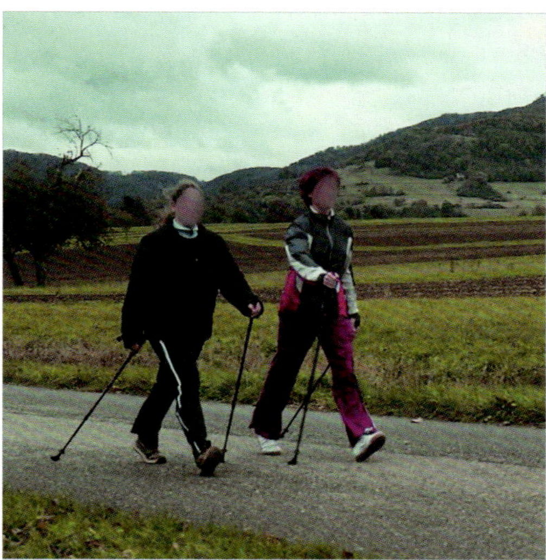

Abb. 7.9 Nordic Walking. (Foto: Sabine und Hans Lamprecht)

7.3 Wissenschaftliche Untersuchungen zu MS und Sport

Ein Studienüberblick aus den Niederlanden mit einer aktuellen Zusammenfassung aus 9 Studien (Rietberg et al. 2005) weist eine Verbesserung von Muskelkraft, Mobilität, Fitness, Erleichterung der Alltagsaktivitäten und Verbesserung der Lebensqualität durch Sport auf. Gehlsen und Kollegen (Gehlsen et al. 1984) fanden eine Verbesserung der Muskelkraft und Fatigue (der unteren Extremität) sowie der Ausdauer durch Aqua-Fitness. Verbesserungen durch Ausdauertraining bestätigen auch Svensson und Kollegen (Svensson et al. 1994). Bewegung und körperliche Aktivität wurden mit verringerter Rückfallrate, Mobilitätsbehinderung und deren Progression und einem verringerten Läsionsvolumen sowie einer verbesserten Neuroperformance, insbesondere beim Gehen, in Verbindung gebracht (Motl, Pilutti 2016).

7.4 MS-Patienten und Medizinische Trainingstherapie

Im Folgenden werden die Parallelen zwischen der neurologischen Rehabilitation und der Medizinischen Trainingstherapie aufgezeigt sowie die Voraussetzungen und notwendigen Rahmenbedingungen vorgestellt.

7.4.1 Warum Medizinische Trainingstherapie für neurologische Patienten?

Die Medizinische Trainingstherapie entspricht in vielen Aspekten der neurologischen Rehabilitation (Lamprecht, Lamprecht 2016):

- repetitives Üben
- Feedback Training oft möglich
- Kräftigung und Aktivierung ist spezifisch möglich
- Koordinationsförderung z. B. durch langsamere Bewegungsausführung
- Kräftigung und Aktivierung
- Koordinationsförderung
- gezieltes Ausdauertraining bis zur Leistungsgrenze
- gezieltes Krafttraining – mit reproduzierbaren Parametern
- gezieltes Gleichgewichtstraining – ideal mit externem Feedback bzw. Serious Games (WII®, MTD®, Balo®, Mindmaze u. a.) (Brichetto et al. 2013)

Weitere Vorteile sind:

- Eine höhere Intensität der Therapie/des Trainings ist möglich. Dies ist wichtig, da ein Lerneffekt nach Nudo erst nach 25 Minuten einsetzt (Nudo et al. 1996).
- Das Kosten-Nutzen-Verhältnis ist günstig, d. h. eine hohe Trainings-/Übungsintensität, die wirtschaftlich vertretbar ist.

Weitere Faktoren, die für die Medizinische Trainingstherapie in der neurologischen Rehabilitation sprechen:

- Gerätetraining klingt nicht nach Therapie und Krankheit (psychologischer Aspekt).
- Krafttraining ist eine wichtige Strategie in der Neurorehabilitation und auch speziell bei MS (Aidar et al. 2017).
- Krafttraining ist ein effektiver Ansatz, um Spastik nachhaltig zu reduzieren (Plussymptomatik des UMNS) (Pak, Patten 2008, Ada et al. 2006).
- Krafttraining scheint einer Hirnatrophie bei MS-Patienten entgegenzuwirken (Kjølhede et al. 2017). Diese wird auch für neurokognitive Probleme verantwortlich gemacht.
- Ausdauertraining ist ein wichtiger Aspekt in der Neurorehabilitation, insbesondere bei MS und motorischer Fatigue (Wonneberger, Schmidt 2015, Heine et al. 2015).

- Gerätetraining ist mit einem externen Fokus und mit einer klaren Aufgabenstellung verbunden.
- Ideal ist es, wenn die Geräte noch ein externes Feedback auch im Sinne von Serious Games geben.
- Beim Gerätetraining wird implizit gelernt (Schmidt, Lee 2014). Durchführung und Kontrolle zielgerichteter motorischer Aktivität laufen während der Bewegungsprogrammierung unbewusst ab.
- Motorisches Lernen erfolgt besser in einer motivierenden Situation: Geräte sollen Spaß machen, vergleichbare Ergebnisse spornen an und Feedback motiviert (Majsak 1996).
- Viele Geräte ermöglichen einen validen Test/Retest zur Dokumentation der Ergebnisse für Patienten, Ärzte und Kostenträger.
- Aerobes Fitnesstraining verbessert die Lebensqualität von MS-Patienten (Petajan et al. 1996).

Studien, die den Effekt von Medizinischer Trainingstherapie untermauern:

- Ausdauertraining (Dalgas et al. 2008)
- Krafttraining zeigte positive Effekte auf die Verbesserung der Kraft und des Ganges (Gutierrez et al. 2005).
- Aerobes Ausdauertraining über 15 Wochen (Petajan et al. 1996) zeigte eine signifikante Verbesserung der aeroben Kapazität und der isometrische Kraft im Vergleich zu einer Kontrollgruppe, ebenso Verbesserungen von Fatigue und psychomentalen Faktoren (Depression).
- Verbesserung durch aerobes Training (Ergometertraining) (Mostert, Kesselring 2002, Bjarnadottir et al. 2007)
- positive Effekte durch ein aerobes Laufbandtraining mit signifikanter Verbesserung der Gehfunktion (van den Berg et al. 2006)
- aerobes Training verbessert die maximale Trainingstoleranz und die Gehfähigkeit (Rampello et al. 2007)

Merke

Diese Studien zeigen auch, dass ein angepasstes physisches Training keine anhaltende Verschlechterung der Symptomatik bewirkt, sondern mannigfaltige Verbesserungen erzielt werden können. Dies wurde in der prospektiven Studie von Smith et al. 2006 bestätigt. Unter einem Training kam es zwar vorübergehend zu einer Verstärkung sensibler Symptome (Uhthoff), diese besserten sich jedoch binnen Stunden. Unmittelbar nach dem Training zeigte sich (erwartungsgemäß) eine vorübergehende Verstärkung der Müdigkeit: Von dieser erholten sich die Patienten jedoch ebenfalls innerhalb von 24 Stunden (Beer 2009).

7.4.2 Behinderungsgrad und Medizinische Trainingstherapie

Voraussetzung für die Medizinische Trainingstherapie ist ein EDSS-Wert von höchstens ≤ 8 (d. h. grundsätzlich an das Bett oder den Sessel bzw. den Rollstuhl gebunden, tagsüber meistens jedoch außerhalb des Bettes, kann Körperpflege weitgehend noch selbst durchführen, kann die Arme in der Regel sinnvoll einsetzen). Mit einem EDSS-Wert von 8 kann der Patient strukturiert trainieren, z. B. Laufbandtraining mit BWS, Armergometer, Armtrainer wie Rudergerät etc., Kletterwand auch Standing mit Balancefunktion und Feedback können sinnvoll als Trainingsgerät eingesetzt werden (Lamprecht, Dettmers 2013).

7.4.3 Rahmenkonzeption des Trainings

Eine effektive Betreuung durch Fachpersonal mit neurologischer Erfahrung ist in der Medizinischen Trainingstherapie bei MS-Patienten unverzichtbar. Optimal sind neurologisch erfahrene Physiotherapeuten, die sich mit Gerätetraining auskennen, sowie auch Sporttherapeuten mit einer Zusatzausbildung in Medizinischer Trainingstherapie, idealerweise in MTT in der Neurologie (Lamprecht, Lamprecht 2016).

Praxis

Checkliste: Dosierung des Trainings

Häufigkeit

- optimal 4- bis 7-mal/Woche
- mindestens 3-mal/Woche
- mindestens 30 Minuten/Einheit, besser 60-Minuten-Einheiten (Hollmann, Strüder 2009, Weimann 2014)

Intensität

Auch MS-Patienten sollen an der individuellen Leistungsgrenze trainieren. Diese muss erst bestimmt werden und dann das Training strukturiert Schritt für Schritt aufgebaut werden unter Berücksichtigung, wie aktiv der Patient vor dem Training war. Das bedeutet, je inaktiver, desto moderater sollte die Trainingsintensität gesteigert werden. Wichtig ist, dass man individuell das Wichtigste für den Patienten trainiert. Plakativ gesprochen bedeutet dies für leichter betroffene MS-Patienten mit einem EDSS < 6 ein Laufbandtraining im Sinne eines Intervalltrainings und für schwerer betroffene MS-Patienten mit einem EDSS um 7,5 ein Aufstehtraining, Stehtraining und Training der oberen Extremität.

Pausen

Wesentlich ist neben der Anzahl der Wiederholungen und der Schwere des Widerstandes auch die Dauer der Pausen.

Als Pause genügen meistens 1–2 Minuten – sicherlich ist der Patient dann noch nicht vollständig erholt. Besser ist es aber, viele kleine Pausen zu machen und beim Gangtraining Sitzpausen zu ermöglichen.

7.4.4 Grundsätze der Trainingsdurchführung

- Vorsichtig steigern
- Pausen machen
- Nicht überhitzen, um Uhthoff-Phänomen zu minimieren
  - nicht in heißen Räumen trainieren, wenn möglich klimatisierte Räume
  - nicht in der heißen Jahres-/Tageszeit (oder aber mit Klimaanlage) trainieren
  - feuchtes Handtuch um den Nacken legen
  - kalte Getränke trinken
  - Kühlwesten tragen (▶ Abb. 5.36)
  - anschließend kühl duschen

Merke

Uhthoff-Phänomen

Charakteristische Verstärkung der Symptome bei Erhöhung der Körpertemperatur, die bereits bei zusätzlichen 0,5 °C auftritt. Demyelisierte Nervenfasern weisen eine erhöhte Thermolabilität auf (Kesselring, Fierz 2005).

Einen guten Überblick über den sinnvollen Einsatz der medizinischen Trainingstherapie findet sich im Buch: Lamprecht S, Lamprecht H. Medizinische Trainingstherapie 2016 (inzwischen auch auf Englisch erschienen).

7.5 Gruppentherapie

In der Rehabilitation gibt es einen Zusammenhang zwischen Dosis und Wirkung, unter anderem deshalb ist es sinnvoll, auch Gruppentherapie durchzuführen. Außerdem ist auch nachgewiesen, dass die Wirksamkeit von motorischem Lernen in Kleingruppen oder mit Partner größer ist als im „Einzelunterricht“ (van de Port et al. 2012). Patienten in der Gruppentherapie profitieren von erfolgreiche Strategien in der Bewältigung der Aufgaben, weil sie voneinander abschauen können (McNevin et al. 2000).

Voraussetzung für eine erfolgreiche Gruppentherapie ist, dass die Patienten in den für sie optimalen Gruppen sind und diese Gruppen auch für die jeweiligen Patienten alltagsrelevante Ziele verfolgen. Gruppen sollten also spezifisch sein, d. h., das trainieren, was der Patient wirklich benötigt und nicht ein unspezifisches Angebot beinhalten, dass ganz nach dem Motto „Viel hilft viel“ agiert, aber dabei die Effektivität verliert.

Beispiele:

- Ganggruppe: z. B. Ausdauernd gehen, außerhäusliches Gehen, Gleichgewichtstraining beim Gehen, Rollatorgruppen. Sie sollten den Schweregrad entsprechend groß sein, also für schwerer betroffene kleinere Gruppen bis hin zu 3er- oder auch 2er-Gruppen und für fittere auch sportliche Aktivitäten beinhalten wie Nordic Walking. Deshalb kann es auch Kräftigungstraining gerade der schwachen Muskulatur beinhalten bzw. spezifisches Gleichgewichtstraining wie in Kap. 5 beschrieben.

- Auch für schwerer betroffene Patienten sollten spezifische Angebote dabei sein, wie z. B. Stehtrainer, Transfertraining, Aufstehtraining oder auch vom Boden hochkommen und Rollstuhltraining.
- Gruppentherapie ist, wenn sie spezifisch erfolgt, nicht unbedingt weniger sinnvoll als Einzeltherapie. Voraussetzung ist allerdings die Spezifität der Gruppeninhalte und die zielgenaue Zuordnung der Patienten zur Gruppe.
- Sporttherapeuten der medizinischen Trainingstherapie (MTT) sollten im Trainingsraum mit mehreren Patienten darauf achten, dass MS-Patienten spezifisch mit den Geräten trainieren. Hier spielt das Laufband eine große Rolle. Aber auch dies muss spezifisch (Ausdauer, Geschwindigkeit, Gleichgewicht oder auch Kraft) eingesetzt werden (Kap. 7.4). Wichtig ist auch, dass auch im MTT an der individuellen Leistungsgrenze im Sinne eines Intervalltrainings trainiert wird. Beine und Beinkraft (Fußheber, Hüftbeuger, Wade, M. quadriceps) stehen im Vordergrund. Training der Arme und Hände, vor allem bei Schwerbetroffenen, ist ebenfalls sehr wichtig. Hier sollte intensiv, z. B. an der Kletterwand, Aufstehtraining geübt werden. Auch ist es ideal, wenn beim MTT auch Geräte vorhanden sind, die für schwerer betroffene Patienten sinnvoll eingesetzt werden können. Wie (dynamische) Stehtrainer, Bewegungstrainier, Nustep, Kletterwand und vor allem Laufband, ggf. mit Gewichtentlastungssystem und Robowalk® (System, um Schwächen zu substituieren und Muskeln gezielt beim Gehen zu kräftigen; ▶ Abb. 7.10).

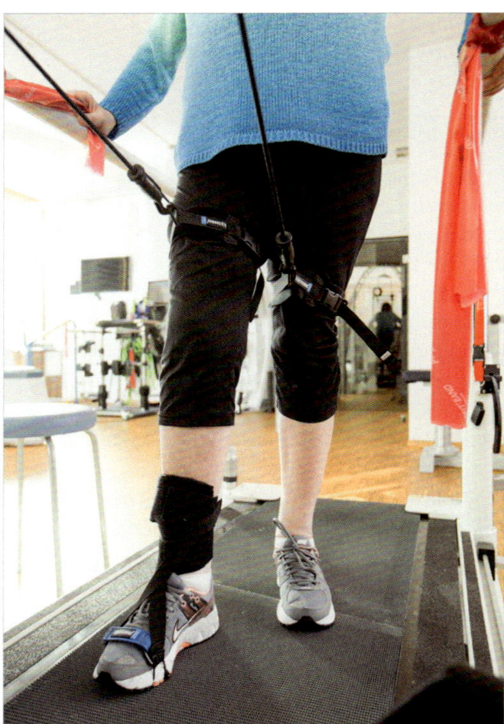

Abb. 7.10 Robowalk (Foto: Sabine und Hans Lamprecht)

Zusammenfassung

- Für an MS erkrankte Patienten ist es günstig, Sport zu treiben.
- Generell geeignete Sportarten sind: Yoga, Tai-Chi, Schwimmen, Tauchen, Klettern, Golf, Nordic Walking. In Bezug auf die Hauptsymptomatik differenzieren Physiotherapeuten unter anderem zwischen den verschiedenen Sportarten.
- Es ist sinnvoll, die Medizinische Trainingstherapie in die Therapie für Patienten mit MS zu integrieren, da sie den Prinzipien der neurologischen Rehabilitation entspricht. Sie ist möglich für Patienten mit einem EDSS-Wert bis zu 8. Weitere Voraussetzungen sind neurologisch qualifizierte Therapeuten und die Einhaltung von Trainingsprinzipien.
- Bei der Durchführung der Medizinischen Trainingstherapie ist neben der individuellen Dosierung für den jeweiligen MS-Patienten besonders darauf zu achten, dass die Patienten nicht überhitzen (Kühlwesten).

7.6 Literatur

Ada L, Dorsch S, Canning CG. Strengthening interventions increase strength and improve activity after stroke. A systematic review. Aust J Physiother 2006; 52: 241–248

Aidar FJ, Carneiro AL, Costa Moreira O et al., Effects of resistance training on the physical condition of people with multiple sclerosis. J Sports Med Phys Fitness 2017; Sept 22 [Epub ahead of pring]

Beer S. Nicht-medikamentöse Behandlungsansätze und Neurorehabilitation. In: Penner I-K, Hrsg. Fatigue bei Multipler Sklerose. Grundlagen, Klinik, Diagnostik, Therapie. Bad Honnef: Hippocampus; 2009

Bjarnadottir OH, Konradsdottir AD, Reynisdottir K et al., Multiple sclerosis and brief moderate exercise. A randomised study. Mult Scler 2007; 13: 776–782

Borg GA. Psychophysical bases of perceived exertion. Med Sci Sports Exerc 1982; 14: 377–381

Brichetto G, Spallarossa P, Carvalho ML et al. The effect of Nintendo® Wii® on balance in people with multiple sclerosis. A pilot randomized control study. Mult Scler 2013; 19: 1219–1221

Cerqueira JJ, Mailliet F, Almeida Osborne FX et al. The prefrontal cortex as a key target of the maladaptive response to stress. J Neurosci *2007;* 27: 2781–2787

Dalgas U, Stenager E, Ingemann-Hansen T. Multiple sclerosis and physical exercise. Recommendations for the application of resistance-, endurance- and combined training. Mult Scler 2008; 14: 35–53

Doerksen SE, Motl RW, McAuley E. Environmental correlates of physical activity in multiple sclerosis. A cross-sectional study. Int J Behav Nutr Phys Act 2007; 4: 49

Filipi ML, Kucera DL, Filipi EO et al. Improvement in strength following resistance training in MS patients despite varied disability levels. NeuroRehabil 2011; 28: 373–382

Gutierrez GM, Chow JW, Tillman MD et al. Resistance training improves gait kinematics in persons with multiple sclerosis. Arch Phys Med Rehabil 2005; 86: 1824–1829

Heine M, van de Port I, Rietberg MB et al. Exercise therapy for fatigue in multiple sclerosis. Cochrane Data Syst Rev 2015; (9): CD009956

Hollmann W, Strüder HK. Sportmedizin. Grundlagen für körperliche Aktivität, Training und Präventivmedizin. Stuttgart: Schattauer; 2009

Kern S, Ziemssen T. Fatigue und Depression bei Multipler Sklerose – Einflüsse auf Therapie und Lebensqualität. In: Penner I-K, Hrsg. Fatigue bei Multipler Sklerose. Grundlagen, Klinik, Diagnostik, Therapie. Bad Honnef: Hippocampus; 2009

Kern C. MS on the Rocks – Multiple Sklerose und therapeutisches Klettern. Zeitschrift für Komplementärmedizin 2017; 09: 18–21

Kesselring J, Fierz W. Multiple Sklerose. Stuttgart: Kohlhammer; 2005

Kjølhede T, Siemonsen S, Wenzel D et al. Can resistance training impact MRI outcomes in relapsing-remitting multiple sclerosis? Mult Scler 2017; 1352458517722645

Gehlsen GM, Grigsby SA, Winant DM. Effects of an aquatic fitness program on the muscular strength and endurance of patients with multiple sclerosis. Phys Ther 1984; 64: 653–657

Lamprecht S, Dettmers C. Sport bei schwerer betroffenen Patienten mit Multiple Sklerose. Neurol Rehabil 2013; 19: 244–246

Lamprecht S, Lamprecht H. Training in der Neuroreha. Medizinische Trainingstherapie, Sport und Übungen. Stuttgart: Thieme; 2016

Majsak MJ. Application of Motor Learning Principles to the Stroke Population. Top Stroke Rehabil 1996; 3: 37–59

McNevin NH, Wulf G, Carlson, C. Effects of attentional focus, self-control, and dyad training on motor learning. Implications for physical rehabilitation. Physical Ther 2000; 80: 373–385

Motl RW, McAuley E, Snook EM. Physical activity and multiple sclerosis. A meta-analysis. Mult Scler 2005; 11: 459–463

Motl RW, Pilutti LA. Is physical exercise a multiple sclerosis disease modifying treatment? Expert Rev Neurother 2016; 16: 951–960

Mostert S, Kesselring J. Effects of a short-term exercise training program on aerobic fitness, fatigue, health perception and activity level of subjects with multiple sclerosis. Mult Scler 2002; 8: 161–168

Newman MA, Dawes H, van den Berg M et al. Can aerobic treadmill training reduce the effort of walking and fatigue in people with multiple sclerosis. A pilot study. Mult Scler 2007; 13: 113–119

Nudo RJ, Wise BM, Si Fuentes F et al., Neural substrates for the effects of rehabilitative training on motor recovery after ischemic infarct. Science 1996; 272: 1791–1794

Oken BS, Kishiyama S, Zajdel D et al., Randomized controlled trial of yoga and exercise in multiple sclerosis. Neurology 2004; 62: 2058–2064

Pak S, Patten C. Strengthening to promote functional recovery post-stroke. An evidence-based review. In: Top Stroke Rehabil 2008; 15: 177–199

Penner I-K, Hrsg. Fatigue bei Multipler Sklerose. Grundlagen, Klinik, Diagnostik, Therapie. Bad Honnef: Hippocampus; 2009

Petajan JH, Gappmaier E, White AT et al. Impact of aerobic training on fitness and quality of life in multiple sclerosis. Ann Neurol 1996; 39: 432–441

Rampello A, Franceschini M, Piepoli M et al., Effect of aerobic training on walking capacity and maximal exercise tolerance in patients with multiple sclerosis. A randomized crossover controlled study. Phys Ther 2007; 87: 545–555

Rasova K, Krasensky J, Havrdova E et al. Is it possible to actively and purposely make use of plasticity and adaptability in the neurorehabilitation treatment of multiple sclerosis patients? A pilot project. Clin Rehabil 2005; 19: 170–181

Rietberg MB, Brooks D, Uitdehaag BMJ et al. Exercise therapy for multiple sclerosis. Cochrane Data Syst Rev 2005; (1): CD003980

Schatz L, Boswell S, Eitel A et al. Hippotherapie bei Multipler Sklerose. Ergebnisse einer prospektiven, randomisierten, einfachblinden Studie und Übersicht über die Literatur. Neurol Rehabil 2014; 20: 246–252

Schmidt R, Lee T. Motor learning and performance. From principles to application. Leeds: Human Kinetics; 2014

Smith RM, Adeney-Steel M, Fulcher G et al., Symptom change with exercise is a temporary phenomenon for people with multiple sclerosis. Arch Phys Med Rehabil 2006; 87: 723–727

Schwid SR, Goodman AD, Mattson DH et al. The measurement of ambulatory impairment in multiple sclerosis. Neurology 1997; 49: 1419–1424

Svensson B, Gerdle B, Elert J. Endurance training in patients with multiple sclerosis. Five case studies. In: Phys Ther 1994; 74: 1017–1026

Tallner A, Pfeifer K. Fitnesstraining bei Personen mit Multipler Sklerose. physioscience 2013; 9: 135–141

Uhthoff W. Untersuchungen über die bei der multiplen Herdsklerose vorkommenden Augenstörungen. Arch Psych 1890; 21: 305–410

van den Berg M, Dawes H, Wade D. T et al. Treadmill training for individuals with multiple sclerosis. A pilot randomised trial. J Neurol Neurosurg Psychiatry 2006; 77: 531–533

van de Port IGL, Wevers LEG, Lindeman E et al. Effects of circuit training as alternative to usual physiotherapy after stroke. Randomised controlled trial. BMJ 2012; 344, e2672

Vermöhlen V, Schiller P, Schickendantz S et al. Hippotherapy for patients with multiple sclerosis. A multicenter randomized controlled trial (MS-HIPPO). Mult Scler 2017, 1352458517721354

Wade DT. Measurement in neurological rehabilitation. Curr Opin Neurol Neurosurg 1992; 5: 682–686

Weber-Witt H. Erlebnis Wasser. Therapeutische Übungen und Schwimmen. Berlin, Heidelberg: Springer; 1994

Weimann G. Klinischer Einsatz der Krankengymnastik. In: Gutenbrunner C, Weimann G, Hrsg. Krankengymnastische Methoden und Konzepte. Therapieprinzipien und -techniken systematisch dargestellt. Unter Mitarbeit von Kurt-Alphons Jochheim. Berlin, Heidelberg: Springer; 2014

Wenninger M. Tauchen mit Handicap. Die Freiheit unter Wasser; wie man es schaffen kann, welche Ausrüstung man braucht, welche Tauchschulen helfen. Köln: Bruno Media; 2011

Wolf SL, Barnhart HX, Kutner NG et al. Reducing frailty and falls in older persons. An investigation of Tai-Chi and computerized balance training. Atlanta FICSIT Group. Frailty and Injuries: Cooperative Studies of Intervention Techniques. J Am Geriatr Soc 1996; 44: 489–497

Wonneberger M, Schmidt S. Ausdauertraining bei Multiple Sklerose – Trainingsaktivität in Abhängigkeit des Schweregrads der Fatigue. Dtsch Z Sportmed 2015: 92–97

Sachverzeichnis

A

B

C

D

E

F

G